全国卫生职业院校学习笔记系列

护理学基础学习笔记

主　编　曾晓英　邓　红

副主编　桂　珍　黄　玲

编　者　（以姓氏笔画为序）

邓　红（江西卫生职业学院）

邱玉婷（江西中医药高等专科学校）

余小媛（江西中医药高等专科学校）

邹　敏（九江学院护理学院）

桂　珍（江西中医药高等专科学校）

黄　玲（江西中医药高等专科学校）

曹　丹（江西中医药高等专科学校）

曾晓英（江西中医药高等专科学校）

科学出版社

北　京

内 容 简 介

护理学基础是护理学科的专业主干课程之一，本课程笔记是根据护理教育的培养目标和教学计划，在总结多年教学改革实践和教学经验的基础上编写而成的。本书以最新版全国护士执业资格考试大纲为依据，对护理学基础内容进行提炼概括。全书主要设计了三个编写模块："学习内容提炼，涵盖重点考点"栏，列出了护士执业资格考试考点，学习目标明确；"高频考点解析"栏，提纲挈领，提炼教材精华，突出历年高频考点内容；"模拟试题测试，提升应试能力"栏，习题编写紧扣教材大纲和全国护士执业资格考试大纲要求，题型有名词解释、填空题、是非题、简答题、案例分析题、选择题，题量丰富，帮助考生随学随测，提高应试能力。

图书在版编目（CIP）数据

护理学基础学习笔记/曾晓英，邓红主编. —北京：科学出版社，2016.3
（全国卫生职业院校学习笔记系列丛书）
ISBN 978-7-03-047510-7

Ⅰ. 护… Ⅱ. ①曾… ②邓… Ⅲ. 护理学－高等－职业教育－教学参考资料 Ⅳ. R47

中国版本图书馆CIP数据核字（2016）第044396号

责任编辑：孙岩岩 张立丽/责任校对：张凤琴
责任印制：赵 博/封面设计：金舵手世纪

科学出版社 出版

北京东黄城根北街16号
邮政编码：100717
http://www.sciencep.com

安泰印刷厂 印刷

科学出版社发行 各地新华书店经销

*

2016年3月第 一 版 开本：787×1092 1/16
2016年3月第一次印刷 印张：17 1/2
字数：415 000

定价：44.80 元
（如有印装质量问题，我社负责调换）

前　言

护理学基础是护理学科的专业主干课程之一，本课程笔记是根据护理教育的培养目标和教学计划，在总结多年教学改革实践和教学经验的基础上编写而成的。

本书以最新版全国护士执业资格考试大纲为依据，对护理学基础内容进行提炼概括。全书主要设计了三个编写模块："学习内容提炼，涵盖重点考点"栏，列出了护士执业资格考试考点，学习目标明确；"高频考点解析"栏，提纲挈领，提炼教材精华，突出历年高频考点内容；"模拟试题测试，提升应试能力"栏，习题编写紧扣教材大纲和全国护士执业资格考试大纲要求，题型有名词解释、填空题、是非题、简答题、案例分析题、选择题，题量丰富，帮助考生随学随测，提高应试能力。

本书可以有针对性地帮助考生进行考前系统复习，有效地提高考生参加国家护士执业资格考试的通过率。本书可作为护理专业本科、专科、中专学生在校学习期间的辅导教材，也可供其他层次学生选用，广大护理工作者也可将其作为继续教育的学习资料。

本书在编写过程中，查阅了大量书籍文献，参考了许多相关教材和资料，博采众长。同时得到了各位编者的大力支持，在此深表感谢！

由于编者能力和水平有限，书中难免存在疏漏之处，恳请专家、同仁和读者不吝指正。

曾晓英

2016 年 3 月

目　　录

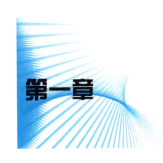

第一章

护理学的发展史

第一节　护理学的基本概念

一、概念

护理学是以自然科学和社会科学理论为基础的研究维护、增进、恢复人类健康的护理理论、知识、技能及其发展规律的一门综合性应用科学。

二、任务

护理学的基本任务是帮助服务对象促进健康、预防疾病、恢复健康、减轻痛苦，这也是护士的基本职责。

三、内容与范畴

1. 临床护理　服务对象是患者，内容包括基础护理与专科护理。
2. 社区护理　对象是个人、家庭、社区。
3. 护理教育　一般分为基本护理教育、毕业后护理教育和继续护理教育三大类。
4. 护理研究　护理学只有加快护理科研的步伐，才能更好地为人类的健康服务，提升护理学科的地位、价值和水平。
5. 护理管理　我国的护理管理逐渐由经验管理走向科学管理。

四、护理工作方式（表 1-1）

表 1-1　护理工作方式的优点和缺点

护理工作方式	定义	优点	缺点
个案护理	由一名护理人员负责一位患者所需的全部护理工作	责任明确，体现个人才能	耗费人力，无法做到连续性护理
功能制护理	以完成各项医嘱和常规护理为主要内容，按工作内容来分配	护士分工明确，易于管理，节省人力	工作机械，忽视了人的整体性
小组制护理	护士分为若干小组，每组分管 10～15 位患者，选一位组长	发挥各级人员的优势，小组成员协调合作	个人责任感弱，费时间
责任制护理	由责任护士和辅助护士运用护理程序的工作方法对患者从入院到出院进行全面、系统、连续的护理	责任明确，责任感强	不能连续性整体护理，压力大，人力、物力多，费用高
综合护理	有效利用资源，为服务对象提供低成本、高质量、高效率的护理服务方式	全面、系统、连续的整体护理，效率高，责任感、成就感强	

五、护理的四个基本概念

（一）人

人是护理的服务对象，对人的认识是护理理论、护理实践的核心和基础。

1. 人是一个统一的整体

（1）人具有生物属性和社会属性：是由生物、心理、社会等多方面组成的整体的人。

（2）人是一个开放的系统：人体内部各系统之间不断进行着物质、能量、信息的交换，又不断与周围环境进行着物质、能量、信息的交换，并不断地调节自身内环境以适应外界环境的变化。

（3）人是护理的服务对象：包括患者和健康人，包括个人、家庭、社区和社会群体。

2. 人有基本需要

（1）人具有生理、心理和社会等多层次的需要。

（2）著名心理学家马斯洛（A.H.Maslow）将人类的基本需要归纳为五个层次，即生理需要、安全需要、爱与归属的需要、尊重的需要、自我实现的需要。

（二）健康

1. 定义　健康不仅是没有疾病，而且还包括身体健康、心理健康、社会适应良好和道德健康。

2. 影响健康的因素

（1）生物因素：是影响健康的主要因素，包括遗传、年龄、种族、性别等。

（2）心理因素：主要是通过情绪、情感作用对健康产生影响。

（3）环境因素：良好的自然环境是人类生存和发展的物质基础，如充足的阳光、清新的空气、不被污染的水、适宜的气候、没有噪声和辐射的干扰等。

（4）生活方式：良好的生活方式对健康产生积极的影响，如适当的运动、节制的饮食、戒烟限酒、远离毒品、生活规律等。

（5）医疗保健：医疗保健制度是否完善，能否提供及时、有效的卫生保健和医疗护理服务，对人们的健康产生极大的影响。

（6）社会因素：不同的社会制度、经济状况、风俗习惯、文化背景及劳动条件等可导致人们产生不同的社会心理反应，从而影响身心健康。

（三）环境

1. 环境的范畴

（1）内环境是指人体细胞所处的环境，包括生理、心理等方面。

（2）外环境是指人的机体所处的环境，即围绕于人类周围的自然环境和社会环境。自然环境又包括物理环境和生物环境。社会环境是指人类在生产、生活和社会活动中相互形成的生产关系、阶级关系、社会关系的总和，如各种制度、社会交往、宗教信仰、风俗习惯、文化生活等。

2. 环境与健康的关系

（1）环境是动态和持续变化的：人的一切活动都离不开环境，人必须不断地调整机体内环境，以适应外环境的变化。人也不断地通过自身的力量改变外环境，以使外环境更利于生存。

（2）良好的环境促进人的健康，不良的环境则给人的健康造成危害。

（四）护理

1. 护理的定义　护理是诊断和处理人类对现存的和潜在的健康问题反应的过程。

2. 护理与健康的关系　随着社会的发展，医疗体制的改革，人口结构和疾病谱的变化，健康观念的转变，人们的生活将越来越离不开护理，使护理具有更广阔的发展空间和前景，护理工作者需不断地努力，促使护理专业适应社会发展变化，满足人类的健康需求，使健康者保持、增进健康，患病者恢复健康，伤残者最大限度地恢复功能，临终者得以安宁去世。

四个基本概念的核心是人，人是护理的服务对象，人的健康是护理实践的核心；人存在于环境之中，并与环境相互作用，相互影响；健康是机体处于内外环境平衡、多层次需要得到满足的状态；护理作用于人和环境之中，其任务是努力创造良好环境并帮助护理对象适应环境，从而达到最佳健康状态。

第二节　护理学的形成与发展

一、护理学的形成

（一）人类早期的护理

1. "自我保护式"医疗照顾　是医护活动的萌芽。

2. "家庭式"医护照顾　母系氏族社会，由妇女承担照顾家族伤病员的责任。

3. "宗教式"护理　人们患病后，求助于宗教，僧侣和修女们出自恩赐和自我牺牲精神，给予患者一些生活上的照顾和精神上的安慰。

4. "社会化和组织化"的医院护理　中世纪，由于宗教的发展，建立了数以百计的大小医院，由修女和社会团体提供护理服务。随后受宗教改革、连年战争的影响，护理工作进入长达 200 年的"黑暗时期"。当时护理的主要形式为医院护理，工作内容仅局限于简单的生活照顾。

5. "职业化"护理　在文艺复兴时期，护理摆脱了教会的控制，从事护理工作的人员开始接受专门的培训，护理逐渐成为一种职业。

（二）近代护理学的诞生

1. 南丁格尔生平

（1）英国人，1820 年 5 月 12 日诞生于意大利弗罗伦斯城。

（2）出身名门富有之家，接受良好的教育，精通多国语言。

（3）1854～1856 年克里米亚战争期间，率领 38 名护士奔赴前线，使伤病员的病死率由 50% 下降到 2.2%，被誉为"提灯女神"、"克里米亚天使"。

（4）战争结束后，英国政府授予南丁格尔巨额奖金及最高国民荣誉勋章，铸造了她的铜像。

（5）南丁格尔于 1910 年 8 月 13 日逝世。1912 年国际红十字会将她的生日——5 月 12 日定为国际护士节，同年设立南丁格尔基金、首次颁发南丁格尔奖章。此后，作为各国护士的最高荣誉奖，每两年颁发一次，每次最多颁发奖章 50 枚。

2. 南丁格尔对护理学的贡献

（1）1860 年在英国的圣托马斯医院创办了世界上第一所正式的护士学校，成为现代护理教育的奠基人。

（2）确立了科学的护理理论，撰写了大量的报告和论著，最著名的是《护理札记》。

（3）首创了科学的护理专业，被誉为现代护理的创始人。她把护理专业提高到"专门职业"的地位，使护理学成为一门独立的学科。

（三）现代护理学的发展

1. 以疾病为中心的护理阶段

（1）护士必须经过专门的训练，护理已成为一种专业、一门职业。

（2）把护理操作技能作为工作质量的关键，形成了一套较为规范的护理常规，为护理学进一步发展奠定基础。

（3）一方面忽视了人的整体性；另一方面护理从属于医疗，束缚了护理专业的发展。

2. 以患者为中心的护理阶段

（1）护理人员应用科学的工作方法——护理程序。

（2）逐步形成自己的理论知识体系。

（3）以患者为中心实施整体护理。

（4）护理人员的服务对象局限于患者，工作场所局限在医院内。

3. 以人的健康为中心的护理阶段

（1）强调护理学是现代科学体系中一门独立、综合的应用科学。

（2）护士不仅是医生的合作伙伴，而且具有多种角色功能。

（3）护理工作的内容从对患者的护理扩展到对人的生命全过程的护理。

（4）护理工作场所从医院扩展到社区，护理对象从个体扩展到群体。

（5）护理教育的体制不断完善，重视继续教育和高等教育，并有扎实的护理理论基础和良好的科研条件。

二、中国护理学的发展

1. 古代护理　其特点是"医、药、护"不分，强调"三分治，七分养"，其中的"养"即护理。

2. 近代护理　在鸦片战争前后，随着各国军队、宗教和西方医学的传入而逐渐兴起。① 1835 年，英国传教士巴克尔（P.Parker）在广州开设了第一所西医院，两年后该医院以短训班的形式培训护理人员。② 1888 年，美国护士约翰逊女士（E.Johnson）在福州一所医院里创办了我国第一所护士学校。③ 1909 年，"中华护士会"在江西牯岭成立，1964 年改名为"中华护理学会"。④ 1922 年，国际护士会（ICN）正式接纳中华护士会成为第 11 个会员国。⑤ 1934 年，将护理教育改为高级护士职业教育，纳入国家正式教育系统。

3. 现代护理　我国现代护理主要经历了三个阶段：① 1950 年，将护士教育列为中等专业教育之一。② 1966～1976 年，医院规章制度被废除、管理混乱，护校停办，学术活动终止。③ 1979 年，卫生部颁发《卫生技术人员职称及晋升条例（试行）》，明确了护理人员的专业技术职称晋升规定。④ 1983 年，恢复了护理本科教育。⑤ 1993 年，卫生部颁发了我国第一个关于护士执业和注册的部长令与《中华人民共和国护士管理办法》。⑥ 1995 年，举行了全国首届护士执业考试。⑦ 2008 年，国务院颁布了《护士条例》。

高频考点解析

1．护理学的形成过程　自我护理→家庭护理→宗教护理→医院护理→南丁格尔时期→现代护理。

2．南丁格尔对护理发展的贡献　为护理向正规的科学化发展提供了基础；著书立说；致力于创办护士学校；建立了一整套护理制度。

【模拟试题测试，提升应试能力】

一、名词解释

1．护理学　　2．护理　　3．环境　　4．健康　　5．责任制护理
6．功能制护理

二、填空题

1．护理学的发展，从护理内容及形式来看主要经历了 _____、_____、_____、_____、_____、_____。

2．根据护理学的任务，护士需要帮助解决四个与健康相关的问题，即 _____、_____、_____ 和 _____。

3．近代医学模式是 _____ 模式，20世纪70年代提出的现代医学模式是 _____ 模式。

4．护理工作的方式主要有 _____、_____、_____、_____ 和综合护理。

5．_____ 为近代护理事业的创始人，为纪念她的功绩，_____ 年国际护士会决定将她的生日，每年的 _____ 月 _____ 日定为国际护士节。

6．在克里米亚战争中，由于南丁格尔和其他护理人员的努力，在短短的半年内，英国前线伤员的死亡率由 _____ 降到 _____。

7．护士的最高荣誉奖是 _____，每 _____ 年颁发一次。

8．护理学的实践范畴包括 _____、_____、_____、_____、_____。

9．中医护理的基本特点是 _____ 和 _____。

三、是非题

1．现代医学模式是生理、心理、社会医学模式。（　　）

2．祖国医学早就注重对患者"三分治七分养"，"养"指的就是护理。（　　）

3．1993年卫生部颁发《中华人民共和国护士管理办法》。（　　）

4．护士的外语、计算机应用能力属专业技术范畴。（　　）

5．护理操作用语包括操作前解释、操作中指导、操作后的嘱咐。（　　）

6．人的需要满足程度与健康成正比。（　　）

7. "入乡随俗"属于社会文化适应的范畴。(　　)

8. 影响健康的因素不包括遗传因素。(　　)

9. 护士被针头刺伤是护理职业伤害中最常见的物理因素伤害。(　　)

10. 健康就是没有疾病。(　　)

四、简答题

1. 简述护理理论四个基本概念的相互关系。

2. 列出现代护理三个主要发展阶段的护理特点。

3. 叙述南丁格尔对护理学的贡献。

五、案例分析题

1. 结合当今国内国际对护理人才的需求，试分析护理专业的发展趋势。

2. 试述医学模式转变对护理学的影响。

六、单项选择题

（一）专业实务

A$_2$ 型题

1. 某护士，因抢救患者超时未能下班。其家中有一瘫痪老人需要照顾，上小学的孩子已放学在校门外等其接回。该护士因此焦虑万分，并突然觉得胃痛不适。此现象中影响该护士健康的主要因素是

 A. 生物因素　　　　　B. 环境因素　　　　　C. 心理因素

 D. 生活因素　　　　　E. 护理程序

2. 患者，男性，49岁。因长期吸烟导致慢性支气管炎。影响该患者健康的主要因素是

 A. 生活方式　　　　　B. 心理因素　　　　　C. 环境因素

 D. 生物因素　　　　　E. 护理因素

3. 文艺复兴时期，护理逐渐摆脱教会的控制，从事护理工作的人员开始接受一些工作训练，以专门照顾伤病者，护理开始走向

 A. 正规教育　　　　　B. 独立职业之旅　　　　C. 疾病护理

 D. 访视护理　　　　　E. 健康护理

4. 当人们认为疾病是由细菌和个体的机体结构与功能改变引起时，护理工作是围绕着疾病进行的，该阶段的弱点是护理只关心

 A. 患者　　　　　　　B. 医疗　　　　　　　C. 护理技术

 D. 访视制度　　　　　E. 患者局部症状

5. 中世纪，医院大多受教会的控制，担任护理工作的多为修女，她们缺乏护理知识，医院亦无足够的护理设备。当时，护理工作多限于

 A. 简单生活照顾　　　B. 精神病护理　　　　C. 整体护理

 D. 老年病护理　　　　E. 心理护理

6. 患者，男性，38岁。因肝炎住院治疗。护士与医生共同合作，应用护理程序对其实施整体护理。该工作模式的特点是

A. 以疾病为中心　　　　　B. 以人的健康为中心

C. 以患者为中心　　　　　D. 以治疗为中心

E. 以护理为中心

（二）实践能力

A₁型题

7. 克里米亚战争期间，南丁格尔率领38名护理人员奔赴前线，使英国士兵的病死率从50%降到了

A. 2.2%　　B. 5%　　C. 20%　　D. 22%　　E. 22.2%

8. 下列哪项不是护理的四项基本职责

A. 促进健康　B. 预防疾病　C. 恢复健康　D. 减轻痛苦　E. 维持健康

9. 临床护理的内容包括基础护理和

A. 专科护理　B. 社区护理　C. 护理教育　D. 护理管理　E. 护理研究

10. 护理对象仅限于患者的护理实践范畴指的是

A. 临床护理　B. 护理管理　C. 护理教育　D. 社区护理　E. 护理研究

11. 护理对象既包括个人，又包括家庭和社区的护理实践范畴，指的是

A. 专科护理　B. 护理科研　C. 护理教育　D. 社区护理　E. 临床护理

12. 护理工作的场所由医院扩展到其他部门是在

A. 文艺复兴时期　　　　　B. 以患者为中心的护理阶段

C. 以人的健康为中心的护理阶段　　　D. 以疾病为中心的护理阶段

E. 宗教改革时期

13. 对于组成护理宗旨的四个概念之间的相互关系，下列陈述不正确的是

A. 护理的对象是患者，护理是促使患者发挥最大的潜能，使其达到最佳的健康状态

B. 健康为机体处于内、外环境平衡，多层次需要得到满足的状态

C. 护理的任务是作用于护理对象和环境，为护理对象创造良好的环境

D. 健康是相对的，没有绝对的健康，也没有绝对的疾病，健康因人而异

E. 护理对象存在于环境之中并与环境相互影响

第二章

护理学基本理论

【学习内容提炼，涵盖重点考点】

第一节 系统理论

一、概念

系统是指由若干相互联系、相互作用的要素所组成的具有一定结构和功能的整体。系统的各要素之间是相互联系、相互制约的。

二、分类

1. 按人类对系统是否施加影响分　自然系统、人造系统。
2. 按系统与环境的关系分　封闭系统、开放系统。
3. 按系统运动的状态分　动态系统、静态系统。

三、基本属性

1. 整体性　指系统的整体功能大于系统的各要素功能之和。
2. 目的性　指系统的存在都具有其特定的目的。
3. 相关性　指系统各要素之间是相互联系、相互制约的。
4. 动态性　指系统会随时间的变化而变化。
5. 层次性　任何系统都是有层次的。

四、系统理论在护理中的应用

1. 形成了人是开放系统的理念。
2. 构成了护理程序的理论框架。
3. 促进了整体护理体系的形成。

4．为护理管理者提供理论支持。

第二节　需要理论

一、概念

需要又称需求，是人脑对生理与社会要求的客观反映，是指生物体处于缺乏或不足状态时，想去满足或补充那些不足或缺乏的倾向。人类的需要分为基本需要和特殊需要两类。基本需要是指全人类共有的需要，特殊需要则是指人在不同的社会文化条件下形成的各自不同的需要。

二、需要层次论

（一）马斯洛基本需要层次理论

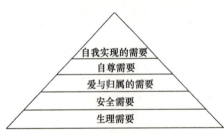

图2-1　马斯洛基本需要层次理论示意图

马斯洛基本需要层次理论见图2-1。

（二）需要层次论的基本观点

1．人的需要从低到高有一定层次性，但不是绝对固定的。

2．需要的满足过程是逐级上升的。

3．人的行为是由优势需要决定的。

4．各层次需要相互依赖、彼此重叠。

5．不同层次需要的发展与个体年龄增长相适应，也与社会的经济与文化教育程度有关。

6．高级需要的满足比低级需要的满足愿望更强烈，要求更多的前提条件和外部条件。

7．人的需要满足程度与健康成正比。

（三）需要理论在护理中的应用

1．需要层次理论对护理的意义

（1）帮助护士识别患者未被满足需要的性质，并了解其对患者造成的影响。

（2）帮助护士识别问题的轻、重、缓、急。

（3）帮助护士观察、判断患者未感觉到或未意识到的需要。

（4）帮助护士对患者的需要进行有效的科学指导。

2. 满足患者需要的方式

（1）直接满足患者的需要。

（2）协助患者满足需要。

（3）间接满足患者需要。

高频考点解析

生理需要是最重要的，有些需要须立即、持续给予满足，各层次需要间相互影响，通常在一个层次的需要被满足后，更高一层次的需要才出现，并逐渐强烈。

第三节　压力与适应理论

一、压力

（一）压力的概念

压力是指个体对作用于自身的内外环境刺激做出认知评价后，引起的一系列非特异性的生理及心理紧张性反应状态的过程。

（二）压力源

1. 概念　是指任何能使机体产生压力反应的内外环境的刺激。即能引起机体生理及心理状态发生异常的因素。

2. 常见压力源

（1）一般性压力源：如温度、声音等刺激，水源污染、细菌、病毒。

（2）生理、病理性压力源：如妊娠、分娩、更年期、外伤、手术等。

（3）心理、社会性压力源：如考试、竞赛、战争、自然灾害、下岗、失恋、离婚及社会治安差、人际关系紧张等。

（三）压力反应

1. 概念　压力反应是指个体对所受压力产生的一系列非特异性反应。

2. 压力反应的主要表现　①生理反应；②情绪反应；③认知反应；④行为反应。

（四）压力的应对

1. 减少压力的刺激　如建立良好的人际关系，以乐观积极的态度对待问题，科学合理地安排时间，学会艺术性地处理问题。

2. 正确评价压力源　应对压力首先要提高认知能力，采用正确的认知方式，识别压力的来源，看到事物的利弊方面的影响，加强认知的理性思维，提高个人应对压力的能力。

3. 减轻压力反应　①进行有规律的有氧运动。如跑步、散步、做体操、太极拳、瑜伽等运动。②增加平衡营养膳食的摄入。增加营养，控制和减少吸烟、饮酒等。③选择有效的缓解压力的方法和技巧。如听音乐、看报刊、看电视、阅读或进行深呼吸训练、肌肉放松训练、言语想象暗示放松训练等。④有效调节心理平衡。正确面对自己和他人、成功与挫折，寻求适当的发泄方式、宣泄情感等。

4. 及时寻求专业帮助　如求助于医护人员、心理医生或专业咨询师。

二、适应

（一）适应的概念

适应是生物体调整自己以适应环境的能力，是集体维持内环境稳定，应对压力源和健康生存的基础。

（二）适应的层次

1. 生理适应（包括代偿性适应和感觉的适应）。

2. 心理适应。

3. 社会文化适应。

4. 技术适应。

（三）压力与适应理论在护理实践中的应用

1. 患者常见的压力及护理。

2. 护士常见的压力与适应。

高频考点解析

1. 压力的生理反应　"二快"（心率加快、呼吸加快），"二高"（血压升高、血糖升高）；"二强"（肌张力增强、敏感性增强），"二低"（胃肠蠕动减慢、免疫力降低）。

2. 压力反应的过程包括警报反应期、抵抗期和衰竭期。

第四节　奥瑞姆的自理理论

一、概述

自理模式是由美国著名护理理论家罗西娅·奥瑞姆于 1971 年提出的。论述了人在自理方面的局限、自理缺陷与健康的关系及护理的需要。

二、内容

1. 自我护理理论结构。

2. 自理缺陷理论结构（图 2-2）。

3. 护理系统理论结构。

三、奥瑞姆自理模式理论与护理 实践的关系

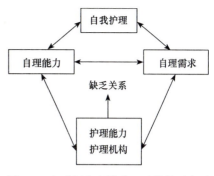

图 2-2　奥瑞姆自理缺陷理论结构示意图

1. 评估服务对象的自理能力和自理需要。

2. 设计恰当的护理系统。

3. 执行和评价。

高频考点解析

1. 根据自理理论，护理系统分为全补偿护理系统、部分补偿护理系统、支持 - 教育系统。

2. 根据自理理论，自理需要分为普遍性的自理需要、发展性的自理需要、健康偏离性自理需要。

【模拟试题测试，提升应试能力】

一、名词解释

1. 系统　　2. 需要　　3. 压力源　　4. 压力反应　　5. 适应　　6. 自理

二、填空题

1. 用系统的观点来看人，人是由 ＿＿＿＿、＿＿＿＿、＿＿＿＿、精神、文化组成的统一的整体。

2. 按系统与环境的关系分类，系统可分为 ＿＿＿＿ 和 ＿＿＿＿。

3. 沟通的要素包括：＿＿＿＿、＿＿＿＿、＿＿＿＿、＿＿＿＿ 和 ＿＿＿＿。

4. 系统的整体性主要表现为系统的整体功能 ＿＿＿＿ 系统各要素功能之和。

5. 心理学家弗洛伊德的意识层次理论认为意识是有层次的，分为 ＿＿＿＿、＿＿＿＿ 和 ＿＿＿＿。

6. 美国心理学家马斯洛将人的基本需要分成五个层次，即 ＿＿＿＿、＿＿＿＿、＿＿＿＿、＿＿＿＿ 和 ＿＿＿＿。

7. 心理学家弗洛伊德的人格结构理论认为人格有三部分，即 ＿＿＿＿、＿＿＿＿ 和 ＿＿＿＿。

8. 心理学家艾瑞克森将人格发展分为 ＿＿＿＿ 期，每一期都有一个主要的危机要面对，这个危机处理的好坏将导致 ＿＿＿＿ 和 ＿＿＿＿ 的社会心理

发展结果。

  9. 奥瑞姆自理理论包括 ＿＿＿＿、＿＿＿＿ 和 ＿＿＿＿ 三个相关理论结构。

  10. 人类的适应包括 ＿＿＿＿、＿＿＿＿、＿＿＿＿ 和 ＿＿＿＿ 四个层次。

  11. 运用奥瑞姆自理模式护理患者时，护理系统的选择取决于 ＿＿＿＿。

  12. 任何生物能够在环境中生存必须具备的一个最基本的特性是 ＿＿＿＿。

三、是非题

  1. 生理的需要是人类最基本的需要。（　　　）

  2. 人的需要从低到高有一定层次性，是绝对固定的。（　　　）

  3. 人的需要满足程度与健康成反比。（　　　）

  4. 静态系统只是具有相对稳定性，绝对静止不变的系统是不存在的。（　　　）

  5. 护理是一个复杂、开放、动态、有决策与反馈功能的系统。（　　　）

  6. 奥瑞姆在自理缺陷结构中阐述了个体何时需要护理。（　　　）

  7. 人类的适应层次不包括心理适应。（　　　）

  8. 压力反应中的生理反应表现为心率加快，血压升高，呼吸加快，需氧量增加，免疫力增强等。（　　　）

  9. 每个人对压力作出的反应是相同的。（　　　）

  10. 需要理论是护理理论和模式发展的框架。（　　　）

四、简答题

  1. 如何用系统理论的观点看待人及看待护理？

  2. 马斯洛"人类基本需要层次论"由低向高分别是什么？

  3. 患者常面对的压力源有哪些？

  4. 奥瑞姆自理模式有哪些主要内容？

五、案例分析题

  1. 应用人类基本需要层次论，分析住院患者可能出现的尚未满足的需要。

  2. 试述奥瑞姆模式与护理程序的关系。

  3. 护士常面对的压力源有哪些？如何应对？

  4. 徐护士，女性，26 岁，刚大学本科毕业分配到省级医院普外科工作，该病区工作繁忙，护士长为了控制护理质量，每天晨交班时就指出某些护士工作中的错漏，并登记扣奖金，以提醒大家注意。徐护士每天下班累得疲惫不堪，也曾经被护士长指出有做得不到位的地方。最近，徐护士每天下班前反复检查自己的工作有无错漏，晚上难以入睡，甚至梦见出差错而惊醒。

  请问：

  （1）徐护士面临的工作压力源有哪些？

  （2）该护士自身应如何应对护士工作压力？

  5. 患儿，5 岁。因肺炎入院，根据艾瑞克森的心理社会发展理论，该患儿处于哪个发展阶段？其发展危机是什么？有何特点？护理时应注意什么？

六、单项选择题

（一）专业实务

A₂ 型题

1. 患者，女性，61 岁。因慢性肾炎住院。患者入院后主动向护士介绍，自己退休前是一名老师，让护士对其以老师称呼。说明该患者存在

  A. 生理的需要　　　　　B. 安全的需要　　　　　C. 尊重的需要

  D. 爱与归属的需要　　　E. 自我实现的需要

2. 患者，男性，69 岁。因 ARDS 收入 ICU 治疗。病情缓解后，患者对护士说："我见不到老伴和孩子，心里很不踏实。"此时，该患者存在

  A. 生理的需要　　　　　B. 安全的需要　　　　　C. 尊重的需要

  D. 爱与归属的需要　　　E. 自我实现的需要

3. 某住院患者，看见护士在病区走廊黑板上制作健康宣传栏，便主动向护士介绍自己是制作黑板报的能手，并提出帮助护士一起完成工作任务。该患者的行为，说明其存在

  A. 生理的需要　　　　　B. 安全的需要　　　　　C. 自尊的需要

  D. 爱与归属的需要　　　E. 自我实现的需要

4. 某护士，刚参加工作，进入病区后，其能很快熟悉病区的规章制度，与其他医务人员关系融洽。该护士的行为属于

  A. 生理适应　B. 社会适应　C. 文化适应　D. 技术适应　E. 感觉适应

5. 患者，男性，52 岁。诊断：2 型糖尿病。其能努力调整自己的心态，接受患病的事实。该患者的行为属于

  A. 心理适应　　　　　　B. 生理适应　　　　　　C. 文化适应

  D. 社会适应　　　　　　E. 技术适应

A₃/A₄ 型题

（6～9 题共用题干）

患儿，男性，5 岁。因支气管肺炎并发哮喘入院。查体：神志清醒，口唇轻度发绀，体温 39℃，脉搏 112 次/分，呼吸 26 次/分，听诊双肺闻及湿啰音和哮鸣音。

6. 护士应最优先解决患儿的哪一项需要

  A. 水　　　B. 氧气　　　C. 食物　　　D. 休息　　　E. 卧位

7. 下列哪种因素影响了患儿基本需要的满足

  A. 病理因素　　　　　　B. 心理因素　　　　　　C. 环境因素

  D. 社会因素　　　　　　E. 文化因素

8. 患儿经常跟妈妈说："我要妈妈抱着"、"我要抱着我的小熊一起睡觉"、"我要回家"。此时，患儿的哪种需要尚未满足

A. 生理的需要 　　　　B. 安全的需要

C. 自尊的需要 　　　　D. 自我实现的需要

E. 爱与归属的需要

9. 护士让患儿妈妈一直陪伴在其床旁，并鼓励妈妈经常给患儿抚触、讲故事、做小游戏等，患儿逐渐适应病房的环境。该现象属于

A. 生理适应 　　　　B. 心理适应

C. 社会文化适应 　　　　D. 技术适应

E. 感觉适应

（二）实践能力

A_2 型题

10. 某患者，拟定次日行胆囊切除术，其下列反应中，属于生理反应的是

A. 心率加快 　　　　B. 注意力分散 　　　　C. 焦虑恐惧

D. 烦躁失眠 　　　　E. 沉默不语

11. 某患者，诊断为肺癌。该患者住院期间所承受的压力源主要是

A. 环境陌生 　　　　B. 疾病威胁 　　　　C. 缺少信息

D. 丧失自尊 　　　　E. 不被重视

12. 某护士，因为工作劳累，与同事关系紧张，且婆媳关系不和，感觉压力特别大。为了缓解压力，其采取的应对措施中，不妥的是

A. 及时寻求专业帮助 　　　　B. 正确认识评价压力

C. 通过运动减轻压力反应 　　　　D. 通过抽烟、酗酒减轻压力

E. 与朋友交谈倾诉

13. 患者，男性，58 岁。因急性心肌梗死收入院治疗。护士满足该患者需要的方式应为

A. 协助患者满足需要 　　　　B. 及时进行健康教育

C. 给予患者支持鼓励 　　　　D. 直接满足患者的需要

E. 适当进行生活指导

14. 某护士，因工作调动，从东北调至广东某医院继续从事护理工作。该护士能尽快了解并适应广东的饮食、文化和风俗习惯等。其行为属于

A. 生理适应 　　B. 感觉适应 　　C. 文化适应 　　D. 技术适应 　　E. 社会适应

A_3/A_4 型题

（15～18 题共用题干）

患者，男性，45 岁。因急性肝炎入院治疗。神志清醒，体温 36℃，脉搏 84 次/分，呼吸 18 次/分。

15. 入院后患者焦虑不安，并对护士说："我的病情是不是很严重？我的工作是全家的唯一经济来源，要是病治不好，没法工作怎么办？"此时，患者主要的压

力源是

　　A. 环境陌生　B. 疾病威胁　C. 缺少信息　D. 丧失自尊　E. 不被重视

16. 该患者上述表现属于

　　A. 生理反应　B. 躯体反应　C. 情绪反应　D. 行为反应　E. 认知反应

17. 护士耐心地给患者解释了有关其疾病的治疗、护理和预后等情况，患者也调整好自己的心态，安心治疗。该患者的表现属于

　　A. 生理适应　　　　　　　B. 感觉适应

　　C. 社会文化适应　　　　　D. 技术适应

　　E. 心理适应

18. 护士促使患者尽快适应医院环境的护理措施不包括

　　A. 帮助患者解决一切困难　　　　　B. 增加患者的信任感

　　C. 关心患者并主动询问其需要　　　D. 协调处理病友关系

　　E. 热情接待并介绍医院规章制度

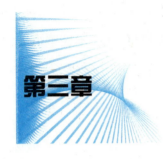

第三章

护 理 程 序

【学习内容提炼，涵盖重点考点】

第一节 护理程序的概念

一、概念

护理程序是以促进和恢复患者的健康为目标所进行的一系列有目的、有计划的护理活动，是一个综合、动态、具有决策和反馈功能的过程，对护理对象进行主动、全面的整体护理，使其达到最佳的健康状态。护理程序是一种科学的确认问题、解决问题的工作方法和思维方式。

二、理论基础来源

★1. 系统论。
2. 人的基本需要层次论。
3. 信息交流论和解决问题论等。

系统论组成了护理程序的框架；人的基本需要层次论为评估患者的健康状况、预见患者的需要提供了理论依据；信息交流论赋予护士与患者交流的能力和技巧及相关知识，从而确保护理程序的最佳运行；解决问题论为确认患者的健康问题、寻求解决问题的最佳方案及评价效果奠定了方法论的基础。各种理论相互关联，互相支持。

第二节 护理程序的步骤

护理程序可分为五个步骤，即护理评估、护理诊断、护理计划、实施、评价。

★为重点内容。

★一、护理评估

评估是护理程序的开始，并贯穿于整个护理过程之中。评估是一个动态、循环的过程，是确立护理诊断、提供护理措施的基础，也是评价护理效果的依据。

尽管评估是护理程序的第一步，但是随着患者病情发生不断变化，护士要随时进行评估，因此评估贯穿于整个护理过程中。

1. 收集资料的目的

（1）为正确确立护理诊断提供依据。

（2）为制订合理的护理计划提供依据。

（3）为评价护理效果提供依据。

（4）积累资料，供护理科研参考。

★2. 如何区分资料

（1）主观资料：即患者的主诉，包括患者所感觉的、所经历的以及所看到、听到、想到的内容的描述。如头晕、麻木、乏力、瘙痒、恶心、疼痛等。

（2）客观资料：是护士经观察、查体、借助其他仪器检查或实验室检查等所获得的患者的健康资料。如黄疸、面色苍白、发绀、呼吸困难、颈强直、心脏杂音、体温39℃等。

3. 资料的来源

（1）直接来源：★健康资料的直接来源是患者本人。

（2）间接来源

1）患者亲属、朋友、同事、邻居、保姆等。

2）其他卫生保健人员。

3）目前或既往的健康记录或病历。

4）医疗、护理的有关文献记录。

4. 收集资料的方法

（1）观察

1）视觉观察：护士眼睛看患者精神状态、营养状况、面容与表情。

2）触觉观察：护士手判断患者某些器官、组织特征的检查方法。

3）听觉观察：护士运用耳朵辨别患者的各种声音。

4）嗅觉观察：护士运用嗅觉来辨别发自患者的各种气味。

（2）护理查体：通过视、触、叩、听、嗅，对患者进行全面的体格检查。

（3）交谈：护士通过与患者的交谈可以收集有关患者健康状况的信息，取得确立护理诊断所需的各种资料，同时取得患者的信任。

（4）查阅：包括查阅患者的医疗、护理病历及各种辅助检查结果等。

5. 资料的整理与记录

（1）资料的整理：将收集的资料进行分类整理，并检查有无遗漏。

★（2）记录

1）收集的资料要及时记录。

2）主观资料的记录应尽量用患者自己的语言，并加引号。

3）客观资料的记录应使用医学术语，描述应具体、确切，能正确反映患者的健康问题，避免护士的主观判断和结论。

高频考点解析

1. 资料分主客观，主观即为你（患者）所讲，客观即为我（护士）所见。

2. 视觉观察是护士看到的；触觉观察是护士用手摸到的；听觉观察是护士用耳朵或听诊器听到的；嗅觉观察是护士用鼻子闻到的。

二、护理诊断

（一）护理诊断的概念

护理诊断是关于个人、家庭或社区对现存的或潜在的健康问题或生命过程反应的一种临床判断，是护士为达到预期目标（预期结果）选择护理措施的基础，而预期目标（预期结果）是由护士负责制订的。

（二）护理诊断的组成

护理诊断由名称、定义、诊断依据以及相关因素四部分组成。

1. 名称　是对护理对象健康问题的概括性描述。分为以下类型：

（1）现存的：指护理对象目前已经存在的护理问题，如清理呼吸道无效、体温过高、体液不足等。

（2）潜在的（危险的）：指目前未发生，但危险因素存在，若不采取护理措施，就极有可能发生的问题，如有感染的危险、有皮肤完整性受损的危险、有体液不足的危险等。

（3）健康的：指护理对象从特定的健康水平向更高的健康水平发展的描述，如母乳喂养有效、执行治疗方案有效等。

2. 定义　是对护理诊断名称的一种清晰、正确的描述，并以此与其他护理诊断相鉴别。

3. 诊断依据　是做出该护理诊断时的临床判断标准，即诊断该问题时必须存在的相应的症状、体征和有关的病史。可分为如下两点：

（1）主要依据：即做出某一护理诊断通常需具备的依据。

（2）次要依据：即对做出某一护理诊断有支持作用，但不一定必须存在的依据。

4. 相关因素 是指影响健康状况、引起健康问题的直接因素、促成因素或危险因素。常见因素包括生理、治疗、情境和年龄等方面。

（三）护理诊断和医疗诊断的区别（表 3-1）

表 3-1 护理诊断与医疗诊断的区别

项目	护理诊断	医疗诊断
诊断的对象	对个人、家庭、社区现存的或潜在的健康问题或生命过程反应的一种临床判断	对个体病理生理变化的一种临床判断
研究重点	研究患者出现疾病或问题后的反应，包括生理、心理、社会三方面	对患者的健康和疾病的本质做出判断
决策者	护理人员	医疗人员
职责范围	在护理职权范围内能解决的问题	在医疗职责范围内解决
解决方法	通过护理措施或医护合作解决	采取药物、手术等医疗方法治疗
适用对象	可用于个人、家庭和社区	只适用于个体的情况
是否变化	随病情的变化而改变	一旦确诊则不会改变
举例	疼痛：与心肌缺血缺氧坏死有关 恐惧：与预感有危险有关	急性心肌梗死

（四）护理诊断的陈述方式

护理诊断的陈述包括三个要素：问题（P），即护理诊断的名称；症状和体征（S）；相关因素（E），多用"与……有关"来陈述。又称为 PSE 公式。临床常用的陈述方式主要有以下几种。

1. P 方式 用于陈述健康的护理诊断，只用"P"来陈述。如"寻求健康行为"。

2. PSE 方式 多用于陈述现存的护理诊断，用"P：S 与……有关"来陈述。如"体温过高：体温 39.5℃ 与呼吸道感染有关"。现存的护理诊断也可以采用 PE 或 SE 公式陈述。如"体温过高 与呼吸道感染有关"或"体温 39.5℃ 与呼吸道感染有关"。

3. PE 方式 多用于陈述"潜在的（危险的）"的护理诊断，用"有……的危险 与……有关"来陈述。如"有皮肤完整性受损的危险 与长期卧床有关"。

（五）书写护理诊断的注意事项

1. 护理诊断所列问题应简明、准确、陈述规范。

2. 一项护理诊断针对一个健康问题。

3. 避免与护理目标、措施、医疗诊断相混淆。

4. 应指明护理活动的方向，有利于制订护理计划。

5. 确定的问题必须是用护理措施能解决的问题。

6. 护理诊断不应有容易引起法律纠纷的语句。

三、护理计划

护理计划是针对护理诊断制订的具体护理措施，是护理行动的指南。制订护理计划的目的是为了使患者得到个性化的护理，保持护理工作的连续性，促进医护人员的交流，有利于评价。一般分四个步骤进行。

1. 设定优先次序　根据所收集资料确定的多个护理诊断，按轻、重、缓、急设定先后次序，使护理工作能够高效、有序地进行。

2. 设定预期目标（预期结果）　预期目标是指患者在接受护理后，期望其能够达到的健康状态，即最理想的护理效果。

3. 设定护理计划（制订护理措施）　护理措施是护士为帮助患者达到预期目标所采取的具体方法、行为、手段，是确立护理诊断与目标后的具体实施方案。

4. 计划成文。

四、护理实施

护理实施是为达到护理目标而将护理计划中的各项措施付诸行动的过程。

1. 准备　包括进一步熟悉和理解计划，分析实施所需要的护理知识和技术，预测可能发生的并发症及其预防措施，合理安排，科学运用时间、人力、物力。

2. 执行计划　在执行计划时，护理活动应与医疗密切配合，与医疗工作保持协调一致；要取得患者及家属的合作与支持，并在实施中进行健康教育，以满足其学习需要；熟练运用各项护理技术，密切观察实施后患者的生理、心理状态，了解患者的反应及效果，有无新的问题出现，并及时收集相关资料，以便能迅速、正确地处理新出现的健康问题。

3. 记录　在实施中，护士要把各项护理活动的内容、时间、结果及患者的反应及时进行完整、准确的文字记录，称为护理记录或护理病程记录。护理记录可以反映护理活动的全过程，利于了解患者的身心状况，反映护理效果，为护理评价做好准备。

五、护理评价

评价是将患者的健康状况与预期目标进行有计划、系统的比较并作出判断的过程。通过评价，可以了解患者是否达到了预期的护理目标。*评价虽然是护理活动的最后一步，但评价实际上是贯穿于护理活动的全过程之中。

1. 评价方式

（1）护士进行自我评价。

（2）护士长、护理教师、护理专家的检查评定。

（3）护理查房。

2. 评价内容

（1）护理过程的评价：是评价护士在进行护理活动中的行为是否符合护理程序的要求。

（2）*护理效果的评价：是评价中最重要的方面。最主要的是确定患者健康状况是否达到预期目标。

（3）评价目标实现程度：护理目标实现的程度一般分为三种，即目标完全实现、目标部分实现、目标未实现。

3. 评价步骤

（1）收集资料：收集患者各方面的资料进行分析。

（2）判断护理效果：将患者的反应与预期目标比较，来衡量目标实现情况。

（3）分析原因：分析目标未完全实现的原因。

（4）修订计划：对已经完全实现的目标及解决的问题，可以停止原来的护理措施；对仍存在的护理问题，修正不适当的护理诊断、预期目标或护理措施；对患者新出现的问题，重新完成收集资料、作出护理诊断、制订预期目标及护理措施，进行新的护理活动，使患者达到最佳的健康状态。

第三节　护理病案的书写

在应用护理程序的过程中，患者的有关资料、护理诊断、预期目标、护理措施、效果评价等，均应以书面形式进行记录，由此构成护理病案。内容如下。

1. 患者入院护理评估单。

2. 护理计划单。

3. 护理记录单：*可采用 PIO 格式进行记录。

P（problem）：患者的健康问题。

I（intervention）：针对患者的健康问题所采取的护理措施。

O（outcome）：经过护理后的效果。

4. 住院患者护理评估单。

（1）健康教育：①针对所患疾病制订的标准宣教计划。②与患者一起讨论的有益或有害的卫生习惯。③指导患者主动参与并寻找现存的或潜在的健康问题。④出院指导：针对患者现状，提出其在生活习惯、饮食、服药、功能锻炼、定期复查等方面的注意事项。

（2）护理小结：是患者住院期间护士进行护理活动的概括性记录，包括护理目标是否达到、护理问题是否解决、护理措施是否落实、护理效果是否满意等。

5. 患者出院护理评估单。

【 模拟试题测试，提升应试能力 】

一、名词解释

1. 护理程序　　2. 护理诊断　　3. 主观资料　　4. 客观资料

5. 护理评价　　6. 预期目标

二、填空题

1. 护理程序是以 ＿＿＿＿ 为中心，护理工作 ＿＿＿＿ 的重要标志。

2. 护理程序的五个步骤是 ＿＿＿＿、＿＿＿＿、＿＿＿＿、＿＿＿＿ 和 ＿＿＿＿。

3. 护理诊断由 ＿＿＿＿、＿＿＿＿、＿＿＿＿、＿＿＿＿ 组成。

4. 护理诊断的陈述包括三个要素，是 ＿＿＿＿、＿＿＿＿ 和 ＿＿＿＿，又称为 ＿＿＿＿ 公式，目前临床常用 ＿＿＿＿ 或 ＿＿＿＿ 公式。

5. 护士收集患者资料的方法包括 ＿＿＿＿、＿＿＿＿ 和 ＿＿＿＿。

6. 护理目标包括 ＿＿＿＿ 和 ＿＿＿＿ 两种。

7. 护理措施分为 ＿＿＿＿、＿＿＿＿ 和 ＿＿＿＿ 三类。

8. 护理记录在书写时采用 ＿＿＿＿ 记录格式。

9. 在计划阶段的主要护理工作包括 ＿＿＿＿、＿＿＿＿、＿＿＿＿ 以及计划成文。

10. 护理诊断可以分为 ＿＿＿＿、＿＿＿＿ 和 ＿＿＿＿。

11. 实施护理计划的过程分为 ＿＿＿＿、＿＿＿＿ 和 ＿＿＿＿ 三步。

12. 护理评价的方式为 ＿＿＿＿、＿＿＿＿、＿＿＿＿。

13. 护理诊断的陈述方式 PES 公式，具有 P、E、S 三部分。P—＿＿＿＿、E—＿＿＿＿、S—＿＿＿＿。

三、是非题

1. 评估贯穿于护理程序的每个阶段，贯穿于护理工作的始终。（　　　）

2. "我感到很害怕"属于患者的客观资料。（　　　）

3. 一项护理诊断可针对多个护理问题。（　　　）

4. 护理诊断应是护理职责范围能够解决或部分解决的。（　　　）

5. PIO 护理记录单的 P 指的是患者的健康问题。（　　　）

6. 优先处理患者现存的问题，可以忽视潜在的问题。（　　　）

7. 优先解决危及患者生命的问题。（　　　）

8. 护理诊断中 PES 公式中 S 代表症状与体征。（　　　）

9. 护理诊断是对一个疾病、一组症状体征的叙述。（　　　）

10. 患者 3 天内解除便秘属于长期目标。(　　　)

四、简答题

1. 陈述护理目标时应注意哪些方面？

2. 护理程序包括哪些步骤？各步骤的主要工作内容是什么？

3. 护理诊断和医疗诊断如何区别？

4. 书写护理诊断时应该注意哪些方面？

5. 排列护理诊断的顺序时应遵循的排序原则是什么？

6. 护理程序有哪些特点？

五、案例分析题

1. 患者，女性，69 岁。股骨骨折术后 3 天，于上午 8∶30 主诉已经 3 天未解大便，腹胀。患者平时不喜爱活动，喜食肉类食物，饮水量在 1 杯左右。根据医嘱，立即给予"1、2、3 溶液"行小量不保留灌肠，于 10∶30 解出大便，患者感觉轻松舒适，请根据上述资料，针对患者存在的健康问题列出一项护理诊断，并制订护理计划，以 PIO 格式记录。

2. 患者，女性，11 岁，小学 5 年级学生。诊断为"急性白血病"。患者近 1 周出现发热，乏力、懒动、轻度胸闷，皮肤有瘀点、瘀斑，食欲较差，大小便及睡眠情况良好，生活尚能自理。因反复发热、出血，影响学习，有焦虑心理。父母均是工人，未听说过"白血病"。护理体检，体温 39.1℃，脉搏 98 次 / 分，呼吸 24 次 / 分，血压 100/60mmHg。少年女性，发育正常，神志清，精神差，高热病容，贫血貌，皮肤温热、潮红，上肢可见片状瘀斑，睑结膜苍白，右下唇可见一约 1cm×1cm 溃疡，达肌层，创面有较多坏死组织。根据以上资料，列出至少 3 个护理诊断，并就主要护理诊断作出护理计划。

六、单项选择题

（一）专业实务

A$_2$ 型题

1. 患者，男性，76 岁。患慢性支气管炎 12 年，近日因受凉后咳嗽加重，咳黄色黏痰，主诉气促，为进一步治疗收入院。护士为患者进行入院护理评估，不属于收集资料目的的是

    A. 为正确确立护理诊断提供依据

    B. 为制订合理护理计划提供依据

    C. 为正确诊断和治疗疾病提供依据

    D. 为评价护理效果提供依据

    E. 积累资料，供护理科研参考

2. 患者，女性，28 岁。因急性心肌炎入院。护士为其进行护理评估时，下列不属于收集资料内容的是

A. 患者的民族、职业、文化程度　　　　B. 患者的家庭关系、经济状况

C. 患者家庭成员的婚育史　　　　　　　D. 患者的生活方式及自理程度

E. 患者的家族史、过敏史

3. 患者，女性，19岁。因大叶性肺炎入院，患者意识清醒，语言表达准确。护士收集资料时最重要的来源是

A. 患者本人　　　　　　B. 患者母亲　　　　　　C. 文献资料

D. 患者的病历　　　　　E. 其他医护人员

4. 患者，女性，56岁。因头痛、头晕，测量血压160/110mmHg收入院，护士为其进行入院护理评估，确定为主观资料的是

A. 患者的感受　　　　　　　　　　　B. 实验室检查结果

C. 护士用手触摸到的感受　　　　　　D. 护士用眼睛观察到的资料

E. 对其进行身体检查得到的资料

5. 患者，女性，42岁。因头痛、头晕，肘关节红肿、压痛收入院。护士给患者进行护理评估，下列属于主观方面健康资料的是

A. 血压120/80mmHg　　　　　　　　B. 肌张力3级

C. 膝关节皮肤破损1cm×2cm　　　　 D. 肘关节红肿、压痛

E. 头昏脑胀

6. 患者，男性，35岁。因严重脑外伤住院。下列不属于收集资料中社会状况的是

A. 与亲友的关系　　　　B. 经济状况

C. 对康复有无信心　　　D. 工作环境

E. 社会支持系统状况

7. 患者，男性，50岁。诊断：膀胱癌。评估患者时应特别询问的信息是

A. 是否父母有此疾病　　　　B. 是否经常饮酒

C. 是否长期接触化工染料　　D. 是否有膀胱结石史

E. 是否有过外伤史

8. 患者，男性，35岁。因反复发热、腹泻2个月就诊。经实验室检查示：抗HIV阳性。初步诊断：艾滋病。护士对患者进行入院护理评估时，下列内容中最不重要的是

A. 有无出血史　　　　　B. 有无吸食大麻史

C. 有无静脉吸毒史　　　D. 性伴侣的情况

E. 有无不洁性行为史

9. 患者，女性，28岁。因产后2周发生阴道大量出血收入院。护士对患者进行入院护理评估时，下列与病情最不相关的是

A. 了解患者宫底的大小及有无压痛　　　　B. 了解母乳喂养情况

C. 观察患者阴道出血量　　　　　　　　D. 了解患者的分娩史

E. 评估患者的血压、脉搏、呼吸、意识情况

10. 患者，男性，41 岁。胸部被撞伤 1 小时入院。自觉左胸痛，面色发绀，呼吸急促，左胸部出现反常呼吸运动。该患者最重要的护理评估内容是

A. 体温　　　B. 脉搏　　　C. 呼吸　　　D. 血压　　　E. 意识

11. 患者，女性，54 岁。患肝硬化 6 年，1 小时前呕血 600ml，感觉心悸乏力就诊。查体：精神委靡，皮肤干燥，身高 156cm，体重 45kg，体温 36.7℃，脉搏 108 次/分，呼吸 24 次/分，血压 80/60mmHg。护士确定护理诊断为"循环血容量不足：血压 80/60mmHg　与呕血有关"。其中属于 P 的是

A. 循环血容量不足　　　　　　B. 与呕血有关

C. 血压 80/60mmHg　　　　　　D. 与肝硬化有关

E. 心悸乏力

12. 患者，女性，27 岁。诊断：毒性弥散性甲状腺肿大（Graves 病）。患者甲状腺肿大 1 年，伴消瘦、易疲劳、失眠、心悸、怕热及体重下降明显入院。查体：心率 110 次/分，血压 130/80mmHg。护士确定护理诊断为"营养失调：消瘦　与 Graves 病有关"，其中属于 S 的是

A. 营养失调　　　　　　　　　B. 营养失调：低于机体需要量

C. 消瘦　　　　　　　　　　　D. 与甲状腺肿大有关

E. 与 Graves 病有关

13. 患者，男性，27 岁。因颅脑外伤收入院。护士对处于昏迷状态的患者进行入院护理评估后，认为患者存在以下健康问题，其中应优先解决的是

A. 大便失禁　　　　　　　　　B. 沟通障碍

C. 皮肤完整性受损　　　　　　D. 活动无耐力

E. 清理呼吸道无效

14. 患者，男性，60 岁。有冠心病病史 4 年，因心绞痛急诊入院。患者情绪紧张，主诉乏力，食欲缺乏。医嘱：药物治疗，绝对卧床休息。护士评估患者后，认为患者存在以下健康问题，需要首先解决的是

A. 焦虑　　　　　　　　　B. 生活自理缺陷　　　　　　C. 疲乏

D. 疼痛　　　　　　　　　E. 活动无耐力

15. 患者，男性，72 岁。现术后 8 小时仍未排尿，主诉下腹胀痛。查体：见下腹膀胱区隆起，耻骨联合上叩诊呈实音。该患者目前主要的护理问题是

A. 下腹疼痛　　　　　　　　　B. 潜在呼吸道感染

C. 体液过多　　　　　　　　　D. 尿潴留

E. 有皮肤完整性受损的危险

16. 患者，男性，62 岁。近 1 周食欲减退、呕吐、疲乏无力，尿黄。自昨日

起烦躁不安，呼气中有氨臭味，巩膜、皮肤黄染，皮肤见散在瘀斑，肝未扪及，腹水征阳性。目前患者最主要的护理问题是

A. 体液过多　　　　　　　　B. 皮肤完整性受损

C. 活动无耐力　　　　　　　D. 营养失调：低于机体需要量

E. 潜在并发症：肝性脑病

17. 患者，男性，47岁。有肝硬化病史7年，2小时前突然出现恶心、呕吐，呕出咖啡色液体1500ml，伴头晕、心悸，急诊收住院。查体：体温37.9℃，脉搏118次/分，呼吸22次/分，血压85/50mmHg，急性面容，面色苍白，四肢厥冷，腹部平软，肝肋下未扪及，脾肋下2.5cm。患者目前存在的最主要的护理问题是

A. 体温升高　　　　　B. 体液不足　　　　　C. 活动无耐力

D. 有受伤的危险　　　E. 有窒息的危险

18. 患者，男性，28岁。因咳嗽，呼吸困难，以肺炎球菌肺炎收入院。患者主诉头痛，恶心，食欲差，全身无力。查体：体温39.5℃，脉搏112次/分，呼吸浅快，口唇指端发绀。患者目前存在的首要护理问题是

A. 舒适的改变：头痛　　　　B. 气体交换受损

C. 活动无耐力　　　　　　　D. 体温过高

E. 有窒息的危险

19. 患者，女性，25岁。与同学聚餐，餐后2小时出现上腹部剧痛，伴恶心、呕吐4次，急诊入院。查体：体温37.9℃，血压110/75mmHg，血白细胞计数16.5×10⁹/L。患者目前首优的护理问题是

A. 焦虑　　　　　　　B. 体液不足　　　　　C. 体温升高

D. 疼痛　　　　　　　E. 潜在并发症：休克

20. 患者，男性，55岁。有发作性心前区疼痛史1年，因工作繁忙，未就诊治疗。1小时前，因与他人争执继而发生持续性心前区压榨性疼痛，急诊入院。诊断：冠心病，急性广泛前壁心肌梗死。患者面色苍白，出冷汗，烦躁不安，有濒死感。医嘱：绝对卧床休息。护士评估患者后，列出下列护理诊断，排在首位的是

A. 潜在并发症：心源性休克

B. 胸痛　与心肌缺血、坏死有关

C. 知识缺乏：缺乏有关冠心病预防的知识

D. 恐惧：对心肌梗死可能致死感到恐惧

E. 进食、入厕、卫生自理缺陷　与心肌梗死后24小时内绝对卧床休息有关

21. 患者，女性，70岁。因急性心肌梗死入院，遵医嘱绝对卧床休息。现4天未排大便，感到腹胀不适。陈述正确的护理诊断是

A. 便秘：由于卧床导致　　　B. 便秘：腹胀　与活动减少有关

C. 腹胀：与卧床有关　　　　D. 腹胀：由便秘引起

E. 活动减少：引起便秘

22. 患者，男性，37 岁。诊断：直肠癌。近期便血频繁，身体虚弱。护士为其确定的护理诊断陈述正确的是

    A. 身体虚弱：便血所致　　　B. 体液不足　与便血丢失体液有关

    C. 排泄形态改变：便血　　　D. 直肠癌　与便血有关

    E. 有营养失调的危险　与便血有关

23. 患儿，6 岁。因咳嗽，咳黏液痰 3 天就诊。查体：双肺呼吸音粗，胸部 X 线片示双肺纹理粗。门诊以急性支气管炎收入院。护士确定患儿的主要护理问题为"清理呼吸道无效"。其主要依据是

    A. 咳黏液痰　　　　　　　　B. 咳嗽

    C. 双肺纹理粗　　　　　　　D. 双肺呼吸音粗

    E. 急性支气管炎

24. 患者，男性，50 岁。行胆囊切除术，手术过程顺利，返回病房。护士为其制订护理计划，描述完整准确的护理目标是

    A. 使患者 3 天内下床活动　　B. 护士协助患者下床活动

    C. 患者在帮助下能下床活动　D. 3 天内借助支撑物下床活动

    E. 患者能下床活动

25. 患者，男性，53 岁。诊断：高血压。护士在入院护理评估时收集到以下资料：患者大学学历，已婚，与父母和妻子同住，是家庭主要经济支柱；平时工作忙，压力大，有吸烟、酗酒习惯，身高 172cm，体重 86kg，血压 156/112mmHg。护士为其制订护理计划，确定护理目标，正确的是

    A. 3 天内患者血压恢复正常

    B. 患者调换工作岗位，减轻压力

    C. 使患者 1 周后体重下降 0.5kg

    D. 出院时教会患者测量血压

    E. 2 天后患者能说出戒烟、戒酒的重要性

26. 患者，女性，74 岁。急性肺炎入院。有糖尿病病史 20 年，消瘦，体质虚弱，体温 39.2℃，脉搏 116 次 / 分，呼吸 26 次 / 分，入院后卧床休息。护士为其制订护理计划，明确护理目标，属于近期目标的是

    A. 3 天内患者体温恢复至正常范围

    B. 1 周后患者能自行下床活动

    C. 住院期间患者不发生压疮

    D. 出院时患者学会正确皮下注射胰岛素的方法

    E. 10 天内患者能制订正确的糖尿病饮食食谱

27. 患者，女性，70 岁。胃大部切除术后第 3 天，体温 39.5℃。在护理患者

的过程中，属于独立性护理措施的是

　　A. 检查血常规，看白细胞数量

　　B. 开放静脉通道，抗生素静脉输液

　　C. 遵医嘱发退热药

　　D. 乙醇拭浴

　　E. 通知营养科调整患者饮食

　　解析： 选项 A、B 遵医嘱执行，属于依赖性护理措施；C、E 需与其他医务人员合作完成，属于协作性护理措施；D 属于独立性护理措施。

　　28. 患者，女性，32 岁。急性上呼吸道感染。测量体温 39℃，医嘱即刻肌内注射复方氨基比林 2ml。护士执行此项医嘱属于

　　A. 非护理措施　　　　　　　　　　B. 独立性护理措施

　　C. 协作性护理措施　　　　　　　　D. 依赖性护理措施

　　E. 预防性护理措施

　　29. 患者，男性，45 岁。因中耳炎入院，遵医嘱给予对症抗感染输液治疗。患者下肢瘫痪，生活不能自理。下列属于协作性护理措施的是

　　A. 为缓解患者便秘，为其进行灌肠

　　B. 对患者及家属进行健康教育

　　C. 遵医嘱给予对症抗感染输液治疗

　　D. 协助患者完成日常生活需要

　　E. 协助患者完成各项检查

　　30. 患者，女性，58 岁。诊断：高血压。患者向护士反映病室人员嘈杂，影响休息。针对该问题，护士采取最适当的护理措施是

　　A. 做好心理护理　　　　　　　　　B. 提供安眠药

　　C. 把治疗和护理全部集中在早晨进行　　D. 病室的桌椅钉上橡皮垫

　　E. 向其他患者及家属宣教保持病室安静的重要性，共同创造良好的休养环境

　　解析： 该患者休息不好主要是医院的物理环境嘈杂导致的，护理措施应首要解决环境的问题，做好其他患者的宣教工作，保持病室的安静。

　　31. 患者，男性，17 岁。以左下肢骨折收入院。入院后行左下肢牵引术。护士为其制订护理措施，其中不妥的是

　　A. 每 1 小时观察趾端皮肤颜色和温度

　　B. 每 2 小时翻身

　　C. 训练患者床上排尿

　　D. 用 50% 乙醇进行受压局部皮肤按摩

　　E. 指导患者进行患肢功能锻炼，每天 3 次，每次 1 小时

　　解析： 护理措施应切实可行，保证患者安全，并与医疗措施相协调，患者左下

肢骨折，行牵引术，每次患肢功能锻炼 1 小时，不符合患者病情。

32. 患者，女性，38 岁。手术后第 2 天，护士采用 PIO 格式为其进行护理记录。其中"I"指

A. 健康问题　B. 护理评价　C. 护理措施　D. 护理效果　E. 护理评估

33. 患者，男性，38 岁。因消化道出血收入院。患者有胃溃疡病史 6 年，平素规律用药，但病情依然反复发作。护士在收集资料时发现：患者饮食极不规律，常暴饮暴食，每日饮酒量约 500ml。护士在患者出院进行健康指导时，应重点给患者讲解的是

A. 胃溃疡的发病机制　　　B. 胃溃疡的常见并发症

C. 合理饮食的重要性　　　D. 药物的不良反应

E. 保持情绪稳定的重要性

A_3/A_4 型题

（34、35 题共用题干）

患者，男性，58 岁。因转移性右下腹疼痛 20 小时伴发热、恶心、呕吐，以急性阑尾炎收入院。入院时患者呈急性面容，搀扶入病房。查体：体温 38.9℃，右下腹压痛、反跳痛。

34. 属于主观资料的是

A. 右下腹疼痛　　　　　　B. 右下腹压痛、反跳痛

C. 体温 38.9℃　　　　　　D. 呕吐

E. 急性面容

35. 对该患者，正确的护理诊断是

A. 急性阑尾炎　　　　　　B. 组织灌注量不足　因为呕吐

C. 恶心、呕吐　疼痛导致　D. 疼痛　炎症引起

E. 体温过高：体温 38.9℃　与炎症有关

（36～39 题共用题干）

患者，女性，32 岁。初步诊断：乳腺肿块。为进一步明确诊断，确定治疗方案，收入院。责任护士运用护理程序的工作方法护理该患者。

36. 贯穿于护理活动全过程的是

A. 护理评估　B. 护理诊断　C. 护理计划　D. 护理措施　E. 护理效果

37. 收集资料时不合适的交谈环境是

A. 绝对隐蔽、无干扰　　　B. 适宜的光线、通风良好

C. 合适的温度和湿度　　　D. 室内放置鲜花

E. 门口悬挂"请勿打扰"提示牌

38. 收集资料时，不利于患者抓住交谈主题的是

A. 准备交谈提纲　　　　　B. 事先了解患者资料

C. 从主诉开始引导话题　　　D. 解释患者的提问

E. 随意提出新话题

39. 正确记录患者资料的方法是

A. 收集完毕及时记录

B. 主观资料按患者说的话记录，不要加以修改

C. 客观资料不要以医学术语记录

D. 主观资料护士可以结合自己的判断

E. 客观资料应结合护士的主观判断

（40～42 题共用题干）

患者，男性，76 岁。慢性支气管炎 24 年，主诉发热、咳嗽，咳黄色黏痰 5 天，自觉咳嗽无力，痰液黏稠不易咳出。吸烟 40 年，20 支 / 天，难以戒除。查体：精神委靡，皮肤干燥，体温 38.7℃，肺部听诊可闻及干、湿啰音。

40. 属于主观资料的是

A. 皮肤干燥　　　　　　　B. 痰液黏稠

C. 体温 38.7℃　　　　　　D. 无力咳嗽

E. 肺部干、湿啰音

41. 根据患者的状况，正确的护理诊断是

A. 清理呼吸道无效　与呼吸道炎症、痰液黏稠、咳嗽无力有关

B. 体温过高：体温 38.7℃　呼吸道炎症导致

C. 活动无耐力：因呼吸道炎症，氧供应减少引起

D. 知识缺乏

E. 组织灌注量不足　与发热、皮肤干燥有关

42. 针对确定的护理诊断，正确的预期目标是

A. 患者 3 天内体温下降

B. 患者 3 天内炎症控制，能自行咳出痰液

C. 患病期间得到良好休息，体力得以恢复

D. 指导患者叙述有关呼吸道疾病的预防保健知识

E. 遵医嘱静脉输液，增加患者组织灌注

（43～45 题共用题干）

患者，男性，65 岁。高血压病史 30 年，因情绪激动，后感呼吸急促、左胸部剧烈疼痛，以急性心肌梗死收入院。

43. 病区护士接待患者入院后，运用护理程序的工作方法，给患者实施整体护理，其第一个步骤要做的是

A. 护理评估　　　　　B. 护理诊断　　　　　C. 护理实施

D. 护理评价　　　　　E. 护理计划

44. 针对该患者，护士提出的护理诊断，陈述正确的是

A. 胸痛　与心肌缺血缺氧有关

B. 情绪激动　与心肌梗死有关

C. 呼吸急促　疼痛引起

D. 冠心病　与高血压有关

E. 心肌梗死　与高血压病史、情绪激动有关

解析： 护理诊断的陈述包括三个要素：问题（P），即护理诊断的名称，是对护理对象健康问题的概括性描述；症状和体征（S）；相关因素（E），多用"与……有关"来陈述。本题选项中C、E属于医疗诊断；B因果倒置；D相关因素陈述不当。

45. 针对该护理诊断，护士采取的护理措施中，属于依赖性护理措施的是

A. 通知营养科调整患者饮食　　　　　B. 遵医嘱应用止痛药物

C. 嘱患者卧床休息　　　　　　　　　D. 观察吸氧后的病情变化

E. 稳定患者情绪，进行心理护理

（二）实践能力

A₂型题

46. 患儿，2岁。因急性肠炎入院，平时由保姆照顾。此时收集资料的主要来源是

A. 患儿的母亲　　　　　B. 患儿自己　　　　　C. 患儿的病历

D. 文献资料　　　　　　E. 患儿的保姆

47. 患儿，3岁。急性肺炎入院。护士为其进行入院护理评估，收集资料的间接来源不包括

A. 医疗、护理的有关文献记录

B. 目前或既往的健康记录或病历

C. 其他卫生保健人员

D. 患者的家属及其他与之关系密切者

E. 患者本人

48. 患者，女性，56岁。因发热、咳嗽3天诊断为慢性支气管炎急性发作收入院。护士为其进行入院护理评估，确定为客观资料的是

A. 患者的感受　　　　　B. 患者想到的　　　　　C. 患者听到的

D. 护士想到的　　　　　E. 护士测量到的

49. 患者，女性，45岁。因淋雨后发热、咽痛、咳嗽，感觉头晕、头痛、恶心等不适，诊断为肺部感染收入院。护士进行护理评估时，收集到以下资料，属于客观资料的是

A. 咽喉部充血　　　　　B. 头晕、头痛　　　　　C. 不想吃饭

D. 感到恶心　　　　　　E. 睡眠不好、多梦

50. 患者，男性，50 岁。患肝硬化 3 年，1 小时前呕血 800ml，患者主诉心悸乏力。查体：精神委靡，皮肤干燥，体温 36.5℃，脉搏 120 次 / 分，呼吸 24 次 / 分，血压 80/60mmHg。属于主观资料的是

A. 心悸乏力　　　　　　　B. 皮肤干燥

C. 脉搏 120 次/分　　　　D. 体温 36.5℃

E. 呕血 800ml

51. 护士评估新入院患者，在与患者交谈中，希望了解更多患者对其疾病的真实感受和治疗的看法。此时，最适合采用的交谈技巧是

A. 认真倾听　　　　　　B. 仔细核实　　　　　C. 及时鼓励

D. 开放式提问　　　　　E. 封闭式提问

52. 某老年病区护士，采用交谈法进行护理评估，下述正确的是

A. 交谈一般从既往史开始　　B. 不宜提问简单的开放性问题

C. 不宜触摸老年人　　　　　D. 一定要耐心倾听，不要催促

E. 当老年人主诉远离主题时，不要打断

解析： 采用交谈法收集资料时，护士应事先准备交谈提纲，按顺序引导患者交谈，一般先从主诉、一般资料开始，再引向过去健康状况及心理社会状况等；患者叙述时，要注意倾听，不要随意打断或提出新的话题；要有意识地引导患者抓住主题；对患者的陈述或提出的问题，应给予合理的解释和适当的反应，如点头、微笑等。与老年人沟通时护士应尽量使用简单易懂的语言，注意耐心倾听，可适当运用身体语言，增强沟通效果。

53. 患者，女性，36 岁。因慢性贫血入院。护士收集资料时选用的方法错误的是

A. 查阅实验室检查结果　　B. 与患者进行交谈

C. 对患者进行身体检查　　D. 与患者的家属沟通

E. 凭护士的主观感觉

54. 患者，男性，71 岁。因呼吸窘迫综合征入院。护士系统地运用视、触、叩、听、嗅等评估手段和技术收集资料。其中通过触觉观察获得的资料是

A. 皮肤的颜色　　　　　B. 心律　　　　　　C. 脉搏的节律

D. 意识状态　　　　　　E. 叹气样呼吸

55. 患者，女性，36 岁。因夜间阵发性呼吸困难 5 天，诊断为二尖瓣狭窄收入院，护士发现患者呈二尖瓣面容。收集上述资料的方法属于

A. 听觉观察法　　　　　B. 触觉观察法　　　　C. 视觉观察法

D. 嗅觉观察法　　　　　E. 味觉观察法

56. 患者，男性，59 岁。诊断：肝硬化。护士为其进行入院评估。收集资料时，通过听觉观察获得的资料是

A. 呼吸急促　　　　　　B. 口唇发绀　　　　　C. 肠鸣音亢进

D. 呕吐物呈血性　　　　　E. 脾脏肋下 2cm

57. 患者，男性，69 岁。突发脑梗死住院治疗 10 天，病情稳定后出院，返回社区。患者伴有脑梗死后的语言障碍、右侧肢体无力、走路步态不稳等。社区护士在进行家庭访视时应特别指出，近期患者应首要注意的问题是

A. 跌倒的预防　　　　　　B. 压疮的预防
C. 肢体功能的康复锻炼　　D. 抑郁情绪的观察
E. 非语言性皮肤沟通技巧的使用

A_3/A_4 型题

（58、59 题共用题干）

患者，男性，50 岁。因腹痛、腹泻伴发热、恶心、呕吐，以急性胃肠炎收住院。入院时患者呈急性面容，精神委靡，主诉：口渴、咽干、乏力。查体：体温 38.1℃，粪便呈水样。

58. 属于客观资料的是

A. 水样粪便　　B. 恶心　　C. 口渴　　D. 腹痛　　E. 咽干

59. 对该患者，首先应解决的护理问题是

A. 精神委靡　　　　　　B. 疼痛　　　　　　C. 焦虑
D. 发热：体温 38.1℃　　E. 体液不足

（60～62 题共用题干）

患者，女性，68 岁。身高 160cm，体重 56kg，患 2 型糖尿病 15 年，皮下注射胰岛素控制血糖。入院时大汗淋漓、高热、呼出气体呈烂苹果味。住院治疗 1 周后，血糖控制在正常范围。

60. 患者"呼出气体呈烂苹果味"，收集此资料的方法属于

A. 视觉观察法　　　　　　B. 听觉观察法　　　　　　C. 触觉观察法
D. 嗅觉观察法　　　　　　E. 味觉观察法

61. 患者认为出院后不需监测血糖，此时患者的主要护理问题是

A. 食欲下降　　　　　　B. 知识缺乏
C. 潜在的血糖升高　　　D. 感染的危险
E. 不合作

62. 患者病情好转准备出院，护士确定给患者进行健康教育的内容不包括

A. 正确检测血糖的方法　　B. 减轻体重的方法
C. 糖尿病饮食　　　　　　D. 正确进行皮下胰岛素注射
E. 皮肤护理

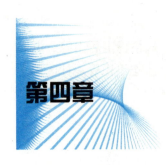

第四章

护理专业与法律

【学习内容提炼，涵盖重点考点】

第一节　与护士执业注册相关的法律法规

一、《护士条例》

《护士条例》于2008年5月12日开始实施。《护士条例》对护士执业注册、权利和义务、医疗卫生机构的职责、法律责任等进行了详细的规定。护士必须经执业注册取得护士执业证书，依照《护士条例》规定从事护理活动。

（一）《护士条例》立法的背景

1. 护士的合法权益缺乏法律保护。

2. 护理质量不高。

3. 医疗比例失调。

（二）《护士条例》立法的思路

1. 充分保障护士的合法权益。

2. 严格规范护士的执业行为。

3. 强化医疗卫生机构的职责。

（三）《护士条例》立法的意义

1. 护理工作是医疗卫生工作的重要组成部分，护理工作的好坏与医疗安全和医疗质量息息相关。

2. 《护士条例》的颁布和实施有效遏制了未经正规专业培训的人员从事护理工作，统一了全国护士上岗的基本资格。

3. 有利于卫生行政部门对护理队伍的统一管理，从而确保医疗护理质量和公民就医安全。

二、护士执业注册应具备的基本条件

按照《护士条例》的要求，申请护士执业注册应当具备以下四个条件。

1. *具有完全民事行为能力。

2. 在中等职业学校、高等学校完成教育部和卫生部规定的普通*全日制 3 年以上的护理、助产专业课程学习，包括在教学、综合医院*完成 8 个月以上护理临床实习，并*取得相应学历证书。

3. 通过卫生部组织的护士执业资格考试。

4. 符合国务院卫生主管部门规定的健康标准（无精神病史。无色盲、色弱、双耳听力障碍。无影响履行护理职责的疾病、残疾或者功能障碍）。

三、护士执业注册申请与管理办法

*1. 护士执业注册申请 护士执业者必须通过国家卫生和计划生育委员会统一执业考试，取得《中华人民共和国护士执业证书》，方可申请护士执业注册。

2. 护士首次执业注册 应当自*通过护士执业资格考试之日起 3 年内提出执业注册申请，提交学历证书及专业学习中的临床实习证明、护士执业考试成绩合格证明、健康体检证明以及医疗卫生机构拟聘用的相关材料，接受审核。*护士执业注册有效期为 5 年。

3. 护士延续执业注册 护士执业注册有效期届满需要继续执业的，应当在护士执业注册有效期届满前 30 日向执业地省、自治区、直辖市人民政府卫生主管部门申请延续注册。

4. 护士变更执业注册 执业地点发生变化的，应办理执业注册变更。护士变更执业注册也需提交护士变更注册申请审核表和申请人的《护士执业证书》，受理及注册机关应在 7 个工作日内进行审查，护士变更注册后其执业许可期限也为*5 年。

5. 护士重新执业注册 对注册有效届满未延续注册的或受吊销《护士执业证书》处罚、自吊销之日起满 2 年的护理人员，需要重新进行执业注册。

6. 护士注销执业注册 包括由于未申请延续护士执业注册、延续执业注册的申请未被批准而造成护士执业注册有效期届满未延续的，护士死亡或因身体健康等原因丧失民事行为能力的，护士执业注册被依法撤销、撤回或者依法被吊销的。

7. 护士执行记录制度 建立护士执业记录是进行护士执业注册变更、延续的依据，是卫生行政部门进行监督管理的反应。

第二节　与临床护理工作相关的法律法规

一、《中华人民共和国传染病防治法》

《中华人民共和国传染病防治法》是在 1989 年 9 月起施行的传染病防治法的基础上，总结了传染病防治实践的经验与教训进行修订，于 2004 年 12 月 1 日起施行的。该法确立了传染病的预防、病情报告和公布、疫情控制、医疗救治、监督管理、保障措施、法律责任以及附则等多项法律制度。

二、《医疗事故处理条例》

（一）医疗事故的概念

医疗事故是指医疗机构及医务人员在医疗活动中，违反医疗卫生管理法律、行政法规、部门规章和诊疗护理规范、常规、过失造成患者人身损害的事故。

（二）医疗事故的分级

《医疗事故处理条例》第四条将医疗事故分为四级：

一级医疗事故：造成患者死亡、重度残疾的。

二级医疗事故：造成患者中度残疾、器官组织损伤导致严重功能障碍的。

三级医疗事故：造成患者轻度残疾、器官组织损伤导致一般功能障碍的。

四级医疗事故：造成患者明显人身损害的其他后果的。

对医疗事故进行分级，是公平公正处理医疗事故的关键。其直接涉及对患者的赔偿；涉及卫生行政部门对医疗事故的责权划分；也涉及对发生医疗事故的医疗机构和负有责任的医务人员的行政处罚。

（三）不属于医疗事故的情形

1. 在紧急情况下为抢救垂危患者生命而采取紧急医学措施造成不良后果的。
2. 在医疗活动中由于患者病情异常或者患者体质特殊而发生医疗意外的。
3. 在现有医学科学技术条件下，发生无法预料或者不能防范的不良后果的。
4. 无过错输血感染造成不良后果的。
5. 因患方原因延误诊疗导致不良后果的。
6. 因不可抗力造成不良后果的。

（四）医疗事故的鉴定

条例规定医疗事故技术鉴定的法定机构是各级医学会。鉴定结论主要是分析：医疗事故等级；医疗过失行为在医疗事故损害后果的责任程度；对医疗事故患者的医疗护理医学建议。

（五）医疗事故的法律责任

由于行为人违反卫生法律规范的性质和社会危害程度不同，护理违法行为可分为民事违法、刑事违法和行政违法三种。

三、《中华人民共和国侵权责任法》

1. *以下情形属于侵犯患者隐私 第一，未经患者许可而允许学生观摩；第二，未经患者同意公开其病历资料；第三，乘机窥探与病情无关的身体其他部位；第四，其他与诊疗无关故意探秘和泄露患者隐私。但如患者有传染病、职业病以及其他涉及公益和他人利益的疾病则不应隐瞒。

2. 医务人员在诊疗活动中应当向患者说明病情和医疗措施 需要实施手术、特殊检查、特殊治疗的，医务人员应当及时向患者说明医疗风险、替代医疗方案等情况，并取得其书面同意；不宜向患者说明的，应当向患者的近亲属说明，并取得其书面同意。医务人员未尽到义务，造成患者损害的，医疗机构应当承担赔偿责任。

3. 患者因下列情形之一的损害，医疗机构不承担赔偿责任 第一，患者或者其近亲属不配合医疗机构进行符合诊疗规范的诊疗；第二，医务人员在抢救生命垂危的患者等紧急情况下已经尽到合理诊疗义务；第三，限于当地的医疗水平难以诊疗。

四、《中华人民共和国献血法》

1. 我国*实行无偿献血制度，提倡 18 周岁至 55 周岁的健康公民自愿献血。

2. *血站是采集、提供临床用血的机构，是不以营利为目的的公益性组织。设立血站向公民采集血液，必须经国务院卫生行政部门或者省、自治区、直辖市人民政府卫生行政部门批准。

3. 血站应当为献血者提供各种安全、卫生、便利的条件。血站对献血者每次采集血量一般为 200ml，最多不得超过 400ml，*两次采集间隔不少于 6 个月。

4. 血站对采集的血液必须进行检测；*未经检测或者检测不合格的血液，不得向医疗机构提供。

5. *无偿献血的血液必须用于临床，不得买卖。

6. 国家提倡并指导*择期手术的患者自身储血。

高频考点解析

1. 医疗事故处理中，病历资料、现场实物应在医患双方共同在现场时封存。

2. 医疗卫生法规可以是由国家立法机关正式颁布的规范性文件，以及由非正式立法机关颁布的在其所管辖范围内有效的规范性文件，以上文件均是法律体系的重要组成部分。

3. 发生重大医疗事故的部门应在 12 小时内上报其卫生行政部门。

【模拟试题测试，提升应试能力】

一、名词解释

1. 渎职　 2. 法律　 3. 疏忽大意　 4. 护理差错　 5. 医疗事故

二、填空题

1. 在法律的分类中，_____、_____ 及 _____ 与护理实践密切相关。

2. 护士条例包括 _____、_____、_____、_____、_____ 和 _____ 共六章。

3. 护士条例中指出：护士在执业活动中，发现患者病情危急，应当立即 _____；在紧急情况下为抢救重危患者生命，应当 _____ 必要的 _____。

4. 护生在 _____ 的督导下，发生 _____，除本人要承担 _____ 外，_____ 也应承担相应的 _____。

5. 护生进入临床实习前，应明确自己法定的 _____，严格遵守 _____。

6. 医疗事故的法律责任包括 _____、_____ 和 _____。

7. 护理立法源于 _____。1903 年美国 _____、_____、_____ 和 _____ 四个州率先颁布了《护士执业法》。

8. 医嘱是医生根据患者 _____ 的需要，拟定的 _____，由 _____ 共同执行。

三、是非题

1. 国家实行无偿献血制度。（　　）

2. 造成患者死亡、重度残疾的属于二级医疗事故。（　　）

3. 护士变更注册后执业许可期限为 10 年。（　　）

4. 未经患者许可而允许学生观摩属于侵犯患者隐私。（　　）

5. 限于当地的医疗水平难以诊疗的患者损害，医疗机构应承担赔偿责任。（　　）

四、简答题

1. 护士条例的颁布和实施有何意义？

2. 护生应如何遵守《护士条例》？

3. 《医疗事故处理条例》规定，医疗事故如何分级？

4. 医疗机构应提交的医疗事故技术鉴定的材料有哪些？

5. 简述医院常用的护理质量控制标准。

6. 按《护士条例》规定，申请护士执业者，怎样才能获准从事护理工作？

7. 法律在护理实践中有哪些功能？

8. 医疗机构发现甲类传染病时，应当及时采取哪些措施？

五、案例分析题

1. 患者，男性，67岁。因患大叶性肺炎收入内科三病室6床。住院后，经抗感染、对症治疗等，病情明显好转。于住院第5天下午4：00，某护士做治疗时，未进行三查七对，误将同病房7床的青霉素80万V给6床患者肌内注射。推药约1ml时，发现自己打错针，立即停止注射。既未向值班医师汇报，又没采取补救措施，接着到隔壁病房给别的患者做治疗。3～4分钟后6床家属反映患者心前区不适、发绀、呼吸困难，该护士立即请来医师抢救。经多方抢救无效，患者于下午5：00死亡。请对此案例进行分析。

2. 某五岁儿童，在楼顶玩耍时，不慎一脚踏空，摔到楼下，其颅底撞破，左上肢粉碎性骨折，住进医院，先后四次输入由某县血站提供的300ml血液。后被发现，该儿童血液中带有艾滋病病毒。医院通过市防疫站将病情逐级上报，同时抽取血样，报国家指定的艾滋病检测实验室复查确证。

经查，孩子的父母无此病毒，六岁的儿子又不可能通过性传播，只能是血液传播。不久，该儿童得艾滋病的事传遍全国。学校动员其退学，搬到乡下，村里人又赶他们走，邻里四舍怕感染，三口人过着与世隔绝的生活。

虽然债台高筑，但是该儿童的父母一直坚持让他在北京的一家医院治病。

案例思考：

（1）谁该对患儿感染艾滋病病毒负责？

（2）医院将病情上报是否合法？为什么？

（3）对病毒感染者应采取什么措施？学校、邻里的态度是否正确？为什么？

3. 某年8月，某医院护士小李9：00擅自离岗去打煤油，她随手拿了一只5%葡萄糖注射液空瓶，买完后放在药品箱上。10：00，护士小王给患者打点滴时，也没有核对，就给患者打上，5分钟后，患者中毒死亡。可悲的是这只煤油瓶经过几个人之手均未被发现。试用护士管理办法的有关规定对此事件加以分析。

4. 为避免一位正在服用大剂量阿司匹林治疗关节炎的患者发生溃疡，医生下医嘱停用该药。护士忘记记录这条医嘱，护士继续给患者服用阿司匹林。结果导致患者溃疡出血，因病情恶化而作胃大部分切除。请分析该护士的行为。

5. 某医院产科李护士接生后，书写护理记录时误将出生的"男孩"写成"女孩"，这一字之错，造成了产妇家属与医院长达一年的纠纷。经过反复做解释工作，并进行亲子鉴定之后，其家属才肯认领这个孩子。请对此案例进行分析。

六、单项选择题

A_2型题

1. 某护士在北京办理护士执业注册，2年后调往上海工作，其申请变更注册后的执业许可期限为

A. 1年   B. 3年   C. 5年   D. 10年   E. 15年

2. 某卫校护理专业学生，已取得中专护理专业毕业证，其必须取得以下哪种证书方可从事护理活动

A. 护士执业证书

B. 专科护士培训合格证书

C. 高等医学院校护理专业毕业证书

D. 高等医学院校助产专业毕业证书

E. 护理员合格证书

3. 某护士，其执业注册有效期于 2013 年 7 月 20 日届满，其申请延期注册的时间应在

A. 2013 年 1 月 20 日前　　　　B. 2013 年 6 月 20 日前

C. 2013 年 7 月 20 日前　　　　D. 2013 年 8 月 20 日前

E. 2013 年 12 月 20 日前

4. 某中等卫生职业学校三年级护理专业学生，已在某市三甲医院实习满 8 个月。某日，其所在的实习医院急诊室接收了一批车祸患者，该护生正确的做法是

A. 因未取得护士执业证，只能在旁见习

B. 因未取得护士执业证，不能参与抢救

C. 立即独立参与抢救，并积极与医生配合

D. 须在护士的指导下配合医生参与抢救

E. 需向急诊护士长提出申请，经批准后方能参与抢救

5. 某护生在一所二级甲等医院毕业实习。实习结束后，未通过护士执业资格考试。护理部考虑该护生实习期间无护理差错，表现优秀，医院普外科目前护士严重短缺。因此，聘用该护生为普外科护士。护理部的做法违反了

A. 护士条例　　　　B. 民法通则　　　　　C. 侵权责任法

D. 医疗机构管理办法　　E. 医疗事故处理条例

6. 某护士，已申请护士执业注册未满 5 年，因工作调动，前往外省某医院继续从事护理工作。该护士现应办理的申请是

A. 护士执业注册申请　　　B. 延续护士执业注册申请

C. 护士变更注册申请　　　D. 护士延续注册申请

E. 重新申请护士执业注册

7. 某护士因故被吊销执业证书，几年内不得申请护士执业注册

A. 1 年　　　B. 2 年　　　C. 4 年　　　D. 5 年　　　E. 6 年

8. 某护士，在护理实践中，有权拒绝执行医嘱的情形是

A. 护理程序太烦琐　　　B. 费用太昂贵

C. 需要额外的劳动和付出　　D. 医嘱有错误

E. 医嘱中需要监测的生理指标太多

9. 某护士，被所在地医疗卫生主管部门给予处罚，其受处罚可能的原因应除外

A. 泄露患者的隐私

B. 发生公共卫生事件，不服从安排参加医疗救护

C. 因工作疏忽造成严重医疗事故

D. 发现患者病情危急未及时通知医师

E. 违反了医院诊疗技术规范，未出现明显不良反应

10. 某医院在职护士，从事感染科护理工作多年，认为医院没有保障其合法权益，向医院提出维权申请。医院应保障护士的合法权益中，下列哪项除外

A. 为护士提供卫生防护用品

B. 为护士足额缴纳社会保险费用

C. 按护士要求安排专科护理岗位

D. 制订、实施护士在职培训计划

E. 按国家有关规定给予从事有感染传染病危险工作的护士津贴

A$_3$/A$_4$ 型题

（11、12 题共用题干）

某护士，首次护士执业注册时间是 2013 年 7 月 6 日。

11. 该护士申请延续注册的时间为

A. 2014 年 7 月 6 日前　　B. 2016 年 6 月 6 日前

C. 2016 年 7 月 6 日前　　D. 2018 年 6 月 6 日前

E. 2018 年 7 月 6 日前

12. 该护士应向下列哪个部门提出延续注册申请

A. 当地人事局

B. 所在地管辖的公安局

C. 就业的医疗机构

D. 执业地省、自治区、直辖市人民政府卫生主管部门

E. 当地派出所

（13、14 题共用题干）

某护士，2013 年 7 月中专毕业，同年通过护士执业资格考试。

13. 该护士提出执业注册申请有效期是

A. 2013 年 7 月前　　B. 2014 年 7 月前

C. 2015 年 7 月前　　D. 2016 年 7 月前

E. 不受时间限制

14. 该护士在申请护士执业注册时，需提交的资料中，不包括的是

A. 健康体检证明以及医疗卫生机构拟聘用的相关材料

B. 专业学习中的临床实习证明

C. 护士执业考试成绩合格证明

D. 学历证书

E. 婚姻证明

（15、16 题共用题干）

某护士，从北京市某三甲医院调动到广州市某三甲医院担任护士长职务。

15. 该护士到广州市某三甲医院从事护理工作时，必须办理的手续是

A. 护士变更执业注册　　　　B. 人事变动手续

C. 健康证明　　　　　　　　D. 审核护士执业资格考试合格证明

E. 医疗卫生机构拟聘用材料

16. 该护士办理上述手续时，受理相关部门应在其提出申请后多长时间审查

A. 2 个工作日内　　　　　　B. 7 个工作日内

C. 5 个工作日内　　　　　　D. 10 个工作日内

E. 15 个工作日内

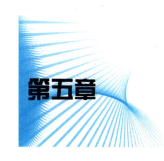

第五章

护理安全与职业防护

【学习内容提炼，涵盖重点考点】

第一节 护 理 安 全

一、概述

★（一）概念

1. 护理安全 实施护理过程中，患者不发生法律、法规允许范围以外的心理、机体结构或功能上的损害、障碍、缺陷或死亡。

2. 护理差错 护理工作中因责任心不强、粗心大意、未严格执行规章制度或违反操作规程等给患者造成直接或间接影响，但未造成严重后果和构成事故。

3. 护理事故 护理工作中，由于护理人员的过失，直接造成患者死亡、残疾、组织器官损伤，导致功能障碍或造成患者明显人身损害的其他后果。

（二）护理安全的意义

1. 有利于提高护理质量。
2. 创造和谐的医疗环境。
3. 保护护理人员的自身安全。

二、护理安全的影响因素

1. 护理人员 素质、数量、技术水平、经验等方面不足对患者安全构成的威胁。

2. 管理 管理制度不完善，业务培训不到位，管理监督不得力造成管理失控是影响护理安全的重要因素。

3. 环境 医院的基础设施存在不安全的因素、环境污染、医用危险品使用不当、病区治安管理不严等。

4. 患者　患者的心理素质、对疾病的认知程度及承受力，将影响患者的情绪，进而影响患者的遵医行为，形成护理安全隐患。

高频考点解析

护理工作中造成严重后果为护理事故，未造成严重后果为护理差错。

第二节　护理职业防护

一、概述

（一）概念

护理职业防护：是指在护理工作中采取多种有效措施，保护护理人员免受职业损伤因素的侵袭，或将其所受伤害降到最低。

（二）职业防护的意义

1. 提高护士职业生命质量。
2. 科学规避护理职业风险。
3. 营造轻松和谐的工作氛围。

二、护理职业伤害的因素

1. 生物性因素

（1）细菌：护理工作中常见的致病菌有葡萄球菌、链球菌、肺炎球菌、大肠埃希菌等，广泛存在于各种分泌物、排泄物、患者用过的器具和衣物等，通过呼吸道、血液、皮肤等途径感染护理人员。

（2）病毒：护理人员因职业损伤感染的疾病中，*最常见、最危险的乙型肝炎、丙型肝炎和艾滋病等均由病毒引起。

2. 化学性因素

（1）长期接触化学消毒剂：护理人员工作中可通过各种途径接触到各种化学消毒剂，如甲醛、过氧乙酸、含氯消毒剂等，这些化学消毒剂可刺激皮肤、眼、呼吸道，引起结膜炎、气管炎、哮喘等，长期接触可对身体造成不同程度的损害。

（2）长期接触化疗药物：化疗药物大多数具有细胞毒性，护理人员若长期接触此类药物，可引起药物在体内蓄积，导致细胞的遗传物质发生永久性、遗传性改变，对身体有着不同程度的远期伤害。

（3）其他：如麻醉气体、臭氧、乳胶手套等均对护理人员的身体造成不同程度的伤害。

3. 物理性因素

（1）机械性损伤：常见的机械性损伤有跌倒、扭伤、撞伤等。护理人员工作中用力不当、不正确的弯腰、超时静立或走动等均可对身体造成损伤。

（2）温度性损伤：常见的温度性损伤有热水瓶、热水袋所致的烫伤；易燃易爆物品，如氧气、乙醇等所致的各种烧伤；各种电器，如烤灯、高频电刀所致的灼伤等。

（3）放射性损伤：护理人员在为患者进行放射性诊断和治疗的过程中，若自我保护不当，可致放射性皮炎、皮肤溃疡坏死，甚至皮肤癌；直接接触紫外线，则会造成皮肤红斑、紫外线性眼炎等。

（4）锐器伤：★是护理人员最容易且最频繁受到的职业损伤因素之一，而感染的锐器伤是导致血源性传播疾病的最主要因素。最常见、危害性最大的是乙型肝炎、丙型肝炎、艾滋病等病毒感染。

（5）噪声：主要来源于监护仪、呼吸机的机械声、报警声、电话铃声、患者的呻吟声、物品及机器移动的声音等。

4. 心理社会因素　行为及言语伤害、工作疲溃感和护患冲突、特殊复杂的人际关系、超负荷的工作、频繁的夜班、紧张的工作氛围等均对护理人员的身心健康造成影响。

5. 运动功能性因素　站立时间长、劳动强度大、突发状况多易引起腰椎间盘突出、腰肌劳损、下肢静脉曲张等。

★三、护理职业防护措施

（一）生物因素的防护

1. 严格进行洗手和手的消毒。
2. 使用必要的防护用具。
3. 防护措施与消毒隔离措施共同实施。

（二）化学因素的防护

1. 熟悉各种消毒剂的性质，强化防护意识。
2. 接触化学制剂，必须使用防护用品。
3. 房间及设备保持良好通风。
4. 洗手是去除化学污染的有效措施。

（三）物理因素的防护

1. 掌握锐利器械的操作技术，防治刺伤。
2. 加强放射诊疗工作管理，进入相关区域必须做好防护；严格执行个人剂量计佩戴制度，做好个人放射监测工作。

3. 对紫外线操作人员进行技术培训，严格操作规则；接触紫外线必须戴防护眼镜、帽子、口罩，防止皮肤裸露在紫外线下。

（四）心理社会因素的防护

1. 提高护理人员自身素质。提高护理人员的社会地位。

2. 护理人员学会自我心理调适，保持健康、积极的心态。要敢于面对执业中的行为及语言伤害。受伤的护理人员，给予及时、公正的处理结果和心理安慰。

3. 增加护士配备，以减轻护士工作压力。

4. 发挥社会支持系统的作用，能够有效缓冲压力。

（五）运动功能性因素的防护

1. 加强锻炼、提高身体素质。

2. 保持正确的劳动姿势。

3. 避免长期站立，适当活动促进血液循环。

★四、常见护理职业损伤的防护

（一）锐器伤的职业防护

锐器伤：是由医疗利器，如注射器针头、缝针、各种穿刺针、手术刀、剪刀、碎玻璃、安瓿等造成的意外伤害，造成皮肤深部足以使受伤者出血的皮肤损伤。

1. 发生锐器伤的常见环节

（1）使用前损伤：如准备药物过程中被安瓿划伤，抽吸药液后双手回套针帽误伤等。

（2）使用中损伤：如抽血、注射后从患者身上拔出针头，穿刺后拔出导管芯，断开与针尖连接的静脉管道，手术中传递锐器、穿刺针、缝合针、注射器、刀片等误伤。

（3）使用后、丢弃前损伤：如抽血、注射后从注射器上分离赤裸的针头或双手回套针帽；清理放置在治疗车或治疗台上的针头或玻璃瓶等。

（4）丢弃过程中损伤：如针头从装满锐器的收集箱中突出而导致的损伤。

（5）医疗废物处理过程中损伤：如医疗废物分类不彻底，将损伤性废物与其他废物堆放在一起，导致处理废物时被扎伤。

2. 锐器伤的防护措施

（1）增强自我防护意识：护士进行有可能接触患者血液、体液的治疗和护理操作时，必须戴手套；操作完毕，脱去手套后应立即洗手，必要时进行手消毒；如手部皮肤有破损必须戴双层手套；在进行侵袭性诊疗、护理操作过程中，要保证光线充足；器械传递时特别注意防止被针头、缝合针、刀片等锐器刺伤或划伤。

（2）锐器使用中的防护：抽吸药液时严格使用无菌针头，抽吸后如需回套针帽，必须用单手回套法；静脉加药可去除针头经三通给予；使用安瓿制剂时，先用砂轮划痕再掰安瓿，可垫棉花或纱布以防损伤皮肤。

（3）严格管理医疗废物：操作后及时清理现场；使用后的锐器应直接放入防刺、防渗漏的锐器盒内；锐器不可与其他医疗垃圾混放，应放置在特定的场所；封好的锐物容器在搬离病房前应有明显标志。

（4）纠正损伤的危险行为：①禁止用双手分离污染的针头和注射器；②禁止用手直接接触使用后的针头、刀片等锐器；③禁止用手折弯或弄直针头；④禁止双手回套针帽；⑤禁止直接传递锐器，手术中锐器用弯盘或托盘传递；⑥禁止徒手携带裸露针头等锐器；⑦禁止消毒液浸泡针头；⑧禁止直接接触医疗废物。

（5）加强护士健康管理。相互配合，团队合作。合理安排工作时间。

（6）使用安全性能好的医用锐器。

3.　锐器伤后的紧急处理

（1）伤口的紧急处理：①立即用健侧手从近心端向远心端挤压，排出伤口部位的血液，避免在伤口局部来回挤压，以免产生虹吸现象，将污染血液回吸入血管，增加感染机会；②用肥皂水和流水清洁、冲洗伤口 10 分钟；③用消毒剂如 0.5% 聚维酮碘、2% 碘酊、75% 乙醇或 0.2%～0.5% 过氧乙酸消毒伤口，并用防水敷料包扎伤口。

（2）上报：发生暴露 30 分钟内向本科室护士长报告，护士长在 2 小时内上报医院感染管理科、护理部，并做好锐器伤登记表的填写和资料保管工作。

（3）评估：请有关专家评估锐器伤并指导处理。

（4）追踪：对锐器伤者的健康状况进行监测、追踪。

高频考点解析

锐器伤后紧急处理：一挤二冲三消毒，四报五评六追踪。

（二）负重伤的职业防护

负重伤指由于工作性质的原因常需要搬动或移动重物，而使身体负重过度或不合理用力等，导致肌肉、骨骼、关节的损伤。腰椎间盘突出症是护理人员较为常见的负重伤。

1.　原因　较大的工作强度、外界温差的刺激、长期的积累损伤。

2.　防护

（1）加强锻炼、提高身体素质：通过锻炼可提高机体免疫力，增强全身各个脏器系统的功能，增加身体的柔韧性，增加关节的活动度等。

（2）保持正确的劳动姿势：在站立或坐位时应尽可能保持腰椎伸直，减少身体重力对腰椎的损伤。在半弯腰或弯腰时，应两足分开使重力落在髋关节和两足之间，降低腰部负荷。

（3）避免长时间维持一种体位：应定期变换体位，缓解肌肉、关节、骨骼疲劳，减轻脊柱负荷。

（4）科学使用劳动保护用具：在工作中可以佩戴腰围等保护用具以加强腰部的稳定性。对已患腰椎间盘突出症者，佩戴腰围时应注意遵循以下原则：在急性期疼痛加重时，坚持佩戴，在卧床休息时解下。

（5）促进下肢血液循环：在站立工作过程中，可让双腿轮流支撑身体重量，并可适当做踮脚动作，促进小腿肌肉收缩，减少静脉血液淤积。工作间歇可以适当做下肢运动操，尽量抬高下肢，以促进血液回流。

（6）养成良好的生活饮食习惯：提倡卧硬板床休息，并注意床垫厚度适宜；注意避免长时间弯腰活动，减少弯腰的次数。

（三）职业疲溃感的职业防护

职业疲溃感指由于持续的工作压力引起个体的严重紧张"反应，从而出现一组症候群，是情绪的疲倦感、工作的冷漠感和工作无成就感的综合表现。主要表现为：缺乏工作动机、回避与他人交流、对事物持否定态度、情感冷漠等。

1. 原因　参与决策、继续深造、晋升的机会少。经常倒班，体力、脑力劳动并存。工作量太大，非护理性的工作太多。工作环境拥挤、仪器设备不足。担心出错，工作不被患者及家属认可。护理管理者的理解与支持不够；同事间缺乏理解与尊重，发生冲突和摩擦。自我期望值过高，缺乏必要的心理应对能力等。

2. 影响　有损身心健康。有损职业形象，影响团队合作性和协调性。对患者漠不关心，致护理质量下降。注意力不集中，易发生差错事故。情绪易激动，而导致与患者、家属、医生及其他医务人员发生冲突。

3. 防护

（1）积极参加教育与培训：提高职业竞争力，避免职业风险，增强应对工作压力的能力。

（2）提高护理工作价值感。培养积极乐观的精神。合理疏导压力带来的影响。

（3）合理安排劳动时间：避免连续上夜班，每上一次夜班应保证足够的休息时间，减轻护士的职业紧张，提高工作效率。

（4）创造健康的职业环境。提高自身综合素质。

【模拟试题测试，提升应试能力】

一、名词解释

1. 护理安全　　2. 护理事故　　3. 护理差错　　4. 护理职业防护
5. 护理职业暴露

二、填空题

1. 化学性危害是指工作中所接触的有毒化学物质所致的危害。如 _____、_____、麻醉剂气体等引起局部或全身的损害。

2. 接触经空气传播或近距离接触经飞沫传播的 _____ 患者时，应戴 _____，每次佩戴医用防护口罩进入 _____ 之前，应进行 _____ 检查。

3. 隔离衣和防护服只限在 _____，穿前应 _____ 隔离衣和防护服有无 _____，发现有 _____ 或破损应 _____ 更换。

4. 手卫生设施用于洗手与手消毒的设施，包括 _____、_____、_____、_____、_____、_____ 等。

5. 外科手消毒原则，先 _____，后 _____，不同患者 _____ 之间、手套或手被污染时，应重新进行 _____。

6. 常见的生物性职业危害因素主要有 _____、_____、_____、_____ 等。

7. 二十多种通过锐器伤接触传播病原体中，最常见的、威胁最大的是 _____。

8. 辐射外照射的特点是 _____，因此防护措施主要为 _____、_____、_____。

9. _____ 是避免医院交叉感染的重要措施。

10. 接触化学消毒剂的护士应戴好 _____ 和 _____、穿 _____，_____ 要 _____ 定时更换。

三、是非题

1. 常见的化学消毒剂按杀菌能力分为高效消毒剂、中效消毒剂、低效消毒剂。（　　）

2. 导致医务人员发生血源性传播疾病最主要的职业因素是锐器伤。（　　）

3. 医用防护口罩的效能持续应用 24 小时，遇污染或潮湿，应及时更换。（　　）

4. 护理人员生物性职业暴露常见的传播途径有空气传播、接触传播、经血液体液传播、经水或食物传播、经生物媒介传播。（　　）

5. 护理人员要懂得保护皮肤的完整性，职业暴露后首先采取的措施是及时上报、登记、评估。（　　）

6. 照射面积不是影响电离辐射危害的因素。（　　）

7. 高效消毒剂即能杀灭包括细菌芽孢在内各种微生物的化学剂。（　　）

四、简答题

1. 简述护士职业损伤的危险因素。

2. 锐器伤的防护措施有哪些？

3. 护士职业防护的意义主要有哪些？

4. 简述穿脱防护用品的注意事项。

5. 护理人员一旦发生锐器伤，应及时采取哪些措施防止病原体经伤口传播？

五、单项选择题

（一）专业实务

A₂ 型题

1. 某护士，在护理工作中由于失误造成患者重度残疾，其行为属于

A. 护理安全　　B. 护理事故　　C. 护理差错　　D. 护理预防　　E. 护理风险

2. 某患者，因肺结核住院治疗，在住院期间被蚊子叮咬而感染疟疾。该案例中医院的不安全因素属于

A. 人员因素　　B. 技术因素　　C. 患者因素　　D. 物质因素　　E. 环境因素

3. 某老年病区护士，为患者准备热水袋时，手部不慎被热水烫伤。其手部损伤属于

A. 生理性损伤　　　　　　　B. 化学性损伤　　　　　　　C. 物理性损伤

D. 心理性损伤　　　　　　　E. 社会性损伤

4. 患者，男性，32 岁。因急性阑尾炎入院手术治疗。术后第 3 天，患者未经医护人员同意擅自出院，造成手术伤口感染。造成该患者伤口感染的不安全因素是

A. 物质因素　　　　　　　　B. 患者因素　　　　　　　　C. 技术因素

D. 医护人员因素　　　　　　E. 环境因素

5. 某肿瘤病区护士长，在对本科室护士进行护理安全与职业防护教育时，强调化疗药物可对护理人员造成潜在危害，其中不包括的是

A. 白细胞、血小板减少　　　B. 口腔溃疡、脱发

C. 皮肤刺激、皮疹　　　　　D. 月经异常

E. 抑制肿瘤细胞

6. 某急诊科护士，参加工作 3 年，感到工作紧急、负荷过重、疲溃不堪。职业疲溃者的工作表现不包括的是

A. 缺乏工作动机　　　　　　B. 主动向他人倾诉

C. 对事物持否定态度　　　　D. 情感冷漠

E. 工作无成就感

7. 某医院感染病区护士，为患者进行肌内注射时，不慎被已使用的针头刺伤。其有可能通过血液感染的疾病，下列哪项除外

A. 甲型肝炎　　　　　　　　B. 乙型肝炎　　　　　　　　C. 丙型肝炎

D. 艾滋病　　　　　　　　　E. 梅毒

8. 某护士，在给实习护士进行岗前培训时，对关于标准预防的讲述中，下列不妥的是

A. 是医务人员职业防护的最有力措施

B. 强调双向防护

C. 不包括防止非血源性疾病的传播

D. 戴手套能减少皮肤接触血液的次数

E. 认定患者血液、体液、分泌物、排泄物均具有传染性，须进行隔离

A₃ 型题

（9、10题共用题干）

某病区护士，下班前清理治疗室，对医疗垃圾进行分类处理。

9. 该护士应将使用过的安瓿放入

A. 生活垃圾桶　　　　　B. 感染垃圾桶　　　　　C. 锐器盒

D. 化学垃圾桶　　　　　E. 医疗垃圾桶

10. 该护士发现治疗车上放置了一个裸露的针头，其正确的处理方法是

A. 将针头放入锐器盒　　B. 将针头套回针帽

C. 将针头毁坏再放入锐器盒　D. 将针头套回针帽再放入锐器盒

E. 将针头放入消毒液中浸泡

A₄ 型题

（11～13题共用题干）

某手术室护士，在手术中传递器械时，不慎被缝针刺破手套，刺伤手指。

11. 其处理方法，下列不妥的是

A. 伤口局部来回挤压，排出伤口血液

B. 先用肥皂水冲洗，再用 75% 乙醇消毒

C. 报告科室护士长

D. 填写登记表、上报主管部门

E. 评估、追踪

12. 该护士用流动水冲洗伤口的时间是

A. 1～2 分钟　　　　　B. 2～3 分钟　　　　　C. 3～5 分钟

D. 5～10 分钟　　　　　E. 15～20 分钟

13. 手术中处理锐利器械的方法，正确的是

A. 徒手传递手术刀、缝针

B. 手术刀、缝针等锐器用弯盘传递

C. 用手直接回收使用后的针头、刀片

D. 使用后的针头需双手回套针帽

E. 用双手分离使用后的针头和注射器

（二）实践能力

A₂ 型题

14. 患者，男性，30岁，商人。因"反复发热，伴消瘦、腹泻1月余"入院。入院诊断为艾滋病。护士在护理这位患者过程中不慎被针头扎了一下，以下处理措施中正确的是

A. 不用处理   B. 立即去检测 HIV

C. 冲洗消毒后服用抗病毒药物   D. 上报医院，等医院处理

E. 立即检测患者的病毒载量

15. 某护士在给 HBeAg 阳性的慢性肝炎患者采血时，不慎刺破左手拇指，此时急需采取的重要措施是

A. 立即注射乙肝疫苗

B. 立即进行乙醇消毒

C. 定期复查肝功能和 HBV-IgM

D. 立即清洗消毒并注射高效价乙肝免疫球蛋白以及查血 HBsAg 和 HBsAb

E. 立即接种乙肝疫苗，1 周内注射高效价乙肝免疫球蛋白

16. 患者，女性，20 岁，护士。近 1 周以来疲倦乏力，食欲缺乏，恶心。巩膜黄染。血 ALT 720U/L。追问 2 个月前工作中被污染的针头刺破手指。被污染时应采取的重要措施为

A. 过氧乙酸泡手   B. 局部擦碘酒消毒

C. 肌内注射乙型肝炎疫苗   D. 肌内注射乙型肝炎免疫球蛋白

E. 肌内注射丙种球蛋白

17. 某护士，在手术室工作 5 年，需经常运送患者、长时间站立管理手术台。其工作性质容易引发的负重伤是

A. 胃溃疡、腰椎间盘突出症、乳腺增生

B. 腰椎间盘突出症、静脉曲张、腰肌劳损

C. 静脉曲张、腰椎间盘突出症、乙型肝炎

D. 风湿性关节炎、腰肌劳损、静脉曲张

E. 腰椎间盘突出症、风湿性关节炎、静脉炎

18. 某护士，在心血管内科工作 3 年，由于该病区患者病情复杂、护理人员数量不足，使其总处于严重紧张状态。最近同事发现其变得沉默寡言、待人冷漠、工作越来越被动，并抱怨工作没有成就感。其最可能出现了

A. 神经衰弱   B. 精神分裂症   C. 腰肌劳损

D. 抑郁症   E. 职业疲溃感

19. 某肿瘤病区护士，准备为某晚期肿瘤患者配备化疗药物。在配备药物前，该护士应做的准备最正确的是

A. 洗手、戴口罩、穿隔离衣

B. 流动水洗手、戴手套、穿隔离衣

C. 流动水洗手、戴防护口罩、戴手套、穿隔离衣

D. 流动水洗手、戴防护口罩、戴帽子、戴面罩、穿工作服外套、穿隔离衣

E. 流动水洗手、戴口罩、戴手套、穿隔离衣、穿隔离鞋

20. 患者，男性，29 岁。诊断：胃癌。手术治疗后行化学药物治疗，护士为其配备药物，需从安瓿抽吸药物，护士操作方法不妥的是

A. 检查药物质量
B. 轻弹安瓿颈部，使药液降至瓶底

C. 割锯安瓿瓶颈
D. 消毒割锯部位

E. 用手直接掰开安瓿

A₃ 型题

（21、22 题共用题干）

某感染病区护士，在封存锐器盒时，不小心被锐器盒中裸露的针头刺破手指，血流不止。

21. 该护士应立即采取的紧急措施是

A. 立即用肥皂水清洗伤口，并用流动水冲洗伤口 5 分钟

B. 立即用健侧手由患手近心端向远心端挤压，排出伤口部位的血液

C. 立即向护士长报告，请求帮助处理

D. 立即用 75% 乙醇或 0.5% 聚维酮碘消毒伤口

E. 立即包扎伤口，止血，再继续工作

22. 该护士所受的职业损伤属于

A. 机械性损伤
B. 温度性损伤
C. 锐器伤

D. 放射性损伤
E. 化学性损伤

A₄ 型题

（23～25 题共用题干）

患者，男性，48 岁。确诊艾滋病病毒感染 2 年。现阑尾炎手术治疗后第 1 天。

23. 护士巡视病房时发现，患者床单上有少量渗血，护士为其更换被污染的床单时，防护重点是

A. 手部皮肤完好，可不戴手套

B. 血液污染面积少，可不戴手套

C. 戴手套操作，脱手套后进行手消毒

D. 戴口罩，穿隔离衣

E. 戴手套操作，脱手套后不需洗手

24. 护士为其静脉注射后，注射器与针头最恰当的处理方法是

A. 毁灭
B. 分离针头
C. 回套针帽

D. 放入垃圾袋
E. 置入锐器盒

25. 如果护士在处理针头时不慎刺破手指，紧急采取了下列措施，不正确的是

A. 立即按压出血处止血
B. 用肥皂水彻底清洗伤口

C. 用流动水冲洗伤口
D. 用碘酊、乙醇消毒伤口

E. 填写锐器伤登记表

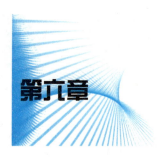

第六章

医院和住院环境

【学习内容提炼，涵盖重点考点】

第一节 医 院 概 述

一、医院的任务

以医疗工作为中心，在提高医疗质量的基础上，保证教学和科研任务的完成，并不断提高教学质量和科研水平。同时做好预防宣传工作、指导基层医院和计划生育的技术工作。

二、医院的种类

1. 按分级管理划分　一级医院、二级医院、三级医院。
2. 按收治范围划分　综合性医院、专科医院。
3. 按特定任务划分　军队医院、企业医院、附属医院。
4. 按所有制划分　个体医院、合资医院。
5. 按经营目的划分　非营利性医院、营利性医疗机构。

高频考点解析

　　按分级管理划分医院为三级（一、二、三级）十等（每级分甲、乙、丙等，三级医院增设特等）。

第二节 病区对环境的要求

一、病区的设置和布局

1. 每个病区以设 30～40 张病床为宜，每间病室 2～4 张床。
2. 两床之间应设隔帘，距离不少于 1m。

二、病区的环境管理

★（一）物理环境

1. 安静 病区应避免噪声，保持安静。

（1）噪声的强度：★病区白天较理想的噪声强度为 35～40dB；在 50～60dB 时，会影响休息与睡眠；在 90dB 以上，会出现头疼、耳鸣、失眠等症状；在 120dB 以上，可致永久性失聪。

（2）护理措施

1）做到四轻：即说话轻、走路轻、操作轻、开关门轻。

2）病室的桌、椅脚应钉上橡皮垫。

3）门窗咬合链、治疗车、平车、轮椅的轮轴应定期注润滑油。

4）加强对患者、家属和陪护人员的管理。

2. 整洁 保持护理单元整洁，如有污染，及时更换。保持患者清洁。

3. 舒适

★（1）温度：一般病室适宜的温度为 18～22℃；婴儿室、老年病室、手术室、产房等以 22～24℃为宜；室温过高时，影响体热的散发，患者易烦躁，呼吸、消化功能均受干扰；室温过低时，冷刺激可使患者肌肉紧张，易着凉。

★（2）湿度：病室适宜的相对湿度为 50%～60%。湿度过高时，机体蒸发作用减弱，患者感觉闷热、尿液排出增多，加重了肾脏负担；湿度过低时，可致口干舌燥、咽痛、烦渴等，对气管切开、呼吸道疾病的患者尤为不利。

知 识 汇 总

1. 温度 通常情况下灌肠液温度为 39～41℃，中暑病人灌肠液温度为 4℃；新生儿沐浴时病室温度为 26～28℃；鼻饲液温度为 38～40℃；床上洗头水温为 40～45℃，肛门坐浴的水温为 43～46℃，温水擦浴的水温为 50～52℃；热水袋的温度为 60～70℃。

2. 湿度 病室相对湿度为 50%～60%；甲醛熏蒸时相对湿度为 70%～80%。

（3）通风：可以调节室内温度、湿度，增加氧含量，降低二氧化碳的含量，降

低空气中微生物的密度；病室应定时开窗通风，每次 30 分钟左右。

（4）光线：光线充足可使患者感到愉悦，并利于病情观察和诊疗、护理工作的进行；光线不足可出现眼睛疲劳、头痛、视力受损，易发生意外等；夜间睡眠时采用地灯或罩壁灯；特殊情况如子痫、破伤风、畏光患者应采取避光措施。

（5）装饰：病室装饰应简洁、美观。医院装饰应根据不同需求选用不同色彩，病室一般采用白色、浅绿色、浅蓝色等。病室走廊可摆放花卉植物，既美观，又增添生机。

4. 安全　①避免各种原因所致躯体损伤：跌倒、坠床、烫伤、触电等机械性损伤；提醒装有起搏器的患者避免靠近微波设备；在使用 X 线及其他放射性物质作诊断或治疗时，要对在场人员采取保护措施。②避免化学性损伤。③避免生物性损伤。④避免医源性损伤。⑤预防医院内感染。

（二）社会环境

1. 建立良好的护患关系，护理人员应注意自己的言行举止、工作态度、情绪等。
2. 建立良好的群体关系，护理人员应注意调整患者与其他人的关系。

三、铺床法

（一）备用床

1. 目的　保持病室整洁、美观；准备接收新患者。
2. 操作要点　移开床旁桌，距床约 20cm；移床旁椅至床尾正中，距床尾约 15cm；枕头开口背门。
3. 注意事项

（1）病室内如有患者进行治疗、护理或进餐应暂停铺床。

（2）操作中，动作要轻、稳，以免尘埃飞扬。

（3）*遵循节力原则：①备齐物品，按顺序放置；②能升降的床，将床升至便于操作的高度；③身体尽量靠近床边，上身保持直立，两膝稍弯曲以降低重心，两脚左右或前后分开，以扩大支撑面；④操作中使用肘部力量，动作要平稳连续。⑤避免多余的动作和走动。

（二）暂空床

1. 目的　保持病室整洁；迎接新患者；供暂时离床的患者使用。
2. 操作要点　将床头盖被扇形三折叠于床尾；根据病情加铺橡胶单、中单，其上端距床头 45～50cm。

（三）麻醉床

1. 目的　便于接受、护理麻醉手术后患者；保护床铺用物不被血渍或呕吐物、排泄物等污染；保证患者安全、舒适，预防并发症。

2. 操作要点

（1）铺床前备好麻醉护理盘、输液架及其他急救器械，如氧气、吸痰器、心电监护仪等。

（2）根据手术部位在床中、床头或床尾铺橡胶单、中单。

（3）将盖被纵向扇形三折叠于床的一侧（离门远的一侧床边），开口向门。

（4）枕头横立于床头，开口背门。

（5）将麻醉护理盘放置于床旁桌上，床旁椅放于盖被折叠的同侧，输液架置于床尾。

高频考点解析

铺床记忆口诀

（1）备用床

备物有序移桌椅，轻稳节力要牢记，翻垫铺褥再铺单，角紧面平中线齐，套入棉胎要平整，叠放方式按规定。两边内折与床齐，被头平床内折尾，枕角充实须平放，开口背门要统一，最后桌椅归原位，病床美观又整齐。

（2）暂空床与麻醉床

暂空床铺稍不同，酌情加铺橡中单，棉被三折至床尾，使用方便外观美，若是要铺麻醉床，床单铺时要留意，莫忘加铺橡中单，棉被 S 形叠对侧，枕头放置有不同，开口背门须横立，对侧床尾置坐椅，方便安全又整齐。

【模拟试题测试，提升应试能力】

一、名词解释

1. 医院　　2. 三级医院　　3. 二级医院　　4. 一级医院　　5. 病区

6. 噪声

二、填空题

1. 病房要保持安静，控制噪声，首先工作人员要做到四轻，即 _____、_____、_____、_____。

2. 影响通风效果的因素是 _____、_____、_____、_____。

3. 护士对患者主要的影响源有 _____、_____、_____、_____。

4. 病室适宜的温度一般为 _____℃，新生儿室及老年科病室以及检查、护理、治疗时，室温以保持在 _____℃为佳。

5. 病室湿度以 _____ 为宜。一般每次通风时间为 _____ 分钟左右。

6. 世界卫生组织（WHO）规定噪声的标准，白天医院较为理想的噪声强度维持在 _____dB。当噪声高达 120dB 以上，即可造成 _____ 的后果。

7. 铺备用床时，移床旁桌距床约 _____cm，移床旁椅距床尾约 _____cm。盖被上缘与床头 _____。

8. 铺麻醉床中部橡胶单和中单时，其上缘距床头约 _____cm，中线与床中线对齐；枕头 _____ 立于床头，开口处 _____ 门放置。

9. 铺暂空床的目的是：保持病室 _____、_____，供新入院患者或 _____ 的患者使用。

三、是非题

1. 气管切开患者需要较高的病室湿度。（　　）

2. 减少病原菌的数量是病室通风的目的之一。（　　）

3. 铺麻醉床时，枕头横立于床头的目的是有利于术后观察病情。（　　）

4. 铺床时上身保持前倾不符合省力原则。（　　）

5. 病室温度过高时，可使人肌肉紧张，产生不安。（　　）

6. 铺备用床的目的是保持病室整洁，供新入院的患者或暂离床活动的患者使用。（　　）

7. 医院按服务对象划分为军队医院、专科医院等。（　　）

8. 病室湿度过高时，使患者体内散失大量热能。（　　）

9. 病区的绿化是指在病室内与走廊上可适当摆设鲜花和种植绿色植物。（　　）

10. 铺暂空床的目的是准备接受新患者和为出院的患者而使用的。（　　）

四、简答题

1. 简述噪声对健康的主要影响。

2. 简述舒适的医院环境的要求。

3. 护士应如何保持病室环境的安静？

4. 护士铺床的注意事项有哪些？

五、案例分析题

1. 病室的温湿度过高或过低对人体有哪些方面的影响？

2. 叙述医院患者常见的机械性损伤及防范措施。

六、单项选择题

（一）专业实务

A$_2$ 型题

1. 某医院，被评为三级甲等医院，该医院最有可能是

A. 一般市、县医院及市级大医院

B. 全国、省、市直属的市级大医院或医学院的附属医院

C. 为诊治专科疾病而设置的医院

D. 农村乡、镇卫生院和城市街道、社区医院

E. 具有特定任务及特定服务对象的医院

2. 某产妇，顺产一男婴。产后第 2 天，病室门窗一直紧闭，不让他人开窗通风。护士向其解释通风的目的，不恰当的是

A. 减少感染的发生 　　　　B. 减少细菌数量

C. 增加氧含量 　　　　　　D. 抑制细菌生长

E. 净化空气

3. 患者，男性，60 岁。肺炎。患者入院时护士需要为其准备

A. 备用床 　　　　　　　　B. 暂空床

C. 备用床加橡胶单、中单 　D. 手术床

E. 麻醉床

4. 患者，女性，48 岁。因恶性肿瘤住院化疗。下列护理措施中，不妥的是

A. 病室应安静 　　　　　　B. 室温应保持在 16℃

C. 定期消毒病室 　　　　　D. 适当户外活动

E. 严格控制探视

5. 某护士，在手术室工作，其调节手术间的温度与相对湿度，最适宜的是

A. 15～16℃，30%～40% 　　B. 14～16℃，40%～50%

C. 18～20℃，40%～50% 　　D. 20～26℃，50%～60%

E. 22～24℃，50%～60%

6. 患者，男性，25 岁。阑尾炎术后第 3 天，被安置在普通病房。病房的温度和湿度应保持在

A. 12～14℃，20%～30% 　　B. 16～18℃，25%～35%

C. 16～20℃，35%～45% 　　D. 18～22℃，50%～60%

E. 24～26℃，50%～60%

7. 患者，男性，18 岁。因急性肾盂肾炎前来就诊。患者在留观室休息时，觉得越来越烦躁、倦怠、头晕。出现该现象可能的原因是

A. 室内湿度过低 　　　　　B. 室内湿度过高

C. 室内温度过低 　　　　　D. 室内温度过高

E. 室内通风不良，空气污浊

8. 某破伤风患者，神志清楚，全身肌肉阵发性痉挛、抽搐。所住病室环境下列不符合病情要求的是

A. 室温 18～22℃ 　　　　　B. 相对湿度 50%～60%

C. 桌、椅脚钉橡皮垫 　　　D. 保持病室光线充足

E. 开门关门动作轻

9. 为了减少患儿的恐惧感，儿科护士服适宜采用的颜色是

　　A. 粉色　　　　B. 紫色　　　　C. 白色　　　　D. 蓝色　　　　E. 灰色

10. 某医院护理部，为了给住院患者创造适宜休养的环境，要求各病区执行的措施中，正确的是

　　A. 中暑者，室温保持在 4℃左右

　　B. 儿科病室，冬季室温保持在 22～24℃

　　C. 产后休息室应保暖，不能开窗，以防产妇受凉、感冒

　　D. 气管切开者，室内湿度应保持在 20%

　　E. 破伤风患者，室内光线应保持充足

11. 患儿，男性，2 岁，因高热意识不清、躁动不安。在护理中保证患者安全的措施是

　　A. 口腔护理　　B. 皮肤护理　　C. 卧床休息　　D. 注意防滑　　E. 使用床档

12. 患者，70 岁。因患青光眼出现视力障碍，行动时需拄拐杖。护士预防老人跌倒的措施中不妥的是

　　A. 下床活动时注意搀扶　　　　　B. 裤脚不应宽大过长

　　C. 穿防滑的鞋子　　　　　　　　D. 地面保持光滑

　　E. 拐杖底端加上防滑垫

13. 患者，36 岁。因胃溃疡入院。住院后因环境不熟悉感到焦虑、孤独、烦躁不安，依赖性增加，缺乏自信和自尊。护士帮助患者适应环境的做法不妥的是

　　A. 尊重患者权利　　　　　　　　B. 介绍其主治医生和病友给患者

　　C. 介绍医院环境　　　　　　　　D. 进行治疗护理之前或过程中给予适当解释

　　E. 满足患者所有需求

A₃ 型题

（14、15 题共用题干）

患者，女性，65 岁。甲状腺肿大择期手术。入院第 1 天，因地滑不慎在洗手间滑倒，前臂和肘部表皮有擦伤。

14. 上述情况属于

　　A. 机械性损伤　　　　　　　B. 医源性损伤　　　　　　　C. 化学性损伤

　　D. 物理性损伤　　　　　　　E. 生物性损伤

15. 避免上述情况发生的有效措施为

　　A. 设呼叫系统　　　　　　　B. 患者下床时，给予搀扶

　　C. 尊重、关心患者　　　　　D. 洗手间地面铺设防滑材料，设警示牌

　　E. 加强职业道德教育

（16、17 题共用题干）

患者，男性，54 岁。因重症肌无力、呼吸肌麻痹行气管切开术。护士在护理

该患者时应注意

16. 病室温度应保持在

A. 16~18℃　　　　B. 18~22℃　　　　C. 22~24℃

D. 24~26℃　　　　E. 26~28℃

17. 病室湿度应保持在

A. 50%~60%　　　B. 45%~55%　　　C. 35%~45%

D. 30%~40%　　　E. 20%~30%

A₄ 型题

（18~20 题共用题干）

患者，男性，36 岁。因急性阑尾炎入院。

18. 该患者送手术室行阑尾炎切除术后，护士应为其准备

A. 备用床　　B. 暂空床　　C. 麻醉床　　D. 抢救床　　E. 手术床

19. 麻醉护理盘内准备的物品不包括

A. 开口器　　B. 舌钳　　C. 吸痰导管　　D. 输氧导管　　E. 吸水管

20. 关于铺床的目的下述不妥的是

A. 便于接收和护理患者　　　B. 保持病室整洁

C. 预防并发症　　　　　　　D. 使患者安全、舒适

E. 方便患者离床活动

（二）实践能力

A₂ 型题

21. 患者，女性，64 岁。诊断：高血压。夜间患者入睡时，护士应给患者选择适宜的灯光为

A. 地灯　　B. 日光灯　　C. 白炽灯　　D. 床头灯　　E. 紫外线灯

22. 患者，男性，46 岁。矿工，工龄 22 年，近日咳嗽、胸痛、呼吸困难，X 线检查可见肺部有大片阴影，怀疑硅沉着病。为进一步诊治，指导该患者应转去的医院是

A. 职业病医院　　　　B. 综合医院　　　　C. 企业医院

D. 全民所有制医院　　E. 一级医院

23. 患者，男性，66 岁。因呼吸衰竭行气管切开术。护士应指导其家属特别注意病室的环境

A. 保持安静　　　　B. 调节适宜的温度和湿度

C. 加强通风　　　　D. 合理采光

E. 适当绿化

24. 某责任护士为保持病区环境安静，其采取的下列措施中不妥的是

A. 推平车进门，先开门后推车

B. 穿软底鞋

C. 轮椅定时注润滑油

D. 和患者沟通时附耳细语

E. 病室门钉上橡胶垫

25. 某患者，急性呼吸道感染。护士将该患者病室的相对湿度调节为 40%，患者可能会出现

A. 呼吸道黏膜干燥 B. 头晕 C. 闷热难受

D. 烦躁不安 E. 疲劳及全身不适

26. 为了使患者舒适、利于病情观察，护士在护理患者的时候应做到

A. 病室内光线充足 B. 病室内放花卉

C. 提高病室温度 D. 室内定时通风

E. 注意室内色调

27. 患者，女性，45 岁。性格内向，不爱说话，因胆囊炎刚收入院。作为主管护士，正确指导和帮助该患者适应病区社会环境的是

A. 引导患者建立良好的护患关系及群体关系

B. 预防和消除一切不安全因素

C. 消除导致患者躯体损伤的因素

D. 避免患者医院内感染

E. 做到医院园林化、病房家庭化

A_3 型题

（28、29 题共用题干）

患者，男性，66 岁。6 天前因肺炎入院，有高血压病史 20 余年。其所住病室靠近马路，现马路正在扩建，昼夜机器轰鸣。患者自觉眩晕、恶心、失眠等症状加重，血压升高。

28. 该患者出现以上症状可能是因为

A. 室内温度过高 B. 室内湿度过高

C. 室内采光不佳 D. 室内通风不佳

E. 长时间噪声的影响

29. 护士应帮助该患者

A. 更换病室 B. 室内摆放鲜花

C. 调节室内光线 D. 经常开窗通风

E. 调节室内温度

A_4 型题

（30～32 题共用题干）

患者，女性，50 岁。因头部手术，被送入手术室。病区护士为其准备麻醉床。

30. 护士准备麻醉床时，操作方法错误的是

A. 换铺清洁被单

B. 将橡胶单和中单铺于床尾

C. 盖被纵向三折于门的对侧床边

D. 枕横立于床头，开口背门

E. 椅子置于折叠被的同侧

31. 该护士铺麻醉床时，将盖被三折于门对侧床边的目的是

A. 使病室整洁　　　　　　　B. 便于接受术后患者

C. 利用节力原则　　　　　　D. 有利于术后观察病情

E. 防止患者坠床

32. 护士在铺床时，不符合节力原则的是

A. 备齐用物，按序放置

B. 身体靠近床沿，先铺近侧再铺远侧

C. 上身前倾，两膝直立

D. 下肢稍分开，保持稳定

E. 使用肘部力量，动作轻柔

第七章

入院和出院患者的护理

【学习内容提炼，涵盖重点考点】

第一节 门 诊 部

一、门诊的护理工作

（一）预检分诊

负责接待答疑。在进行简要评估后做出判断，给予合理分诊，指导患者挂号就诊。

锦 囊 妙 计

患者就诊，先去分诊；分诊护士，询问患者；初步诊断，指导就诊。

★（二）安排候诊和就诊

1. 开诊前　检查器械及用物，保证其性能完好。
2. 开诊后　收集整理初、复诊病案和检验报告等，必要时协助医生检查工作。
3. 根据病情测量体温、脉搏、呼吸、血压，并记录在门诊病历上。
4. 观察病情　如遇剧痛、高热、呼吸困难、出血、休克等患者，应立即安排提前就诊或送急诊室处理；对病情较严重者或年老体弱者适当调整就诊顺序。
5. 门诊工作结束后　回收门诊病案，整理、消毒环境。

（三）健康教育

可以采取口头、图片、板报、影视、宣传小册子等方式进行健康教育。

（四）治疗工作

根据医嘱执行治疗，严格执行操作规程，及时、安全、有效地实施治疗。

（五）消毒隔离

做好环境、用品清洁消毒，传染病或疑似传染病患者，应分诊到隔离门诊并作好疫情报告。

（六）保健门诊的护理工作

做好健康体检、疾病普查、预防接种、健康教育与咨询等工作。

二、急诊的护理工作

★（一）预检分诊

掌握急诊就诊标准，做到"一问、二看、三检查、四分诊"。

（二）抢救工作

抢救工作包括抢救物品准备和配合抢救。

1. 急救物品准备　做到"五定"，即定数量品种、定点安置、定人保管、定期消毒灭菌及定期检查维修，使急救物品完好率达到100%。

2. 配合抢救

（1）实施抢救措施：医生未到达之前，护士应根据患者病情作出判断，给予紧急处理；医生到达后，正确执行医嘱，配合抢救。

（2）做好抢救记录：及时、准确、清晰地做好抢救记录。

（3）严格执行查对制度：在抢救过程中，凡为口头医嘱必须向医生复述一遍，双方确认无误后方可执行，抢救完毕，请医生及时补写医嘱与处方。

（三）留观室

收治需要进一步观察或治疗的患者，留观时间一般为3～7天。留观室护理工作如下：

（1）入室登记，建立病历，书写病情报告。

（2）密切观察，加强巡视，及时正确执行医嘱，加强临床护理和心理护理。

（3）做好患者及家属的管理。

高频考点解析

1. **门诊患者就诊安排**　普通患者按次序，年老体弱可提前；病情突变必优先，急危重症转急诊。

2. **急诊患者紧急处理**　心肺复苏通气道，供氧止血多监测；医生未到不给药，生理盐水建通道；口头医嘱可执行，必须复述双人对。

第二节　入院患者的护理

一、住院处的护理

入院程序具体如下。

1. 办理入院手续

（1）患者或家属持医生签发的住院证到住院处办理入院手续。

（2）住院处立即电话通知病区准备接收新患者。

（3）危、急、重症或急诊手术患者应先护送入院或进行手术，后补办入院手续。

2. 卫生处置

（1）对危、急、重症患者及即将分娩者可酌情免浴。

（2）对有虱、虮者，先行灭虱处理，再进行卫生处置。

（3）对传染病或疑似传染病患者，应送隔离室处置。

（4）贵重物品和患者换下的衣服交家属带回或暂时存放在住院处，传染病患者的衣物应消毒处理后存放。

3. 护送患者入病区　护送时注意安全和保暖，★不可中断输液或吸氧等治疗；外伤患者注意卧位；与病区护士做好病情、治疗、护理和物品的交接。

二、患者入病区后的初步护理

（一）一般患者的护理

1. 准备床单位　病区护士接到住院处通知后，备齐所需用物，将备用床改为暂空床，酌情加铺橡胶单和中单。对传染病患者应安置到隔离病室。

2. 迎接新患者。

3. 通知医生诊察患者。

4. 测量生命体征及体重并记录。

5. 入院介绍及指导。

6. 填写有关表格　用蓝（黑）水笔或碳素墨水笔逐页填写住院病历眉栏；用红色水笔在体温单40~42℃横线之间相应时间栏内纵行填写入院时间；填写入院登记本、诊断小卡、床尾卡等。

7. 正确执行各项医嘱，通知配膳室为患者准备膳食。

8. 进行入院护理评估，填写入院护理评估单。

（二）急诊患者的护理

1. 准备床单位　病区护士应酌情将患者安置在危重病室或抢救室，按需加铺橡胶单和中单，如为急诊手术患者应备好麻醉床。

锦 囊 妙 计

当患者下肢接受手术时，护士应在床尾加铺橡胶单和中单。

2. 做好抢救准备　备好急救器材和药品，通知医生，做好抢救准备。

3. 认真进行交接　认真与护送人员进行交接，对语言障碍、意识不清的患者或婴幼儿等，需暂留陪送人员，以便询问病史。

4. 配合抢救　密切观察病情变化，积极配合抢救，并做好护理记录。

三、分级护理

一般将护理级别分为四级，即特级护理、一级护理、二级护理、三级护理（表7-1）。

表 7-1　分级护理

护理级别	适用对象	护理内容
*特级护理	病情危重，需随时观察，以便进行抢救的患者，如严重创伤、复杂疑难的大手术后、器官移植、大面积灼伤，以及某些严重内科疾病	专人24小时护理，严密观察病情及生命体征变化；制订护理计划，执行各项诊疗及护理措施，及时准确填写特别护理记录；备好急救所需药品和用物；做好基础护理，确保患者安全
*一级护理	病情危重，需绝对卧床休息的患者，如各种大手术后、休克、昏迷、瘫痪、高热、大出血、肝肾衰竭和早产婴儿等	每15～30分钟巡视患者一次，观察病情及生命体征；制订护理计划，执行各项诊疗及护理措施，及时准确填写护理记录；备好急救所需药品和用物；做好基础护理，严防并发症
二级护理	病情较重，生活不能自理的患者，如大手术后病情稳定者，以及年老体弱、慢性病不宜多活动者、幼儿等	每1～2小时巡视患者一次，观察病情；按护理常规护理；给予必要的生活及心理协助，满足患者身心需求
三级护理	病情较轻，生活基本能自理的患者，如一般慢性病，疾病恢复期及选择手术前的准备阶段	每日巡视患者2次，观察病情；按护理常规护理；给予卫生保健指导，满足患者身心需要

高频考点解析

医生未到前，护士可根据病情及时给氧、吸痰、止血、建立静脉通道等。积极配合医生进行抢救，做好护理记录。

第三节　出院患者的护理

一、出院前的护理

1. 通知患者及家属。
2. 办理出院手续。
3. 填写出院护理评估单。做好出院指导，如饮食、休息、用药、功能锻炼、定期复查及心理调节等方面的注意事项。
4. 协助患者整理用物，护送患者出院。

二、相关文件处理

1. 填写出院时间。
2. 注销各种卡片。
3. 整理出院病历。
4. 填写患者出院登记本。

★三、床单位的处理

1. 撤下病床各层污单，放入污衣袋，送洗衣房处理。
2. 床上用品用紫外线灯照射消毒或在日光下暴晒6小时。
3. 病室开窗通风。
4. 铺备用床，准备迎接新患者。
5. 传染病患者的病室及床单位，按传染病终末消毒法处理。

高频考点解析

1. 在体温单40～42℃之间的相应出院日和时间栏内，用红笔竖写出院时间。
2. 整理病案，交病案室保存。

第四节　运送患者法

一、轮椅运送法

（一）目的

护送能坐起但不能行走的患者；协助患者活动，促进血液循环及体力恢复。

（二）操作方法

1. 协助患者坐轮椅　推轮椅及用物至床旁；轮椅后背与床尾平齐，翻起脚踏板，面向床头；固定车闸，如无车闸，护士站在轮椅后固定轮椅；协助患者坐于轮椅上；翻下脚踏板，嘱患者双脚置于脚踏板上。

2. 推轮椅　松开车闸，运送患者至目的地。

3. 协助患者下轮椅　将轮椅推至床尾，轮椅后背与床尾平齐，固定车闸，翻起脚踏板，协助患者下轮椅。

（三）注意事项

1. 使用前检查轮椅性能，以确保患者安全。

2. 推轮椅时　嘱患者手扶轮椅扶手，身体尽量向后靠，勿向前倾或自行下车；身体不平衡者，可系安全带；下坡时要减慢速度，以免不适或发生意外；注意观察病情。

3. 注意保暖。

二、平车运送法

（一）目的

运送不能起床的患者。

★（二）操作方法

1. 挪动法　适用于病情允许，并能在床上配合的患者。

2. 单人搬运法　适用于体重较轻或儿科患者。

3. 两人搬运法　适用于病情较轻，但自己不能活动且体重又较重的患者；甲一手臂托住患者头、颈、肩部，另一手臂托住腰部；乙一手臂托住患者臀部，另一手臂托住腘窝处。

4. 三人搬运法　甲两手分别托住患者头、颈、肩和背部，乙两手分别托住腰和臀部，丙两手分别托住腘窝和小腿部。

5. 四人搬运法　适用于颈、腰椎骨折或病情较重的患者；甲站于床头，托住患者头、颈、肩部；乙站于床尾，托住双腿；丙和丁分别站于病床和平车内侧，紧抓中单四角。四人同时将患者抬起，轻放于平车中央，盖好盖被。

★（三）注意事项

1. 搬运前仔细检查平车性能，以确保患者安全。

2. 搬运时注意节力，身体尽量靠近患者，同时两腿分开。

3. 患者头部卧于大轮端，护士站于患者头端，利于观察病情。

4. 平车上、下坡时，患者的头部应在高处。

5. 运送过程中要保持车速平稳；管道固定妥当；注意保暖。

高频考点解析

1．挪动法　推平车紧靠床边，大轮靠床头，制动。上车顺序：上身、臀部、下肢。下车顺序：下肢、上半身。

2．平车运送法实施　移椅松被→安置平车→托起患者→搬至平车。根据患者病情和体重，采取不同的搬运方法。

第五节　卧位与安全的护理

一、卧位

★（一）卧位的性质

1．主动卧位　患者自主采取的卧位。

2．被动卧位　患者自身无改变卧位的能力，躺在被安置的卧位，如昏迷、极度衰弱、瘫痪等患者。

3．被迫卧位　患者意识清楚，有改变卧位的能力，由于疾病、治疗等原因，被迫采取的卧位。

★（二）常用的卧位

1．去枕仰卧位　用于昏迷或全身麻醉未清醒患者；蛛网膜下隙麻醉术或腰椎穿刺术后患者，去枕仰卧6～8小时，以防止颅内压降低所引起的头痛。

2．中凹卧位　用于休克患者。

3．屈膝仰卧位　用于腹部检查或导尿术。

4．侧卧位　用于灌肠、肛门检查；配合胃、肠镜检查；臀部肌内注射；与仰卧位交替预防压疮。

5．半坐卧位　用于心肺疾患所引起呼吸困难的患者；胸、腹、盆腔手术后或有炎症的患者；某些面部及颈部手术后患者；疾病恢复期体质虚弱的患者。

6．端坐卧位　用于急性肺水肿、心包积液及支气管哮喘发作时，由于极度呼吸困难，患者被迫端坐。

7．俯卧位　用于腰、背部检查；腰、背、臀部有伤口或脊椎手术后；胃肠胀气所致腹痛。

8．头低足高位　用于肺部分泌物引流，使痰液易于咳出；十二指肠引流；妊娠时胎膜早破；跟骨牵引或胫骨结节牵引时。

锦 囊 妙 计

1. 胎膜早破、空气栓塞患者除取头低足高位还须取左侧卧位。

2. 骨折患者的卧位 上半身骨折头高,下半身骨折足高。

9. 头高足低位 用于颈椎骨折进行颅骨牵引时;预防脑水肿,减轻颅内压;开颅手术后。

10. 膝胸位 用于肛门、直肠、乙状结肠的检查及治疗;矫正子宫后倾及胎位不正;产后促进子宫复原;法洛四联症缺氧发作。

11. 截石位 用于会阴、肛门部位的检查、治疗或手术;产妇分娩时。

(三) 更换卧位的方法

1. 帮助患者翻身侧卧。

2. 帮助患者移向床头。

★3. 注意事项

(1)帮助患者翻身时,不可拖拉,以免擦伤皮肤。两人为患者翻身时,动作要协调一致,用力要平稳。

(2)根据病情及皮肤受压情况,确定翻身间隔时间。

(3)如患者身上置有多种导管,翻身前应先将导管安置妥当,防止脱落、扭曲等,保持引流通畅。

(4)特殊患者

1)手术后患者翻身前,应先检查伤口敷料,先换药后翻身。

2)颅脑手术后的患者,头部转动过剧可引起脑疝,故一般只能卧于健侧或平卧。

3)颈椎和颅骨牵引的患者,翻身时不可放松牵引。

4)石膏固定、伤口较大的患者,翻身后应注意将患处置于合适位置,以防受压。

(5)翻身时让患者尽量靠近护士,使重力线通过支撑面,保持平衡,以达到节力的目的。

二、保护具的应用

(一) 目的

1. 防止小儿、高热、谵妄、昏迷、躁动、危重患者等因意识不清或虚弱等原因而发生坠床、撞伤、抓伤等意外。

2. 保证治疗、护理工作的顺利进行。

(二) 方法

1. 床档 保护患者,预防坠床。

2. 约束带 主要用于躁动或精神科患者,以限制身体或肢体活动。

3. 支被架　主要用于肢体瘫痪、极度虚弱的患者，以及烧伤患者暴露疗法时保暖。

（三）注意事项

1. 保护患者自尊，严格掌握保护具的应用指征。

2. 制动性保护具只能短期使用，须定时松解约束带，要使患者肢体处于功能位置。

3. 约束带下应放衬垫，松紧适宜。经常观察局部皮肤颜色。

4. 做好使用记录。

高频考点解析

1. 采取被动卧位的患者无能力改变体位；采取被迫卧位的患者有改变卧位的能力，因疾病原因被迫采取的卧位。

2. 帮助患者翻身侧卧　一人挪，先肩臀，后下肢，移向自己，扶肩扶膝转对侧；两人抬，甲肩腰，乙臀腘，移向自己，肩腰臀膝转对侧。

【模拟试题测试，提升应试能力】

一、名词解释

1. 门诊　　2. 留观室　　3. 平车运送法　　4. 被迫卧位　　5. 卧位
6. 主动卧位　　7. 被动卧位

二、填空题

1. 门诊的设置和布局应以 _____ 患者为目的，突出 _____ 原则。

2. 急诊科的护理和管理应严格做到 _____ 化、_____ 化 _____ 化。

3. 急救物品应做到"五定"：_____、_____、_____、_____、
_____，确保能正确使用。

4. 门诊的护理工作主要有 _____、_____、_____、_____、
_____、_____。

5. 患者出入院时间应写在体温单的 _____ 之间的相应栏内。

6. 用轮椅运送患者时，为保证患者安全，应嘱患者 _____ 轮椅扶手，身体尽量 _____，勿 _____ 或自行下轮椅。

7. 单人搬运法适用于 _____、_____，且病情允许的患者。

8. 休克患者，应采取 _____ 卧位，具体操作是：抬高头部 _____ 度，有利于 _____，下肢抬高 _____ 度，有利于 _____。

9. 采用头低脚高位，床尾应垫高 _____ cm，临床上用于 _____ 及
_____ 等。

10. 颅脑手术后患者，如头部翻动过剧可引起 _____，应让患者卧于 _____ 或 _____。

11. 使用保护具，只能 _____ 使用，要使患者肢体处于 _____，松紧适宜，以不影响 _____ 为宜，并密切观察约束带部位的皮肤 _____ 和 _____。

12. 患者长期卧床易出现 _____、_____、_____、_____ 等不良后果，同时可诱发 _____、_____、_____ 等并发症，因此护士应给患者定时 _____，以保证患者舒适，防止并发症发生。

三、是非题

1. 患者入、出院时间均应用蓝钢笔填写在相应的入、出院通知单上。（   ）
2. 四人搬运法适用于病情危重或颈椎骨折的患者。（   ）
3. 门诊应首先安排入院的是老年人和儿童。（   ）
4. 患者出院时应用轮椅或平车热情护送患者出病室。（   ）
5. 颅脑手术后，头部只能卧于健侧或平卧。（   ）
6. 保护具在可用可不用的情况下，尽量不用。（   ）
7. 使用约束带时，应注意保持患者的肢体处于功能位置。（   ）
8. 患者自身无变换卧位的能力称被迫卧位。（   ）
9. 俯卧位时可缓解胃肠胀气所致的腹痛。（   ）
10. 腹腔、盆腔手术后或有炎症的患者可采取半坐卧位。（   ）
11. 使用约束带时应向患者及家属说明其目的，以取得理解。（   ）
12. 住院期间保护性制动措施可长期使用。（   ）

四、简答题

1. 门诊护士如何利用候诊时间对患者进行健康教育？
2. 如何做好急诊患者的预检分诊？
3. 在危重患者抢救过程中如何执行查对制度和抢救记录？
4. 简述平车运送患者的注意事项。
5. 简述去枕仰卧位的适用范围。
6. 简述应用保护具的目的。

五、案例分析题

1. 患者，女性，45岁。因胃溃疡出血入院，经过内科治疗，目前患者病情稳定，医生决定可回家休养。护士接到出院医嘱后，如何为患者办理出院手续？健康教育的主要内容有哪些？

2. 患者，男性，40岁。因外伤送入急诊科，诊断为多发性骨折伴创伤性休克，需立即送手术室手术。现给予氧气吸入、静脉输液。请问该患者最好采用什么方法运送？运送时应注意哪些问题？

3. 患者，男性，30岁。因车祸伤失血性休克，由急诊科直接入手术室，手术后到病区，请问病区护士应做好哪些准备工作和护理？

4. 对处于被迫体位的患者，如何提供较舒适卧位从而减轻其身心痛苦？

5. 患者，男性，55 岁。行胃次全切除手术治疗，手术后护士应如何为患者安置卧位，并解释此卧位的作用。

六、单项选择题

（一）专业实务

A$_2$ 型题

1. 患者李某在候诊时，突然出现腹痛难忍，出冷汗，四肢冰冷，呼吸急促，门诊护士应

A. 安慰患者，让其耐心等候　　B. 让患者平卧休息

C. 给予止痛剂　　　　　　　　D. 观察病情进展

E. 安排提前就诊

2. 一门诊就诊患者的肝功能检查报告中血清氨基转移酶增高，且患者主诉肝区隐痛、乏力、食欲减退等症状，护士的处理正确的是

A. 转急诊科诊治　　　　　　　B. 安排提前就诊

C. 开展健康教育　　　　　　　D. 将患者转至隔离门诊就诊

E. 给予心理护理

3. 患者王某因车祸致右侧股骨开放性骨折，大出血，送至急诊科，护士首先应采取的措施是

A. 详细询问车祸原因　　　　　B. 立即报告保卫部门

C. 给予镇痛剂　　　　　　　　D. 通知患者家属

E. 给予止血、测血压、配血、建立静脉输液通路

4. 患者，女性，60 岁。因哮喘发作送入急诊科，给予用药、吸氧等处理，病情平稳后，用平车送至病区住院治疗，以下不妥的是

A. 保持吸氧　　　　　　　　　B. 注意保暖

C. 上下坡时头在低位　　　　　D. 注意有无病情变化

E. 安置合适卧位

5. 患者，女性，53 岁。因慢性胆囊炎入院，病区护士实施入院护理中，下述不妥的是

A. 将备用床改为麻醉床　　　　B. 主动介绍病区环境

C. 指导正确留取常规标本　　　D. 通知主管医生

E. 测量体温、脉搏、呼吸、血压并记录

6. 患者，女性，30 岁。因急性胰腺炎入院治疗，值班护士发现患者表情紧张，情绪较低落，在实施入院护理交谈中，以下欠妥的是

A. 倾听述说，给予合理指导　　B. 热情接待，消除陌生感

    C. 耐心安慰，减轻焦虑   D. 满足患者的任何要求，让其安心

    E. 介绍病区环境和同室病友，减轻孤独感

7. 患者，女性，48 岁。因子宫肌瘤术后 1 周，医嘱决定明日出院，护士首先应做的护理工作是

    A. 给予出院指导和健康教育   B. 协助患者整理私人用物

    C. 填写出院护理评估单   D. 征求患者及家属意见

    E. 通知患者及家属做好出院准备

8. 患者，女性，27 岁。因即将分娩，现办理入院手续后入住产科病房，对该患者的处理错误的是

    A. 由住院处护士护送患者入病区

    B. 评估患者的身心需要

    C. 让患者酌情盆浴

    D. 与病区值班护士就患者情况进行交接班

    E. 患者换下的衣服或不需要的物品交家属带回

9. 某医院急诊科同时出现大批呕吐、腹泻患者，负责预检分诊的护士应立即

    A. 报告医院保卫部门   B. 通知值班医师

    C. 通知抢救室护士   D. 通知护士长和医务科

    E. 通知科主任

10. 患者将某，不明原因大量呕血，送入急诊科，在医生未到之前，值班护士首先应

    A. 立即给予止血药   B. 通知病房，准备床位

    C. 详细询问呕血原因   D. 给患者测血压、配血、建立静脉通道

    E. 给氧

11. 患者将某，因咳嗽、咳痰、发热，前来门诊就诊，门诊护士小李首先应该对其进行

    A. 健康教育   B. 心理安慰   C. 预检分诊

    D. 保健咨询   E. 协助医生进行检查

12. 患者，男性，45 岁。因大便习惯改变，偶有便血，在候诊过程中，护士对其采取的护理不妥的是

    A. 观察病情变化   B. 测量生命体征并记录于门诊卡上

    C. 收集整理各种检验报告   D. 按先后顺序叫号就诊

    E. 安排到急诊科就诊

13. 患者吴某，因急性胃肠炎，在急诊观察室留观治疗，护士对该患者的护理工作不包括

    A. 建立病历   B. 执行医嘱   C. 观察病情

　　D. 预检分诊　　　　　　　　　E. 介绍观察室环境及有关制度

14. 患者,男性,54岁。因腰椎骨折住院,护士准备送其去做 B 超检查,其搬运方法正确的是

　　A. 护士双臂托起,放于平车上

　　B. 甲托头、颈、肩部,乙托臀、膝部,搬运至平车上

　　C. 甲托头、肩胛部,乙托背、臀部,丙托膝、腿部,搬运至平车上

　　D. 甲托头、颈肩部,乙托两腿,丙、丁分别站于病床及平车两侧抓住中单两端,合力搬运至平车上

　　E. 护士帮助患者将上身、下肢、臀部移向平车

15. 患者王某因胃溃疡住院治疗,现病情好转即将出院,护士在进行健康指导时错误的是

　　A. 宜吃易消化的食物　　　B. 避免刺激性食物　　　　C. 少食多餐

　　D. 饮咖啡和浓茶　　　　　E. 定食定量

16. 某外科护士,用轮椅运送患者。其操作方法正确的是

　　A. 轮椅后背与床尾平齐　　B. 翻起脚踏板,背向床头

　　C. 嘱患者尽量向前坐　　　D. 如无车闸,护士可站在轮椅前面固定轮椅

　　E. 使用后检查轮椅性能,下次备用

17. 患者,女性,28岁。妊娠36周,因阴道流血就诊,诊断为前置胎盘,拟急行剖宫产术收入院。住院处护士首先应为患者做的是

　　A. 办理入院手续　　　　　B. 进行沐浴更衣

　　C. 检查阴道出血情况　　　D. 进行会阴清洗

　　E. 用平车送患者入病区

18. 患者,女性,36岁。因乙型肝炎入院。护士对其个人衣服的正确处理方法是

　　A. 包好后存放　　　　　　B. 交给家属带回　　　　　C. 消毒后存放

　　D. 日光暴晒后存放　　　　E. 消毒后交给患者保管

19. 患者,男性,30岁。因下肢骨折入院。患者入院后的初步护理不包括

　　A. 准备床单位　　　　　　B. 介绍入院须知

　　C. 准备急救药品及用物　　D. 测量生命体征

　　E. 通知医生

20. 患者,男性,65岁。因急性左侧心力衰竭入院。患者极度呼吸困难,面色发绀。住院处护士应首先

　　A. 办理住院手续　　　　　B. 立即护送患者入病区

　　C. 收集健康资料　　　　　D. 先卫生处置再入病区

　　E. 介绍医院的规章制度

A₃ 型题

（21、22 题共用题干）

患儿，男性，8 岁。支气管哮喘急性发作，持续 9 小时以上，端坐呼吸，大汗淋漓，口唇发绀急诊入院。入院后，护士为其安置端坐卧位。

21. 该患者所取卧位属于

A. 主动卧位　B. 被动卧位　C. 被迫卧位　D. 习惯卧位　E. 特异卧位

22. 安置端坐卧位的主要目的是

A. 使膈肌下降，减轻对心脏的压迫

B. 使胸腔扩大，有利于呼吸活动

C. 减少下肢静脉血回流，减轻心脏负担

D. 减轻水肿，改善肺循环

E. 使冠状血管扩张，改善心肌营养

（23、24 题共用题干）

患者，女性，36 岁。因急性阑尾炎入院。经手术治疗后痊愈，医嘱：明日出院。

23. 护士接到医嘱后，首先应做的是

A. 通知患者及家属做好出院准备　　　　B. 通知患者办理出院手续

C. 填写患者出院护理评估单　　　　　　D. 征求患者意见

E. 给予患者健康指导

24. 患者出院后，护士对其床单位的处理，下述错误的是

A. 被服及时送洗衣房清洗

B. 床垫、棉胎、枕芯在日光下暴晒 6 小时

C. 病床及床旁桌椅用消毒溶液擦拭

D. 脸盆、痰杯用消毒溶液浸泡

E. 铺暂空床，准备迎接新患者

A₄ 型题

（25～27 题共用题干）

患者，女性，60 岁。因车祸导致腰椎骨折入院。现需前往放射科做进一步检查，护士拟用平车运送该患者。

25. 护士搬运患者时，选择方法正确的是

A. 单人搬运法　　　　B. 挪动法　　　　　　C. 两人搬运法

D. 三人搬运　　　　　E. 四人搬运法

26. 搬运患者时，平车与病床的适当位置是

A. 平车头端与床尾成直角　B. 平车头端与床头平齐

C. 平车头端与床尾成钝角　D. 平车头端与床尾成锐角

E. 平车头端与床尾相接

27. 护士搬运患者时，操作方法正确的是

A. 护士双臂将患者抱起，移至平车上

B. 甲托住患者颈、肩、背部，乙托住臀、膝部，将其搬运至平车上

C. 甲托住患者头、肩胛部，乙托住背、臀部，丙托住膝、腿部，将其搬运至平车上

D. 甲托住患者头、颈、肩部，乙托住两腿，丙丁分别站于病床和平车两侧，紧握中单四角合力将患者搬运至平车上

E. 协助患者将上身、下肢、臀部移至平车上

（28～30 题共用题干）

患者，男性，66 岁。因肝癌晚期入院治疗，入院后患者出现肝性脑病。

28. 护士为其安置去枕仰卧位、头偏向一侧。该卧位的目的是

A. 利于观察病情

B. 便于头部固定，避免颈椎骨折

C. 引流分泌物，保持呼吸道通畅

D. 保持颈部活动灵活

E. 减轻对枕骨的压迫，防止发生压疮

29. 入院第 3 天，患者出现烦躁不安、躁动。护士为其使用约束带的目的是

A. 保护患者，预防坠床　　　　　　　B. 限制身体或肢体活动

C. 避免盖被压迫肢体导致不适　　　　D. 暴露疗法时保暖

E. 协助临床诊断

30. 使用保护具时，患者的肢体应处于

A. 治疗性强迫位置　　　　B. 生理性运动位置

C. 容易变换的位置　　　　D. 患者愿意的位置

E. 保持功能的位置

（二）实践能力

A₂ 型题

31. 急诊收治了一位因敌敌畏中毒而神志不清，口吐白沫的患者，为了减少毒物吸收，需立即洗胃，护士应为患者安置

A. 半坐卧位　B. 左侧卧位　C. 仰卧位　D. 右侧卧位　E. 俯卧位

32. 某患者食管静脉曲张出血，呕血后，感到胸闷、心悸、呼吸急促，出冷汗，烦躁不安，经查体发现脉细速，血压为 60/42mmHg，护士应立即为其安置

A. 头低足高位　　　　　　B. 侧卧位　　　　　　　C. 平卧位

D. 休克卧位　　　　　　　E. 俯卧位

33. 某患者，因甲亢手术治疗，手术后采取半卧位的主要目的是

A. 减轻局部出血　　　　　B. 有利于伤口愈合

C. 避免疼痛　　　　　　　D. 改善呼吸困难

E. 有利于治疗护理

34. 患者李某，反复咳嗽、咳痰 8 年余，近两年来劳累后心悸、气促。入院时发绀明显，呼吸困难，应取

A. 中凹位　　B. 侧卧位　　C. 端坐位　　D. 俯卧位　　E. 头低足高位

35. 患者钱某，双脚脚背不慎被热油烫伤，可考虑为其选用的保护具是

A. 床档　　　　　　　　B. 支被架　　　　　　　C. 肩部约束带

D. 膝部约束带　　　　　E. 踝部约束带

36. 患者，女性，26 岁。怀孕 32 周，经查为"脚先露"，护士就指导其采用何种卧位矫正胎位

A. 仰卧位　　B. 俯卧位　　C. 侧卧位　　D. 半坐卧位　　E. 膝胸位

37. 孕妇赵某，妊娠 37 周，因阴道持续性流液 1 小时来院求诊，经诊断为胎膜早破，应给其安置

A. 平卧位　　　　　　　B. 头低足高位　　　　　C. 头高足低位

D. 截石位　　　　　　　E. 膝胸位

38. 患者吴某，因腰椎骨折入院，在将其从平车上转移到病床时可用

A. 挪动法　　　　　　　B. 单人搬运法

C. 两人或三人搬运法　　D. 四人搬运法

E. 器械协助法

39. 患者田某，因急性左心衰竭入院，最好为患者安置

A. 中凹位　　B. 半坐卧位　　C. 俯卧位　　D. 斜坡卧位　　E. 去枕仰卧位

40. 患儿陈某，不慎被烧伤，入院后经评估需使用保护具，以下措施中错误的是

A. 使用前要取得患者及家属的理解，做好心理护理

B. 保护性制动只是短期使用

C. 将患者的双上肢外展固定于身体两侧

D. 约束带下应放衬垫，松紧适宜

E. 经常观察约束部位的皮肤颜色

A₃ 型题

（41、42 题共用题干）

某患者，因呼吸困难、口唇发绀、烦躁不安急诊入院，诊断：风湿性心脏病合并心力衰竭。

41. 为了缓解症状，护士为患者安置的卧位为

A. 仰卧位、头偏向一侧

B. 抬高床头 15～30cm

C. 抬高床头 20°，抬高下肢 30°

D. 抬高床头 30°～50°，抬起膝下支架 15°～20°

E. 右侧卧位，抬高床头 60°～70°

42. 为防止患者发生意外，护士采取的保护措施正确的是

A. 使用绷带固定患者四肢

B. 使用肩部约束带，防止患者坐起碰伤

C. 使用双侧床档，防止患者坠床

D. 使用宽绷带双膝固定，防止患者坠床

E. 使用双套结固定双上肢，防止抓伤

（43、44 题共用题干）

患者，女性，70 岁。因排黏液脓血便、伴腹痛 1 个月，诊断为直肠癌收入院。入院后行直肠癌根治术，手术过程顺利，术后生命体征稳定，返回病室。

43. 护士应遵照医嘱给予该患者

A. 特级护理　　B. 一级护理　　C. 二级护理　　D. 三级护理　　E. 四级护理

44. 护士巡视该患者的时间宜为

A. 24 小时专人护理　　　　B. 每 15～30 分钟巡视 1 次

C. 每 30～60 分钟巡视 1 次　　D. 每 1～2 小时巡视 1 次

E. 每 3 小时巡视 1 次

A₄ 型题

（45～47 题共用题干）

某患者，因急性阑尾炎合并穿孔，急送手术室于硬膜外麻醉下行阑尾切除术，术后用平车将患者送返病室。

45. 患者返回病室后，护士应为患者安置的正确卧位是

A. 屈膝仰卧位 4 小时　　　　B. 去枕仰卧位 6 小时

C. 中凹卧位 6 小时　　　　　D. 侧卧位 4 小时

E. 俯卧位 2 小时

46. 患者术后第 3 天，体温 38.3℃，诉伤口轻微疼痛。护士应为其安置

A. 仰卧屈膝位　　　　B. 头高足低位　　　　C. 右侧卧位

D. 半坐卧位　　　　　E. 中凹卧位

47. 患者对所安置卧位难以接受，护士正确的解释是

A. 此体位有利于减轻腹部切口缝合处的张力，利于愈合

B. 此体位可防止炎症扩散和毒素吸收，可减轻疼痛

C. 此体位有利于减少回心血量，促进血液循环

D. 此体位有利于扩大腹腔容量，防止炎症扩散

E. 此体位可减少局部出血，有利愈合

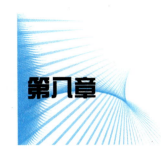

第八章

医院内感染的预防和控制

【学习内容提炼，涵盖重点考点】

第一节　医院内感染

一、概念

医院内感染是指住院患者在医院内获得的感染；包括在住院期间发生的感染和在医院内获得而出院后发生的感染；不包括入院前已开始或入院时已处于潜伏期的感染。

二、分类

（一）外源性感染

外源性感染亦称交叉感染，是指各种原因引起的患者在医院内遭受非自身固有病原体侵袭而发生的医院感染。

（二）内源性感染

内源性感染亦称自身感染，是指各种原因引起的患者在医院内遭受自身固有病原体侵袭而发生的医院感染。管理制度不健全，缺乏对消毒灭菌效果的监控。

三、医院内感染的主要原因

1. 管理制度不健全，缺乏对消毒灭菌效果的监控。
2. 医务人员对医院内感染认识不足，未严格执行消毒隔离和无菌技术。
3. 环境污染严重，病原体来源广泛。
4. 易感人群增多。
5. 抗生素的广泛应用。

6. 介入性诊疗手段增多。

四、医院内感染的预防

1. 建立医院感染管理机构，加强三级监控。
2. 健全各项规章制度，依法管理医院感染。
3. 落实医院感染管理措施，阻断感染链。
4. 加强医院工作人员感染检测。
5. 加强医院感染知识的教育。

高频考点解析

　　1. 内源性感染又称难预防性感染或自身感染，寄居部位的改变、宿主的局部改变、全身免疫功能下降、菌群失调、二重感染都属于内源性感染。

　　2. 落实医院感染管理措施，阻断感染链基本原则：控制感染源、切断传播途径、保护易感宿主。

第二节　清洁、消毒和灭菌

★一、概念

1. 清洁　指用物理方法清除物品表面的污垢、尘埃和有机物。
2. 消毒　指用物理或化学方法清除或杀灭除芽孢外的所有病原微生物。
3. 灭菌　指用物理或化学方法杀灭所有微生物，包括致病和非致病微生物，以及细菌的芽孢。

二、物理消毒灭菌法

（一）热力消毒灭菌法

1. 燃烧法　废弃物炉内焚烧，金属器械火焰上烧20秒，搪瓷容器倒入95%乙醇烧灼。
2. 干烤法　用于玻璃、油脂、石蜡等物品的灭菌；箱温120~140℃，时间10~20分钟消毒；箱温160℃，时间2小时灭菌；箱温170℃，时间1小时灭菌；箱温180℃，时间30分钟灭菌。
★3. 煮沸法　5~10分钟杀灭繁殖体。使用煮沸消毒法水中加碳酸氢钠，可提高沸点，增强杀菌作用，还有去污防锈作用。

锦 囊 妙 计

1%~2%的碳酸氢钠可提高沸点，去污防锈。

1%~4%的碳酸氢钠可用于口腔真菌感染。

2%~4%的碳酸氢钠可用于外阴阴道假丝酵母菌病的阴道灌洗。

2%的碳酸氢钠可用于鹅口疮患儿口腔的清洗。

美曲膦酯（敌百虫）农药中毒者禁忌使用1%~4%的碳酸氢钠洗胃。

急性溶血时，用碳酸氢钠碱化尿液。

*4. 压力蒸汽灭菌法 预真空压力蒸汽灭菌器，压力205kPa，温度132℃，时间4~5分钟，即达灭菌效果；下排气式压力103~137kPa，温度121~126℃，时间20~30分钟，可达灭菌效果。

（二）微波消毒灭菌法

微波消毒灭菌法用于食品及餐具的处理，化验单据及票证的消毒，医疗药品、耐热非金属材料及器械的消毒灭菌。不能用于金属物品的消毒。

（三）过滤除菌

通过空气过滤器，除掉空气中0.5~5μm的尘埃，以达到洁净空气的目的。主要用于烧伤病房、器官移植病房或手术室。

（四）电离辐射灭菌法

电离辐射灭菌法又称冷灭菌，主要用于不耐热的物品，如橡胶、塑料、高分子聚合物（一次性注射器和输液、输血器等）、精密医疗仪器、生物医学制品、节育用具及金属等的灭菌。

（五）光照消毒法

1. 日光暴晒法 将物品直接放在日光下暴晒6小时可达消毒效果。

2. 臭氧灭菌灯消毒法 用于空气、医院污水、诊疗用水、物品表面的消毒，使用灭菌灯时关闭门窗，人员离开现场，消毒结束后30分钟方可进入。

*3. 紫外线灯管消毒法 保持室内温度20~40℃，相对湿度40%~60%；有效照射距离为25~60cm，时间为20~30分钟；每2周用95%乙醇擦拭灯管表面一次。

三、化学消毒灭菌法

（一）使用原则

合理选择消毒剂，严格掌握浓度，把握好时间、用法；物品泡前清洁干燥，泡时轴节套盖打开；物品用前需用无菌生理盐水或无菌蒸馏水冲洗。

（二）使用方法

使用方法包括浸泡法、擦拭法、熏蒸法、喷雾法、环氧乙烷气体密闭消毒法。

（三）常用消毒剂

★1. 过氧乙酸 灭菌剂。

（1）0.2%溶液用于手的消毒，浸泡2分钟。1%溶液用于体温计消毒，浸泡30分钟。

（2）刺激性强，配制时注意保护眼睛、皮肤和黏膜。

★2. 戊二醛 灭菌剂。

（1）2%戊二醛用于浸泡不耐热的医疗器械和精密仪器，如内镜等。

（2）消毒时间：20～45分钟，灭菌时间：10小时。

（3）浸泡金属器械时须加入0.5%亚硝酸钠溶液防锈。

（4）加强对浓度的检测，每周过滤一次，每2～3周更换一次消毒液。

（5）有刺激性，配制时保护眼睛、皮肤和黏膜。

（6）灭菌后的物品，在使用前应用无菌蒸馏水冲洗。

3. 甲醛 灭菌剂。

（1）37%～40%甲醛用于熏蒸消毒物品。

（2）甲醛有致癌作用，不宜用于空气消毒。

★4. 含氯消毒剂。

（1）常用含氯消毒剂：液氯、漂白粉、漂白粉精、次氯酸钠和84消毒液。

（2）常用于餐具、便器、水、环境、疫源地等的消毒。

5. 过氧化氢 高效消毒剂。常用于漱口、外科冲洗伤口。

6. 碘酊 高效消毒剂。

（1）2%碘酊用于皮肤消毒，涂擦20秒后，用75%乙醇脱碘。

（2）碘酊不能用于黏膜消毒。皮肤过敏者禁用。

★7. 乙醇 中效消毒剂。

（1）75%乙醇用于皮肤消毒，如婴幼儿疫苗接种的皮肤消毒，也可用于浸泡锐利金属器械及体温计。

（2）95%乙醇可用于燃烧灭菌。

（3）不宜用于黏膜及创面消毒。

★8. 聚维酮碘（碘伏） 中效消毒剂。

（1）用于皮肤、黏膜擦拭或冲洗消毒。

（2）用于体温计浸泡消毒，时间为30分钟。

9. 氯己定（洗必泰） 低效消毒剂。

（1）用于外科洗手消毒、手术部位的皮肤消毒和黏膜消毒。

（2）用于阴道、膀胱、伤口黏膜创面等的冲洗消毒。

（四）注意事项

1. 腐蚀金属 过氧乙酸、含氯消毒剂、碘酊。
2. 需放阴凉处 过氧乙酸、环氧乙烷、乙醇、碘酊。
3. 禁与肥皂合用的 苯扎溴铵、氯己定。
4. 现配现用的 过氧乙酸、碘伏。

高频考点解析

1.

类型	病原微生物	致病可能性
清洁	＋	＋
消毒	＋（芽孢）	－
灭菌	－	－

2. 贵重器械及锐利刀剪禁用燃烧法。

3. 使用煮沸消毒法水中加碳酸氢钠，可提高沸点，增强杀菌作用，还有去污防锈的作用。

第三节 无菌技术

★一、概念

无菌技术是指在执行医疗护理操作过程中，防止一切微生物侵入机体和保持无菌物品及无菌区域不被污染的操作技术和管理方法。

★二、无菌技术操作原则

（一）环境清洁

无菌操作的环境清洁、宽敞，无菌操作前30分钟通风，停止清扫地面，减少人群流动，避免尘埃飞扬。

（二）工作人员准备

工作人员的穿戴要规范，帽子应遮住头发，口罩须盖住口鼻，修剪指甲并洗手，必要时穿无菌衣，戴无菌手套。

（三）无菌物品保管

无菌物品与非无菌物品分开放置，且有明显标志；无菌包外需标明物品名称、灭菌日期，并按失效期先后顺序摆放；无菌包在未污染的情况下，有效期为 7 天，过期或受潮应重新灭菌。

（四）操作中保持无菌

进行无菌操作时，非无菌物品应远离无菌区。操作者身体与无菌区保持一定距离（约 20cm），手臂保持在自己腰部水平以上或桌面以上，面向无菌区，但不可朝无菌区谈笑、咳嗽、打喷嚏。

（五）取无菌物品

夹取无菌物品，必须使用无菌持物钳，无菌物品一经取出，即使未用也不得再放回无菌容器内。

（六）一物一人

一份无菌物品只能供一个病人使用一次，无菌物品疑有或已被污染，不得继续使用，应予更换或重新灭菌，以免发生交叉感染。

*三、无菌技术基本操作法

（一）无菌持物钳的使用

1. 钳端闭合，垂直取放，用时保持钳端向下。
2. 不可用于夹取油纱布、换药及消毒皮肤。

（二）无菌容器的使用

1. 开盖时将盖内面向上放于稳妥处，取物后立即盖严。
2. 无菌容器一经开启，有效期为 24 小时。

（三）无菌包的使用

无菌包内物品未一次性用完，按原折痕包好，有效期为 24 小时。

（四）取无菌溶液

取药前仔细检查、核对。开瓶时手不可触及瓶口和瓶塞内面。倒溶液时，勿沾湿瓶签，勿使瓶口接触容器口周围。

不可将物品伸入无菌溶液瓶内蘸取溶液。已倒出的溶液不可再倒回瓶内。已开启的溶液瓶内的溶液，可保存 24 小时。

（五）铺无菌治疗盘

放物品时应捏住无菌巾上层两角外面，扇形折叠，开口边缘向外，暂不用时覆盖，有效期为 4 小时。

（六）戴无菌手套

未戴手套的手不能够触及手套的外面，已戴手套的手不能够触及未戴手套的手和另一手套的内面；手套有破损应立即更换。

锦 囊 妙 计

（1）无菌物品：未污染情况下，有效期为 7 天。

（2）已开启的无菌溶液和无菌包：有效期为 24 小时。

（3）铺好的无菌盘：有效期为 4 小时。

（4）浸泡的无菌持物钳及容器：更换时间 1 周，使用频率高则 1 天。

（5）纱布口罩：更换时间 4～8 小时，一次性口罩则 4 小时。

（6）隔离衣：更换时间 1 天，有潮湿或被污染时立即更换。

第四节 隔 离 技 术

一、概念

隔离是将传染源传播者和高度易感人群安置在指定地点和特殊环境中，暂时避免和周围人群接触。对前者采取传染源隔离，防止传染病病原体向外传播；对后者采取保护性隔离，保护高度易感人群免受感染。

二、隔离区域的设置和划分

（一）隔离区域的设置

1. 隔离区域与普通病房区分设置，远离食堂、水源和其他公共场所；传染病区应有多个出口，使工作人员和患者分道进出。

2. 每个患者有单独的生活环境和用具，不同种患者之间要相隔离；未确诊、严重患者应住单间隔离。

★（二）区域划分

1. 清洁区 凡未被病原微生物污染的区域称为清洁区，如治疗室、配餐室、更衣室、库房、值班室等。

2. 半污染区 凡有可能被病原微生物污染的区域称为半污染区，如病区的内走廊、化验室和医护办公室（护士站）等。

3. 污染区 凡患者直接或间接接触、被病原微生物污染的区域称为污染区，如病室、浴室、厕所等。

★三、隔离消毒原则

（一）一般消毒隔离

1. 进入隔离区必须戴口罩、帽子，穿隔离衣，穿隔离衣后，不得进入清洁区，只能在规定范围内活动。

2. 病室内物品及空气每日消毒。

3. 污染物品不得放于清洁区内，任何污染物品必须先经消毒后处理。

4. 经医生开出医嘱，方可解除隔离。

（二）终末消毒处理

1. 患者

（1）出院者：沐浴更衣，用物消毒后带出。

（2）死亡者：消毒液洁身，消毒液棉球填塞口、鼻、耳、肛门、阴道等孔道，一次性尸单包裹。

2. 床单位　分类消毒处理。

3. 病室　紫外线灯消毒，消毒液熏蒸、喷雾或擦拭消毒。

★四、隔离种类

（一）严密隔离

严密隔离用于经飞沫、分泌物、排泄物直接和间接传播的烈性传染病，如霍乱、鼠疫、炭疽等。

（二）呼吸道隔离

呼吸道隔离用于防止通过空气中的飞沫传播的感染性疾病，如肺结核、流行性脑脊髓膜炎、百日咳等。

（三）肠道隔离

肠道隔离用于通过间接或直接接触粪便而传播的疾病，如伤寒、细菌性痢疾、甲型肝炎。

（四）接触隔离

接触隔离用于经体表或伤口直接或间接接触而感染的疾病，如新生儿脓疱病、破伤风、气性坏疽、狂犬病等。

（五）血液 - 体液隔离

血液 - 体液隔离是为了防止直接或间接接触传染性血液或体液而实施的隔离，如乙型肝炎、艾滋病、梅毒等。

（六）昆虫隔离

昆虫隔离用于以昆虫（蚊、虱、螨等）为媒介而传播的疾病。如乙型脑炎、流行性出血热、疟疾、斑疹伤寒等。

（七）保护性隔离

保护性隔离是为防止抵抗力低或极易感染的患者受周围环境中的微生物感染而

设计的隔离。适用于严重烧伤、早产儿、白血病、脏器移植及免疫缺陷的患者等。

五、隔离技术操作法

（一）口罩的使用

使用一次性口罩不得超过 4 小时，若接触严密隔离的患者，则应每次更换。

（二）手的清洁与消毒

清洁用"七步洗手法"搓洗双手、手腕及腕上 10cm，持续时间不少于 15 秒；消毒用涂擦消毒法、刷手法或浸泡消毒法。

（三）穿脱隔离衣

隔离衣的衣领和内面为清洁面，挂于半污染区时清洁面向外，挂于污染区时污染面向外。

（四）避污纸的使用

取时应从上面中间抓取，不可掀页撕取。

高频考点解析

1. 隔离区域的划分

（1）污染区：患者活动的区域。

（2）半污染区：患者接触或使用过的物品所涉及的区域。

（3）清洁区：患者不可能涉及的区域。

2. 穿、脱隔离衣口诀

穿：取→持→穿→系→扣→拉→折→扎。

脱：松→结→解→塞→刷→解→脱→对→挂。

第五节　消毒供应中心

一、供应室的设置与布局

1. 供应室应明确划分污染区、清洁区和无菌区。
2. 清洁、消毒、灭菌物品的运行路线只能由污到洁，不能逆行。

二、工作内容

（一）污染区

回收各病区用过的污染物品，进行分类，先消毒处理，再清洗干净。

（二）清洁区

将已清洗干净的物品，进行检查、包装；加工各种敷料；储藏各种器械和未加工的原料，做好各类物品的保养工作。

（三）灭菌区

对物品进行灭菌处理；存放无菌物品；按"先进先出"的原则发放无菌物品。

【模拟试题测试，提升应试能力】

一、名词解释

1. 医院内感染　　2. 交叉感染　　3. 清洁　　4. 消毒　　5. 灭菌
6. 无菌技术　　7. 隔离　　8. 污染区　　9. 半污染区　　10. 清洁区
11. 终末消毒处理

二、填空题

1. 常用的化学消毒灭菌法有 ＿＿＿＿、＿＿＿＿、＿＿＿＿、＿＿＿＿。

2. 煮沸消毒时水中加 1%～2%＿＿＿＿，可以提高水沸点至 ＿＿＿＿，并有 ＿＿＿＿ 和 ＿＿＿＿ 作用。

3. 燃烧灭菌法常用于无 ＿＿＿＿ 的物品，如特殊感染换下的敷料。

4. 无菌包在未被污染的情况下，可以保存 ＿＿＿＿ 天。

5. 取放无菌持物钳时，钳端不可触及 ＿＿＿＿ 和 ＿＿＿＿。

6. 隔离是对传染病患者实施 ＿＿＿＿ 隔离，对高度易感人群实施 ＿＿＿＿ 隔离。

7. 接触艾滋病患者血液或体液时应戴 ＿＿＿＿，严格按 ＿＿＿＿ 的要求进行检查、治疗及护理。

8. 医院内感染的预防需建立 ＿＿＿＿ 级监控体系，由 ＿＿＿＿、＿＿＿＿、＿＿＿＿ 组成。

9. 穿隔离衣后只能在规定范围内活动，不能进入 ＿＿＿＿。

10. 紫外线灯管消毒法消毒时间应从灯亮 ＿＿＿＿ 后开始计时，累计使用时间超过 ＿＿＿＿ 应换管。

三、是非题

1. 医院内感染又称交叉感染。（　　　）

2. 某些金属器械，如刀、剪在急用时可用燃烧法进行灭菌。（　　　）

3. 煮沸消毒 5～10 分钟，可杀死细菌繁殖体。（　　　）

4. 臭氧消毒时，人员须离开现场，消毒结束后 20～30 分钟方可进入。（　　　）

5. 0.5%～2% 碘酊有强大杀菌作用，能杀死芽孢，故常用于皮肤消毒。（　　　）

6. 在进行无菌操作时，必须戴无菌手套，手套外面为有菌面，内面为无菌面。（　　　）

7. 从无菌容器内取出物品，若未使用，可放回无菌容器内，避免浪费。（　　）

8. 放无菌持物钳时，钳端扣紧，立即放回容器中。（　　）

9. 已打开过的溶液瓶内溶液可保存 48 小时。（　　）

10. 医务人员每接触一位患者或污染物品后必须消毒双手。（　　）

11. 穿隔离衣的目的是为了保护工作人员和患者，防止交叉感染。（　　）

12. 破伤风、气性坏疽、铜绿假单胞菌感染后的敷料应用高压蒸汽灭菌法进行消毒灭菌处理。（　　）

13. 煮沸消毒法在水中加入 1%～2% 碳酸氢钠，可提高沸点，既有杀菌作用，又有去污防锈作用。（　　）

14. 穿隔离衣后，只限在规定区域内进行活动，不得进入清洁区。（　　）

15. 凡由患者的排泄物直接或间接污染了食物或水源而引起传播的疾病，如传染性肝炎、流行性乙型脑炎等，须执行消化道隔离。（　　）

四、简答题

1. 如何预防和控制医院内感染？

2. 简述穿脱隔离衣的注意事项。

3. 简述无菌物品的保管原则。

4. 对以下疾病应采取哪种隔离？

乙型肝炎、乙型脑炎、伤寒、白血病、破伤风、艾滋病

5. 常见传播途径有哪些？

6. 简述隔离区域的划分。

五、案例分析题

1. 张某，几日前脚被铁钉扎伤，现诊断为破伤风，需采取哪些隔离措施？

2. 章先生，36 岁，拟诊伤寒，如何为其安排病室？护理操作中应注意什么？

3. 田某，女，25 岁，肾移植术后，应采取何种隔离措施？护理操作中应注意什么？

4. 某社区内有一居民诊断患有艾滋病，其他居民路遇此人掩鼻而过，你作为社区护士该如何宣教？

5. 小丁因不洁饮食导致上吐下泻，诊断为霍乱，护士应怎样为其测体温？

6. 患儿丁丁患有白血病需隔离治疗，你如何向家属解释以取得配合？

六、单项选择题

（一）专业实务

A$_2$ 型题

1. 患儿，男性，14 岁。诊断：急性腮腺炎，无并发症。对其采取正确的隔离方式是

A. 保护性隔离　　　　　　B. 接触隔离　　　　　　C. 血液隔离

D. 消化道隔离   E. 家中隔离

2. 患者，女性，26岁。诊断：梅毒。护理该患者时，下述错误的是

A. 病室应设有隔离标志

B. 护士穿隔离衣后不得进入治疗室

C. 尽量将各种操作集中进行，以免反复穿脱隔离衣

D. 病室及患者接触过的物品须严格消毒

E. 患者病情稳定后可解除隔离

3. 患者，男性。因感染伤寒收入院治疗，现已病愈出院。护士对其病室终末处理不妥的是

A. 将被服放入污衣袋，先清洗再消毒

B. 病室消毒时，摊开被褥、打开床旁桌

C. 病室空气消毒时，关闭门窗

D. 病室空气消毒后，开窗通风

E. 用漂白粉溶液擦拭家具、地面和墙面

4. 患者，女性。急性白血病，长期使用抗生素，导致菌群失调，引起肺部感染，属于

A. 外源性感染   B. 交叉感染

C. 可预防性感染   D. 内源性感染

E. 外科感染

5. 患者，男性，63岁。前列腺增生导致尿潴留，护士为其执行导尿术排出尿液，导尿时因插管阻力大，用力过猛不慎损伤尿道黏膜，当时引流出血性尿液，第2天患者体温38.7℃，并出现尿路感染症状。引起尿路感染的主要因素是

A. 护士未严格执行消毒隔离和无菌技术

B. 介入治疗手段执行不当

C. 环境污染严重，病原体广泛存在

D. 患者属于易感人群

E. 管理制度不健全，医院缺乏对消毒灭菌效果的监控

6. 供应室护士采用高压蒸汽灭菌杀灭手术器械的一切微生物，包括细菌的芽孢，以确保患者手术安全。此过程称为

A. 清洁   B. 消毒   C. 灭菌

D. 无菌技术   E. 无菌区域

7. 某患者，口腔黏膜发现铜绿假单胞菌感染，护士为其实施口腔护理，对擦洗口腔时使用过的棉球，最适宜的灭菌方法是

A. 燃烧法   B. 干烤法   C. 煮沸消毒法

D. 压力蒸汽灭菌法   E. 浸泡法

8. 某患儿，脐带处理不当致感染破伤风，护士为其脐带换药，更换下来的敷料正确的处理是

A. 统一填埋　B. 高压灭菌　C. 浸泡消毒　D. 日光暴晒　E. 集中焚烧

9. 某骨科护士，对本科室使用的油纱条进行灭菌，宜选择的灭菌方法是

A. 燃烧法
B. 干烤法
C. 压力蒸汽灭菌法
D. 光照法
E. 熏蒸法

10. 某肛肠外科护士，采用燃烧法消毒痔疮患者使用过的坐浴盆，其操作方法不妥的是

A. 远离氧气装置

B. 倒入少量95%乙醇，慢慢转动使之均匀分布

C. 点火燃烧

D. 若乙醇倒入过少，中途需添加乙醇，以保证消毒效果

E. 燃烧至火焰熄灭

11. 小李在取用无菌生理盐水时不慎将旁边的无菌包浸湿，此包应

A. 晾干后用
B. 烘干后用
C. 立即用完
D. 4小时用完
E. 重新灭菌

12. 医生在为患者行手术时发现手套破裂，你作为巡回护士应协助其

A. 用无菌纱块将破裂处包好
B. 用胶布将破裂处贴好
C. 立即更换
D. 再加套一副手套
E. 用乙醇棉球擦拭手套

13. 李先生患细菌性痢疾住院治疗，今日治愈出院，其使用过的票证、书信等物品宜采用的消毒方法是

A. 喷雾法
B. 压力蒸汽灭菌法
C. 擦试法
D. 浸泡法
E. 熏蒸法

14. 现为流感流行季节，有患者向你咨询他家长2m、宽3m、高3m的房间用食醋熏蒸消毒空气需食醋量为

A. 5～10ml　B. 10～30ml　C. 20～50ml　D. 40～70ml　E. 80～90ml

15. 小张护士准备给患者实施导尿术，因核对不全误将清创缝合包打开，此包使用期限为

A. 1小时　B. 4小时　C. 8小时　D. 12小时　E. 24小时

16. 患者因足底外伤，继而出现发热、惊厥、牙关紧闭呈苦笑面容入院，诊断为破伤风。你为其伤口换药时换下的敷料应

A. 先清洗后消毒
B. 先灭菌后清洗
C. 先清洗后暴晒
D. 先暴晒后清洗

E. 焚烧

17. 某患者入院后出现上呼吸道感染，发生在入院后多久应视为医院内感染

A. 6 小时　　B. 12 小时　　C. 24 小时　　D. 48 小时　　E. 72 小时

18. 护士刚穿着隔离衣护理完一位肝炎患者，现需回到办公室书写护理病案，在脱隔离衣前用来泡手的最好消毒液是

A. 70% 乙醇　　　　　　　　B. 0.1% 苯扎溴铵

C. 0.2% 过氧乙酸　　　　　　D. 1% 氯胺

E. 2% 甲酚皂溶液

19. 医生给患者小王开出医嘱今日解除隔离，护士要为小王住过的病室进行终末消毒，宜选用的最佳方法是

A. 紫外线照射　　　　　　　　B. 2% 过氧乙酸熏蒸

C. 纯乳酸熏蒸　　　　　　　　D. 2% 甲酚皂溶液擦拭室内用物

E. 1%～3% 漂白粉澄清液擦地板

A_3 型题

（20、21 题共用题干）

患者，女性，64 岁。无自主呼吸，行气管切开术，并使用人工呼吸机辅助呼吸。

20. 人工呼吸机的雾化器和螺纹管应定期消毒，常用的方法是

A. 消毒液浸泡　　　　　B. 压力蒸汽灭菌　　　　　C. 甲醛熏蒸

D. 环氧乙烷灭菌　　　　E. 过滤除菌

21. 准备的吸痰盘有效时间为

A. 2 小时　　B. 3 小时　　C. 4 小时　　D. 5 小时　　E. 6 小时

（22、23 题共用题干）

患者，女性，34 岁。诊断：肺结核，住感染病区。护士为其实施晚间护理。

22. 关于护士使用口罩的方法叙述错误的是

A. 口罩应罩住口鼻

B. 使用纱布口罩应 4～8 小时更换

C. 不可用污染的手接触口罩

D. 口罩取下后，将污染面向外折叠，放入小袋内

E. 使用过程中有污染或潮湿应立即更换

23. 护士操作完毕，脱隔离衣的正确步骤是

A. 刷手，解袖扣，解领扣，脱衣袖，解腰带，脱去隔离衣

B. 解袖扣，刷手，解领扣，脱衣袖，解腰带，脱去隔离衣

C. 解袖扣，刷手，解领扣，解腰带，脱衣袖，脱去隔离衣

D. 刷手，解袖扣，解腰带，解领扣，脱衣袖，脱去隔离衣

E. 解腰带，解袖扣，刷手，解领扣，脱衣袖，脱去隔离衣

（24、25题共用题干）

患者，女性，56岁。子宫颈癌根治术后3周。患者拟行化疗，选择经周围静脉的中心静脉穿刺（PICC）。

24. 进行穿刺部位皮肤消毒时应选择

A. 0.2% 过氧乙酸　　　　　B. 0.1% 氯己定

C. 95% 乙醇　　　　　　　D. 0.5% 聚维酮碘

E. 2% 碘酊

25. 在穿刺过程中，护士怀疑手套被污染。正确的处理方法是

A. 立即更换手套　　　　　B. 加戴一只手套

C. 用无菌纱布包裹被污染处　D. 用75% 乙醇涂擦被污染处

E. 尽快完成穿刺操作

A_4 型题

患者，男性，40岁。因剧烈腹泻来院就诊。根据其临床症状和查体结果，高度怀疑为霍乱。

26. 在等待实验室检查结果以明确诊断时，护士对该患者的正确处置方法是

A. 在指定场所单独隔离　　　B. 留下联系电话后要求其回家等通知

C. 在医院门诊等待结果　　　D. 收住入本院消化科病房

E. 要求患者尽快前往市疾控中心

27. 该患者经检查确诊为霍乱，收入院隔离治疗。该患者的隔离期限应

A. 以临床症状消失为准　　　B. 由公安机关决定

C. 由当地人民政府决定　　　D. 由隔离场所的负责人确定

E. 根据医学检查结果确定

28. 护士为患者实施操作后，脱下的隔离衣正确的处理方法是

A. 挂在治疗室，清洁面朝外　B. 挂在走廊，清洁面朝外

C. 挂在病室，清洁面朝外　　D. 挂在治疗室，清洁面朝内

E. 挂在走廊，清洁面朝内

29. 该患者经治疗无效不幸死亡，护士应将其尸体立即进行卫生处理并

A. 就近火化　　　　　　　B. 送回患者家乡火化

C. 按规定深埋　　　　　　D. 由患者家属自行处理

E. 石灰池掩埋

（二）实践能力

A_2 型题

30. 患者，女性，40岁。因肾衰竭需施行肾脏移植术，为防止排斥反应，术后需用大量免疫抑制剂，此患者宜采用

A. 呼吸道隔离　　　　B. 消化道隔离　　　　C. 接触隔离

D. 床边隔离　　　　　　　　E. 保护性隔离

31. 患者，女性，32 岁。因患急性传染性肝炎住进了隔离病房，对所采取的隔离措施不理解，因而心情郁闷、情绪低落，不能自觉遵守隔离制度。作为其主管护士的你首先应

A. 请医生处理

B. 请家属监督患者遵守制度

C. 批评其态度

D. 加强心理护理，讲明隔离的必要性，取得配合

E. 强制执行隔离措施

32. 某患者因患水痘入院，在护理此患者时做法不妥的是

A. 让患者自己戴上口罩　　　　B. 为患者涂药时护士戴手套

C. 接触患者时应穿隔离衣　　　D. 应实施接触隔离

E. 接触患者前后注意洗手

33. 患儿李某，小儿疝气，入院后第 2 天出现细菌性痢疾，可判断此为

A. 切口感染　　　　　　B. 伤口感染　　　　　　C. 医院内感染

D. 社会感染　　　　　　E. 应进一步详查

34. 患者蔡某，左下肢发生气性坏疽，其换下的敷料应进行

A. 紫外线消毒　　　　　B. 高压蒸汽灭菌

C. 过氧乙酸浸泡　　　　D. 焚烧

E. 甲醛熏蒸

35. 患者王某一个月前曾因铁钉刺伤，现出现破伤风的症状而入院，对该患者应进行

A. 保护性隔离　　　　　B. 接触隔离　　　　　　C. 严密隔离

D. 消化道隔离　　　　　E. 呼吸道隔离

36. 患者赵某，因伤寒入院治疗，其床旁固定使用的体温计最好选用的消毒剂是

A. 甲醛　　　　　　　　B. 乙醇　　　　　　　　C. 苯扎溴铵

D. 氯己定　　　　　　　E. 环氧乙烷

37. 患者刘某因肺结核入院，护士在介绍住院环境时告诉患者属于半污染区的是

A. 病室　　　　　　　　B. 厕所　　　　　　　　C. 浴室

D. 医护更衣室　　　　　E. 医护办公室

38. 患者钱某因食用不洁食物出现上吐下泻症状，诊断为霍乱，护士在为其处理稀便，现有大便约 300ml，需加入漂白粉干粉约

A. 10g　　　　B. 20g　　　　C. 40g　　　　D. 60g　　　　E. 80g

39. 某患儿因发热、头痛、多汗、肢体疼痛，6 天后出现肌肉迟缓性瘫痪，诊断为脊髓灰质炎，护理中错误的是

A. 专用食具和便器　　　　B. 护士穿隔离衣

C. 不同病种不互相接触　　D. 粪便用甲酚皂溶液消毒

E. 操作完注意手的消毒

40. 患者单某，曾有犬咬伤史，现出现狂犬病症状，护理中不妥的是

A. 单室隔离　　　　　　　B. 分泌物严格消毒

C. 其污染物先清洗再消毒　D. 护理时戴橡胶手套

E. 如手有破损不能直接接触伤口

41. 患者刘某患流感住院治疗，护理措施中错误的是

A. 接触患者需戴口罩　　　B. 病室定时通风

C. 病室每日紫外线消毒　　D. 同种疾病的患者可同住一室

E. 其痰杯需彻底清洁才可给肺结核患者用

A₃型题

（42、43题共用题干）

患儿，男性，11岁。诊断：细菌性痢疾，入院治疗。护士给家属进行健康教育。

42. 家属接触患儿后，可采用浸泡法进行手消毒。正确的方法是

A. 用75%乙醇浸泡2分钟

B. 用75%乙醇浸泡30分钟

C. 用0.2%过氧乙酸浸泡2分钟

D. 用0.2%过氧乙酸浸泡30分钟

E. 用2%过氧乙酸浸泡2分钟

43. 患儿排出的粪便，需经消毒处理后，方能排入污水管道。正确的消毒方法是

A. 粪便5份加漂白粉2份，搅拌后放置1小时

B. 粪便5份加漂白粉1份，搅拌后放置1小时

C. 粪便5份加漂白粉2份，搅拌后放置30分钟

D. 粪便5份加漂白粉1份，搅拌后放置3小时

E. 粪便5份加漂白粉2份，搅拌后放置2小时

（44、45题共用题干）

某学校校医室，发现近日学生由于发热、流涕、咳嗽等症状来就诊的人数增多。

44. 护士对学生宿舍进行空气消毒，正确的方法是

A. 2%过氧乙酸熏蒸　　　B. 食醋熏蒸

C. 甲醛熏蒸　　　　　　　D. 纯乳酸熏蒸

E. 紫外线灯照射消毒

45. 护士指导学生勤洗手可有效预防流感流行，采用最简单有效的洗手方法是

A. 流动水，七步洗手法　　B. 外科刷手法

C. 隔离技术刷手法　　　　D. 消毒液浸泡法

E. 快速手消毒液涂擦法

A₄型题

（46～49题共用题干）

患者，男性，36岁。2个月来出现午后低热、盗汗、乏力、消瘦、食欲缺乏，近1周高热、咳嗽、咳痰、痰中带血，实验室检查：痰结核分枝杆菌阳性，入院治疗。

46. 入院指导时，护士告知患者在传染病区中属于污染区，其可自由活动的区域是

A. 走廊　　　B. 病室　　　C. 护士站　　　D. 治疗室　　　E. 值班室

47. 对患者入院时换下的衣服，正确的处理是

A. 统一焚烧　　　　　　B. 包好后存放

C. 交给家属带回　　　　D. 消毒后存放

E. 消毒后交给患者

48. 护士为患者测量生命体征后，消毒双手的方法正确的是

A. 用消毒液"七步洗手法"揉搓双手，持续时间不超过15秒

B. 用洗手液"七步洗手法"搓洗双手后，用流动水冲洗干净

C. 用流动水冲洗双手2分钟，冲洗时腕部应高于肘部

D. 用0.2%过氧乙酸浸泡消毒10分钟

E. 用刷子蘸肥皂液，按前臂、腕关节、手背、手掌、指缝、指甲顺序刷洗2分钟

49. 对该患者的痰液，护士采取简单有效的处理方法是

A. 深埋　　　　　　B. 过氧化氢浸泡　　　　　　C. 焚烧

D. 用开水煮沸　　　E. 阳光下暴晒

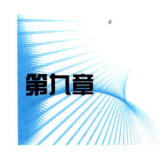

第九章

患者的清洁护理

【学习内容提炼，涵盖重点考点】

第一节　口　腔　护　理

★**一、目的**

两保持一观察：保持口腔清洁，预防口腔感染，观察口腔黏膜、舌苔及气味。

二、适应证

适应证包括禁食、高热、昏迷、鼻饲、术后口腔疾病、生活不能自理者。

★**三、常用漱口液（表9-1）**

表 9-1　口腔护理常用溶液

漱口溶液	浓度	作用
生理盐水		清洁口腔，预防感染
复方硼酸溶液		防臭、抑菌
过氧化氢溶液	1%～3%	防臭、抗菌
硼酸溶液	2%～3%	为酸性防腐剂，抑菌
碳酸氢钠溶液	1%～4%	为碱性溶液，用于真菌感染
呋喃西林溶液	0.02%	清洁口腔，广谱抗菌
乙酸溶液	0.1%	用于铜绿假单胞菌感染
甲硝唑溶液	0.08%	用于厌氧菌感染

四、操作方法

备用物→选漱液→解释清→取体位→铺方巾→置弯盘→润口唇→观口腔→取义

齿→漱温水→擦牙外→擦牙内→擦面颊→擦硬腭→擦舌面→漱温水→查口腔→酌涂药→酌护唇→清用物→整理床。

★五、注意事项

1. 擦洗顺序　牙齿外侧面（左侧→右侧）→牙齿内侧面、上下咬合面及颊部（左侧→右侧）→硬腭、舌面及舌下。

2. 擦洗动作　要轻柔，防止损伤黏膜及牙龈，特别对凝血功能较差的患者。

★3. 昏迷患者　禁止漱口；擦洗时棉球不可过湿，防止患者将溶液吸入呼吸道；血管钳须夹紧棉球，每次 1 个，防止棉球遗留在口腔内；需用开口器时，应从磨牙处放入。

4. 活动义齿　用冷水冲洗干净，待患者漱口后戴上；暂时不用的义齿，浸于清水中备用，每日更换清水；义齿不可浸在乙醇或热水中，以免变色、变形和老化。

高频考点解析

1. 口腔擦洗顺序　由上至下，由左至右，由外至内。
2. 昏迷患者口腔护理注意点　一防溶液吸入；二防棉球遗留；三用辅助器械。

第二节　头　发　护　理

一、床上梳发

（一）目的

1. 按摩头皮，促进头皮血液循环。
2. 除去污秽，保持整洁、舒适、美观。
3. 维护患者自尊、自信，建立良好护患关系。

（二）注意事项

1. 短发从发根梳至发梢。长发将头发分成两股，从发梢逐段梳理至发根，避免强行牵拉。
2. 头发纠结成团，用★30% 乙醇湿润后再梳。

二、床上洗发

（一）目的

1. 按摩头皮，促进头皮血液循环，促进头发的生长代谢。

2. 除去污秽和脱落的头屑，保持清洁，使患者舒适。

3. 维护患者自尊、自信，建立良好护患关系。

4. 预防和灭除虱、虮，防止疾病传播。

（二）注意事项

1. 室温在 24℃左右，水温在 40～45℃；注意保暖，及时擦干头发，以免着凉。

2. 随时观察病情变化，如发现患者面色、脉搏、呼吸异常应立即停止操作。

3. *身体极度虚弱的患者不宜在床上洗发。

4. 防止污水溅入眼、耳内，避免沾湿衣服及床单。

5. 洗发时间不宜过长，以免引起头部充血、疲劳，造成患者不适。

三、头虱及虮灭除法

（一）常用灭虱药液

*30% 含酸百部酊，用百部 30g 加 50% 乙醇 100ml，加 100% 乙酸 1ml，装入瓶中加盖盖严，48 小时后即可使用。

（二）注意事项

1. 护士需穿隔离衣，戴手套。

2. 防止百部酊药液沾污患者面部及眼部。

3. 用药后注意观察患者局部及全身的反应。

4. 严格执行隔离制度，防止感染发生。

高频考点解析

床上洗发"三防一观察"：一防受凉，二防沾湿，三防污水；一观察。

第三节　皮肤护理

一、淋浴和盆浴

注意事项

1. 饭后 1 小时后才能进行沐浴，浴室不宜闩门，在门外挂牌示意。

2. 室温为 24℃左右，水温为 40～45℃。

3. 防止患者滑倒、受凉、晕厥、烫伤等意外情况的发生。

4. *妊娠 7 个月以上的孕妇禁止使用盆浴，患心脏病、衰弱、创伤需卧床患者，不宜淋浴和盆浴。

5. 传染病患者，应按隔离原则进行。

二、床上擦浴

（一）目的

1. 去除污垢，保持皮肤清洁，使患者舒适。
2. 促进皮肤血液循环，增强其排泄功能，预防并发症。
3. 观察全身皮肤有无异常情况。
4. 活动肢体，放松肌肉。

（二）注意事项

1. 室温　24℃左右，水温 50～52℃。
2. *脱衣服先近侧→对侧（外伤：健→患）；穿衣服先对侧→近侧（外伤：患→健）。
3. 应遵循节力原则　护士两腿稍分开，降低身体重心，端水盆时，尽量将水盆靠近身体，减少体力消耗。
4. 及时更换温水，注意擦净腋窝、腹股沟等皮肤皱褶处。
5. 注意遮挡，保护患者自尊。
6. 观察病情变化及全身皮肤情况，如*患者出现寒战、面色苍白等，应立即停止操作，给予适当处理。

高频考点解析

1. 穿脱衣服方法　有患肢时，患肢先做容易做的动作；无患肢时，远侧肢体先做容易做的动作。

2. 常用水温汇总　水直接与患者接触时，水温宜低；水间接与患者接触时，水温可稍高。

洗胃液温度：25～38℃。

鼻饲液温度：38～40℃。

灌肠液温度：39～41℃。

床上洗头、淋浴与盆浴、热水坐浴及局部浸泡水温：40～45℃。

床上擦浴及预防压疮擦洗背部水温：50～52℃。

热湿敷水温：50～60℃。

热水袋水温：60～70℃，感知觉异常患者水温＜50℃。

第四节　压疮的预防及护理

一、概念

压疮是由于身体局部组织长期受压，血液循环障碍，持续缺血、缺氧、营养不良而导致局部组织溃烂和坏死。

二、原因

1. 力学因素　压力、摩擦力和剪切力。
2. 皮肤受潮湿的刺激。
3. 全身营养不良或水肿。

★三、好发部位

1. 仰卧位　枕骨隆突处、肩胛、肘部、脊椎体隆突处、骶尾部、足跟（★骶尾部最易发生压疮）。
2. 俯卧位　面颊、耳郭、肩峰、肋缘突出部、髂前上棘、膝前部、足尖等。
3. 侧卧位　耳郭、肩峰、肋骨、髋部、膝关节内外侧、内外踝等。
4. 坐位　坐骨结节处。

★四、压疮的分期及临床表现（表 9-2）

表 9-2　压疮分期

分期	临床特点	护理原则
★淤血红润期	局部皮肤表现为红、肿、热、麻木或有触痛	去除危险因素，加强预防，避免压疮继续发展
★炎性浸润期	局部红肿浸润、扩大、变硬；皮肤呈紫红色，皮下硬结，水疱形成。疼痛	保护皮肤，预防感染，继续加强上述措施
浅度溃疡期	水疱破溃，显露出疮面，疮面可有黄色渗出液，感染后有脓液，浅层组织坏死，溃疡，疼痛	清洁疮面，促进愈合。避免局部继续受压，保持局部清洁干燥
坏死溃疡期	组织发黑，脓性分泌物增多，有臭味。坏死组织侵入真皮下层、肌肉层和骨骼。可因败血症死亡	清洁创面，去除坏死组织，保持引流通畅，促进愈合，根据伤口情况给予相应处理

★五、压疮的预防

1. 避免局部组织长期受压。
2. 避免局部刺激。
3. 要求做到六勤。

4. 促进局部血液循环。

5. 改善机体营养，积极治疗原发病，做好健康教育。

高频考点解析

1. 压疮预防措施简记　一防压力二防潮，三防摩擦按摩好，"六勤"、营养要做到，健康教育少不了。

2. 不同浓度乙醇的使用汇总

20%～30%乙醇，用于急性肺水肿时湿化氧气后给氧，以降低肺泡内泡沫的表面张力。

25%～35%乙醇，用于乙醇拭浴，以降低高热患者体温。

30%乙醇，用于湿润缠结头发，以易于梳理。

50%乙醇，用于皮肤按摩，以促进血液循环。

75%乙醇，用于皮肤消毒及使用碘酊后脱碘。

95%乙醇，用于燃烧法消毒、痰常规标本固定以查癌细胞、静脉炎湿敷及紫外线灯管擦拭。

第五节　卧有患者床整理法及更换床单法

一、目的

1. 保持床铺的清洁、干燥、平整，使患者感觉舒适。

2. 观察患者的病情变化，预防压疮等并发症的发生。

3. 保持病室的整洁美观。

二、操作要点

1. 卧有患者床整理法　松开床单、盖被，逐层清扫、拉平铺好。拍松枕头，放好。先近侧再对侧，先床头再床尾。

2. 卧有患者床更换床单法　备物助人半床躺，轻稳节力换床单，扫净胶褥两卷单，铺好近侧铺远端。

三、注意事项

1. 动作轻、稳，注意节力原则，若两人配合时，动作应协调一致。

2. 保证患者舒适、安全，减少过多的翻动和暴露患者，必要时使用床档，防止患者坠床。

3. 注意观察患者病情变化，若患者出现面色苍白、出冷汗、呼吸困难等症状应立即停止操作，采取相应措施。

4. 患者的衣服、床单、被套等一般每周更换 1～2 次，如被血液、体液污染则应及时更换。

5. 病床应湿式清扫，一床一巾一消毒。

第六节　晨晚间护理

一、晨间护理

（一）目的

1. 使患者清洁舒适，预防压疮及肺炎等并发症。
2. 保持病室及病床的整洁、舒适。
3. 观察了解患者病情。
4. 进行心理护理及卫生宣教。

（二）护理内容

1. 督促能自理的患者完成个人卫生。
2. 对卧床等自理困难的患者提供帮助　①生活护理。②观察病情。③整理 / 更换床单。④整理病室。

二、晚间护理

（一）目的

1. 保持病室安静，病床整洁，使患者清洁、舒适，易于入睡。
2. 观察患者病情，了解患者需求。

（二）护理内容

1. 生活护理。
2. 创造良好睡眠环境。
3. 经常巡视病房。

【模拟试题测试，提升应试能力】

一、名词解释

1. 压疮　　2. 剪切力　　3. 人体力学　　4. 摩擦力

二、填空题

1. 清洁可清除 _____ 以及其他 _____，防止 _____，促进 _____，有

利于体内废物 ＿＿＿＿＿＿，同时清洁使人感到 ＿＿＿＿＿＿、＿＿＿＿＿＿。

2. 为患者进行口腔护理时，应观察口腔黏膜有无 ＿＿＿＿＿＿、＿＿＿＿＿＿ 等现象。对长期应用激素、抗生素者，应注意有无 ＿＿＿＿＿＿。

3. 为患者床上擦浴时，洗脸及颈部应先洗眼，由 ＿＿＿＿＿＿ 向 ＿＿＿＿＿＿ 擦拭，并注意耳、颈部皮肤 ＿＿＿＿＿＿ 部位。

4. 炎性浸润期处理的原则是保护皮肤，避免 ＿＿＿＿＿＿。对于小水疱应用 ＿＿＿＿＿＿ 包扎，防止破裂感染，使其自行吸收。大水疱则在无菌操作下 ＿＿＿＿＿＿，然后行无菌包扎。

5. 仰卧位时褥疮的易发部位有 ＿＿＿＿＿＿、＿＿＿＿＿＿、＿＿＿＿＿＿、＿＿＿＿＿＿、＿＿＿＿＿＿ 等。

6. 侧卧位时褥疮的易发部位有 ＿＿＿＿＿＿、＿＿＿＿＿＿、＿＿＿＿＿＿、＿＿＿＿＿＿ 等。

7. 晨间护理时应注意 ＿＿＿＿＿＿，进行 ＿＿＿＿＿＿ 护理和 ＿＿＿＿＿＿。晚间护理应为患者创造 ＿＿＿＿＿＿ 条件。

8. 根据褥疮的发展过程和轻重程度不同可分为 ＿＿＿＿＿＿、＿＿＿＿＿＿、＿＿＿＿＿＿ 三期。

9. 为患者床上擦浴需脱衣裤时，应注意先脱 ＿＿＿＿＿＿，后脱 ＿＿＿＿＿＿，如有外伤先脱 ＿＿＿＿＿＿，后脱 ＿＿＿＿＿＿。擦洗时动作要 ＿＿＿＿＿＿，用力 ＿＿＿＿＿＿。

10. 褥疮的预防主要在于消除发生的 ＿＿＿＿＿＿，因此，要求做到勤 ＿＿＿＿＿＿、勤 ＿＿＿＿＿＿、勤 ＿＿＿＿＿＿、勤 ＿＿＿＿＿＿、勤 ＿＿＿＿＿＿。

三、是非题

1. 为一患者进行口腔护理时发现其呼气为烂苹果味，可判断其为肝昏迷先兆患者。（　　　）

2. 潮湿和肥皂对皮肤都是刺激物，可降低皮肤的抵抗力，因此作皮肤护理时应消除这些不利因素。（　　　）

3. 昏迷患者可慎用吸水管进行漱口。（　　　）

4. 擦浴过程中如患者突然出现寒战、面色苍白、脉速等现象应立即停止操作，对症处理。（　　　）

5. 昏迷患者禁止洗舌面和硬腭部，以免触及咽部引起恶心。（　　　）

6. 晨间护理的主要工作内容和最佳工作程序是：①皮肤护理；②口腔护理；③给大小便器；④扫床或更换床单。（　　　）

7. 为患者洗发时要随时观察头皮颜色、脉搏以及室温水温变化。（　　　）

8. 褥疮第二期为炎性浸润期，主要表现为受压部位呈紫红色，浅层组织感染有脓液流出。（　　　）

9. 对水肿和肥胖患者为预防褥疮，可于易受压处垫橡胶气圈。（　　　）

10. 为了预防褥疮，护士应协助长期卧床患者经常更换卧位，一般应每4小时一

次，最长不超过 8 小时，并应在翻身时避免拖、拉、推的动作，以防擦破皮肤。（ ）

11. 淤血红润期褥疮的主要措施是加强各种预防褥疮的措施，如局部可用手掌大小鱼际肌作常规按摩。（ ）

12. 口腔黏膜如有溃疡可酌情涂液体石蜡。（ ）

四、简答题

1. 简述口腔护理的目的。

2. 简述晨间护理的目的。

3. 简述压疮发生的高危人群。

4. 简述避免局部组织长期受压的措施有哪些?

5. 昏迷患者进行口腔护理时应注意哪些事项?

五、案例分析题

1. 患者，女性。截瘫，卧床 2 个月，尿失禁，骶尾部有 5cm×5cm 溃疡，深达肌层，脓性分泌物多，组织坏死脱落。

问题:

（1）请写出 1~2 个相关护理诊断。

（2）对该部位溃疡如何进行护理?

2. 口腔护理常用的漱口液有哪些? 其浓度和作用机制是什么?

3. 患者，女性，67 岁。第二磨牙及左上尖牙缺失，新配 2 颗义齿，请指导其义齿的护理方法。

4. 某高血压脑出血患者，昏迷 3 天转入院。患者口唇干裂、腭部悬雍垂有异常分泌物，口臭，你选择何种漱口液? 为该患者口腔护理时应注意的事项有哪些?

六、单项选择题

（一）专业实务

A₂ 型题

1. 患者，男性，33 岁。术后留置胃管负压引流，口腔 pH 中性。护士选用 0.02% 呋喃西林溶液为其进行口腔护理。该溶液的作用是

　　A. 遇有机物放出氧分子杀菌　　　　B. 改变细菌生长的酸碱环境

　　C. 清洁口腔，广谱抗菌　　　　　　D. 使细菌蛋白质凝固变性

　　E. 防腐生新，促进愈合

2. 患者，女性，26 岁。诊断:白血病，护士为其进行口腔护理时，发现其舌尖部有一小块血痂，错误的操作方法是

　　A. 协助患者侧卧，头偏向护士　　　B. 用过氧化氢溶液漱口

　　C. 轻轻擦拭牙齿、舌及口腔各面　　D. 观察口腔黏膜和舌苔的变化

　　E. 将舌尖部的小血痂轻轻擦去，涂上甲紫保护创面

3. 患者，女性，20 岁。患血小板减少性紫癜，护士发现其口腔黏膜有散在瘀点，右侧下牙龈有瘀斑。为该患者进行口腔护理时，应特别注意

　　A. 严格无菌技术操作，以防感染

　　B. 动作轻柔，以免损伤牙龈和黏膜

　　C. 棉球蘸水不可过湿，以防呛咳

　　D. 每次只夹 1 个棉球，防止棉球遗留在口腔

　　E. 擦拭时勿触及咽部，以免引起恶心

4. 患者，男性，40 岁。颅脑外伤，昏迷。护士为其实施口腔护理时，错误的操作是

　　A. 协助患者仰卧，头偏向护士

　　B. 协助患者用温开水漱口

　　C. 使用开口器时，不可使用暴力

　　D. 擦洗时棉球不宜过湿，防止溶液误吸入呼吸道

　　E. 棉球应夹紧，每次 1 个，注意清点棉球数量

5. 患者，男性，45 岁。诊断：脑出血，昏迷。护士为其实施口腔护理时，应特别注意

　　A. 动作轻柔　　　　　　　　　　B. 观察口腔黏膜有无出血

　　C. 禁忌漱口　　　　　　　　　　D. 先取下活动义齿

　　E. 夹紧棉球

6. 患者，男性，60 岁。昏迷，牙关紧闭。护士为其实施口腔护理时，应将开口器

　　A. 从切牙处放入　　　　　　　　B. 从磨牙处放入

　　C. 从尖牙处放入　　　　　　　　D. 从第三磨牙处放入

　　E. 从脸颊处放入

7. 患者，女性，33 岁。因高热入院，护士接诊时发现患者的长发已经纠结成团。为其梳理头发时，正确的是

　　A. 将头发分成两股，从发梢逐段梳理至发根

　　B. 将头发分成两股，从发根逐段梳理至发梢

　　C. 先用清水湿润纠结成团的头发后，再梳理

　　D. 先用油剂湿润纠结成团的头发后，再梳理

　　E. 可用力将纠结成团的头发梳顺

8. 患者，女性，60 岁。生活不能自理。护士为其床上洗发，操作目的不包括

　　A. 按摩头皮，促进头部血液循环　　B. 保持头发清洁，使患者舒适

　　C. 维护患者自尊，建立良好的护患关系　　D. 预防头虱

　　E. 进行心理辅导，纠正患者心理缺陷

9. 患者，女性，40 岁。因下肢骨折行牵引固定术，护士为其床上洗发时，调节室温和水温适宜的是

A. 20℃，40～45℃
B. 24℃，40～45℃
C. 20℃，50～52℃
D. 24℃，50～52℃
E. 26℃，40～50℃

10. 患者，男性，55 岁。急性心肌梗死入院，已治疗 2 周，护士为其床上洗发过程中，发现患者面色苍白，出冷汗，患者自诉心悸。护士应立即

A. 通知医生
B. 尽快把头发冲洗干净，完成操作
C. 给予患者镇静剂
D. 停止洗头，让患者平卧
E. 让患者做深呼吸，减轻症状

11. 患者，男性，66 岁，因脑血管意外致右侧肢体瘫痪。患者神志清楚，说话口齿不清，大小便失禁。护士帮助患者更换卧位后，在其身体空隙处垫上软枕，作用是

A. 避免排泄物对局部的直接刺激
B. 减少皮肤受摩擦刺激
C. 降低空隙处所承受的压强
D. 降低局部组织所承受的压力
E. 促进局部组织的血液循环

12. 患者，男性，60 岁。昏迷，护士发现患者骶尾部皮肤红肿、有小水疱，局部上皮剥落，有渗液。该患者局部皮肤属于压疮的

A. 淤血红润期
B. 炎性浸润期
C. 浅度溃疡期
D. 深度溃疡期
E. 局部皮肤感染

13. 患者，男性，47 岁。左股骨颈骨折，给予石膏固定。2 小时后护士发现患者左趾端皮肤发绀，感觉温度比右侧趾端低。此时护士应立即

A. 报告医生
B. 测量体温，继续观察
C. 拆松石膏，解除压迫
D. 局部按摩，促进血液循环
E. 局部垫海绵垫，防止压疮

14. 患者，男性，57 岁。脑血栓后导致偏瘫。护士发现其骶尾部有一 3cm×5cm 大小的呈紫红色的皮肤，触之较硬，并有一大水疱。护士对该患者局部皮肤正确的处理是

A. 涂厚层滑石粉后包扎
B. 揭去大水疱表皮，创面贴新鲜鸡蛋内膜保护
C. 剪去大水疱表层皮肤，用无菌纱布包扎
D. 用 1：5000 呋喃西林溶液清洁创面

E. 用无菌注射器抽出大水疱内液体，消毒后用无菌敷料包扎

15. 患者，男性，56 岁。瘫痪，护士发现其骶尾部有一创面，面积为 3cm×3cm，深达肌层，脓性分泌物多，有臭味，创面周围有黑色坏死组织。该患者局部皮肤属于压疮的

A. 淤血红润期　　　　　　B. 炎性浸润期
C. 浅度溃疡期　　　　　　D. 深度溃疡期
E. 局部皮肤感染

16. 患者，男性，37 岁。急性心肌炎入院第 3 天。护士为其进行晨间护理，操作目的不包括

A. 使患者清洁舒适　　　　B. 提醒陪护人员离开病室
C. 观察和了解病情　　　　D. 保持病室美观、整洁
E. 进行心理护理

A_3 型题

（17、18 题共用题干）

患者，58 岁。患大叶性肺炎昏迷 9 天，9 天内给予大量抗生素治疗，近日发现其口腔黏膜破溃，创面上附着白色膜状物，拭去附着物可见创面轻微出血。

17. 该患者口腔病变原因可能是

A. 真菌感染　　　　　　　B. 维生素缺乏
C. 凝血功能障碍　　　　　D. 铜绿假单胞菌感染
E. 病毒感染

18. 为该患者进行特殊口腔护理时可选用的漱口溶液是

A. 生理盐水　　　　　　　B. 复方硼砂溶液
C. 1%～4% 碳酸氢钠溶液　D. 0.02% 呋喃西林溶液
E. 0.1% 乙酸溶液

（19、20 题共用题干）

患者，女性，56 岁。偏瘫，长期卧床。护士帮助该患者床上洗发。

19. 护士操作方法正确的是

A. 调节室温至 26℃左右
B. 给患者安置侧卧位
C. 将患者头发充分湿透，用指尖揉搓头发
D. 洗净头发后，用湿毛巾擦干面部
E. 用电吹风吹干头发

20. 护士为患者洗发时，下述正确的是

A. 水温调节在 50～52℃，防止患者着凉
B. 随时观察病情变化，如发现患者面色、呼吸异常，应稍等片刻，再洗发

C. 尽量减少和患者沟通，以免污水溅入眼、耳内

D. 洗发时间不宜过长，以免引起患者头部充血、疲劳，造成患者不适

E. 洗净头发后，可用大毛巾擦干头发，不宜用电吹风吹干头发

（21、22 题共用题干）

患者，男性，67 岁。昏迷，生活不能自理。护士帮助该患者进行床上擦浴。

21. 擦洗顺序正确的是

A. 脸、颈部→上肢→胸腹部→颈、背、臀部→会阴部→下肢→双足

B. 会阴部→脸、颈部→胸腹部→上肢→颈、背、臀部→下肢→双足

C. 脸、颈部→上肢→胸腹部→会阴部→颈、背、臀部→下肢→双足

D. 脸、颈部→上肢→胸腹部→颈、背、臀部→下肢→双足→会阴部

E. 脸、颈部→会阴部→上肢→胸腹部→颈、背、臀部→下肢→双足

22. 擦浴时注意事项正确的是

A. 开窗通风，保持病室空气流通

B. 操作过程中，护士两腿并拢，靠近患者，省力

C. 端水盆时尽量远离身体，防止污水溅湿工作服

D. 严禁擦洗腹股沟

E. 如患者出现寒战、面色苍白等情况，应立即停止擦洗，给予适当处理

A$_4$ 型题

（23～26 题共用题干）

患者，男性，68 岁。因脑出血入院 3 周，偏瘫，长期卧床。近日护士发现其骶尾部皮肤发红，大小为 3cm×3cm，未破损。

23. 该患者骶尾部皮肤症状属于压疮的

A. 淤血红润期　　　　　　　　　　　B. 炎性浸润期

C. 浅度溃疡期　　　　　　　　　　　D. 深度溃疡期

E. 坏死期

24. 此期给予患者的护理措施正确的是

A. 每 3～4 小时翻身 1 次，防止局部长时间受压

B. 定期用生理盐水冲洗受压部位，保持局部清洁

C. 定时用红外线照射，保持局部干燥

D. 定时用乙醇局部或全背部按摩，促进血液循环

E. 给予低蛋白、低脂肪、低盐、低糖饮食

25. 若该患者骶尾部皮肤组织转为紫红色，触摸皮下有硬结，表皮出现小水疱。正确的护理措施是

A. 剪破小水疱表皮，引流

B. 0.02% 呋喃西林溶液冲洗局部皮肤后，无菌纱布擦干

C. 无菌敷料包裹，减少摩擦，促进小水疱自行吸收

D. 外喷抗生素，防止感染

E. 乙醇局部按摩，促进血液循环和炎症吸收

26. 若该患者骶尾部皮肤组织出现坏死，有脓液流出，并伴有臭味。此时采取的护理措施是

A. 积极采取各种预防措施，勤翻身，防止局部继续受压

B. 保护皮肤，避免感染

C. 定时用乙醇局部按摩，促进血液循环

D. 改善全身营养状况，增进组织修复

E. 清洁创面，祛腐生新，促进愈合

（二）实践能力

A$_2$型题

27. 患者，66岁。患休克型肺炎，高热昏迷9天，给予大量抗生素治疗，近日发现其口腔黏膜破溃，创面上附着白色膜状物，拭去附着物可见创面轻微出血。该患者口腔病变的原因可能是

A. 真菌感染   B. 病毒感染

C. 凝血功能障碍   D. 铜绿假单胞菌（绿脓杆菌）感染

E. 维生素缺乏

28. 患者田某因口腔黏膜发生真菌感染，选用1%～4%碳酸氢钠行口腔护理的作用机制是

A. 广谱抗菌作用

B. 清洁口腔

C. 改变病原体生长的pH环境

D. 放出新生态氧

E. 促进溃疡愈合

29. 某患者因高热昏迷，护士小李为其进行口腔护理时应注意的事项，以下哪项是错误的

A. 动作轻

B. 从切牙处放入开口器

C. 传染患者用过的物品按隔离原则处理

D. 一次一个棉球

E. 禁忌漱口

30. 某患者因长期卧床，大小便失禁，骶尾部皮肤出现红、肿、硬块及数个小水疱，对小水疱的护理错误的是

A. 保护皮肤   B. 减少摩擦

C. 避免潮湿的刺激   D. 用注射器抽出水疱内液体后，剪去表皮

E. 紫外线灯照射治疗

31. 患者，女性，22岁。因精神分裂症入院，护士发现其头部长有虱子，准备帮助患者灭虱。虱子可传播的疾病是

A. 伤寒   B. 流行性斑疹伤寒

C. 流行性脑膜炎   D. 乙型脑炎

E. 以上都是

32. 患者尤某，胆囊摘除术后第二天，护士为其进行晨间护理的内容不包括

A. 漱口   B. 洗脸   C. 梳头

D. 检查局部伤口   E. 观察睡眠情况

33. 患者赵某即将分娩，现将入住产科病房，下列哪项对患者处理不妥

A. 同卫生处置室护士送患者入病室

B. 换下的衣物由家属带回

C. 让患者行盆浴

D. 评估患者身心需要

E. 与病区护士做好病情及物品的交接

34. 患者因大手术后身上带有多种导管，护士为其更换床单时应注意

A. 将管子全部拔出   B. 血管钳夹紧管子

C. 将管子提高   D. 将管子放妥并固定好，防滑落

E. 以上方法均不可

A$_3$型题

（35、36题共用题干）

患者，女性，60岁。诊断：大叶性肺炎。高热，昏迷11天，11天内给予大量抗生素治疗。今日护士查房发现其口腔黏膜破溃，创面上附着白色膜状物，拭去附着物可见创面轻微出血。

35. 护士为该患者口腔护理时，最宜选用的漱口液是

A. 生理盐水   B. 0.1%乙酸溶液

C. 复方硼砂溶液   D. 0.02%呋喃西林溶液

E. 1%～4%碳酸氢钠溶液

36. 为该患者口腔护理时，下列操作错误的是

A. 操作前后清点棉球个数

B. 用弯止血钳夹紧棉球，每次1个

C. 从磨牙到切牙擦洗牙齿外侧面

D. 由内向外擦洗舌面

E. 擦洗完，协助患者漱口

A_4 型题

（37～39 题共用题干）

患者，女性，78 岁。脑血管意外后偏瘫，已出院，在家继续康复治疗。患者神志清楚，大小便失禁，长期卧床。

37. 社区护士评估该患者皮肤，其导致压疮的最主要原因是

A. 局部组织长期受压　　　　　B. 年老、体弱

C. 营养不良　　　　　　　　　D. 皮肤受潮湿、摩擦等刺激

E. 偏瘫

38. 护士给患者及其家属进行健康教育时，下述错误的是

A. 每 2 小时翻身 1 次，翻身时将患者身体抬起，避免拖、拉、推等动作

B. 可在患者身体空隙处垫橡胶气圈和棉圈

C. 患者衣服、被褥潮湿应及时更换

D. 经常用 50% 乙醇或红花酊进行局部或全背部按摩

E. 应给予患者高蛋白、高维生素膳食

39. 用 50% 的乙醇给患者按摩，其目的是

A. 消毒皮肤　　　　　　　　　B. 降低局部温度

C. 润滑皮肤　　　　　　　　　D. 去除污垢

E. 促进血液循环

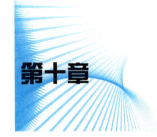

第十章

生命体征的评估及护理

【学习内容提炼，涵盖重点考点】

生命体征是体温、脉搏、呼吸、血压的总称。是人体基本生理功能的表现。

第一节　体温的评估及护理

一、正常体温

（一）体温的产生

体温是由三大营养物质（糖、脂肪、蛋白质）氧化分解而产生的。

（二）体温的调节

体温的调节分为生理性调节和行为性调节。

（三）产热和散热

1. 产热主要部位为内脏和骨骼肌。
2. 散热（表10-1）。

表 10-1　散热形式及特点

形式	特点
辐射	1. 热由一个物体表面通过电磁波的形式传到另一个与之不接触的物体表面的散热方式
	*2. 在安静状态下及低温环境中，辐射是主要的散热方式
对流	1. 通过气体或液体的流动来交换热量的一种散热方式
	2. 如室内通风
蒸发	1. 液态变为气态，同时带走大量热量的一种散热方式
	*2. 蒸发是主要的散热方式，如高热患者乙醇拭浴时
传导	1. 机体的热量直接传到另一个与其直接接触且温度较低的物体的一种散热方式
	2. 如高热时使用冰袋、冰帽等降温法，就是利用传导散热

（四）生理性变化

1. 昼夜因素　*一般 2：00～6：00 体温最低，14：00～20：00 体温最高，变化范围在 0.5～1℃。如长期从事夜间工作的人员，则出现夜升昼降的周期性波动。

2. 年龄因素　*儿童基础代谢率高，体温可略高于成人；老年人基础代谢率低，故体温偏低。

3. 性别因素　女性一般较男性稍高。*女性在月经前期和妊娠早期，体温可轻度升高，而排卵期较低，这主要与孕激素分泌的周期性变化有关。

4. 其他　情绪激动、精神紧张、进食均可使体温略有升高。而安静、睡眠、饥饿等可使体温略有下降。

（五）正常体温范围（表 10-2）

*表 10-2　健康成年人不同部位的体温正常范围及平均值

部位	正常范围	平均值
腋窝	36.0～37.0℃	36.5℃
口腔	36.3～37.2℃	37.0℃
直肠	36.5～37.7℃	37.5℃

体温转换公式：℃＝（℉－32）×5/9　　℉＝℃×9/5＋32

二、异常体温

（一）体温过高

1. 体温过高又称发热，临床上最常见的是感染性发热。

2. 发热程度（以口腔温度为标准）

*（1）低热：体温 37.3～38.0℃。

*（2）中度热：体温 38.1～39.0℃。

*（3）高热：体温 39.1～41℃。

*（4）超高热：体温在 41℃以上。

3. 发热的临床过程　具体区别见表 10-3。

*表 10-3　发热临床过程的特征比较

临床过程	特点	临床表现
体温上升期	产热＞散热；骤升	*畏寒、无汗、皮肤苍白，有时伴有寒战
高热持续期	产热和散热在较高水平趋于平衡	颜面潮红、皮肤灼热、口唇干燥、呼吸深快、脉搏加快、尿量减少
退热期	散热＞产热；骤降	大量出汗、皮肤温度下降，年老体弱及患心血管疾病的患者，因大量出汗，体液丧失，*易出现虚脱或休克

（1）体温上升期。

（2）高热持续期。

（3）退热期。

4. 热型 具体区别见表10-4。

*表10-4 临床常见热型的特点与常见疾病的关系

常见热型	特点	常见病
稽留热	体温持续升高*达 39.0～40.0℃，持续数天或数周，24 小时波动范围不超过 1℃	*伤寒、肺炎
弛张热	体温在 39.0℃以上，但波动幅度大，24 小时内波动范围达 1℃以上，最低体温仍超过正常水平	*败血症、风湿热
间歇热	高热与正常体温交替出现，体温可骤升达 39℃以上，持续数小时或更长，又很快下降至正常，经数小时、数天的间歇后，又再次发作	*疟疾
不规则热	体温在 24 小时内变化不规则，持续时间不定	*流行性感冒、肿瘤性发热

（1）稽留热。

（2）弛张热。

（3）间歇热。

（4）不规则热。

（二）体温过低

1. 体温低于正常范围称为体温过低。

2. 临床分度

（1）轻度：32.0～35.0℃。

（2）中度：30.0～32.0℃。

（3）重度：<30.0℃，瞳孔散大，对光反射消失。

（4）致死温度：23.0～25.0℃

3. 常见 *早产儿、重度营养不良及极度衰竭的患者。

（三）异常体温的护理措施

1. 体温过高

（1）卧床休息：*高热时，新陈代谢快，食欲下降，进食量少，同时消耗增加，应卧床休息，减少能量消耗，利于机体的康复。护士还应为患者提供温度适宜、安静舒适、通风良好的室内环境。

（2）降温：可采用物理降温和药物降温的方法，*较好的降温措施是物理降温。体温超过 39.0℃，可用冰袋冷敷头部；体温超过 39.5℃，可用乙醇擦拭身体，温水洗澡。*行药物降温或物理降温 30 分钟后，应测量体温，并做好记录和交班。

（3）保暖：调节室温，注意保暖，尤其是体温上升期。

（4）密切观察：*高热患者每隔 4 小时测量 1 次体温，体温恢复正常 3 天后，可递减为 1～2 次/天。

（5）补充营养和水分：*鼓励患者多饮水，给予患者高热量、高蛋白质、高维生素、易消化的流质或半流质饮食，鼓励患者少量多餐。对不能进食的患者，遵医嘱给予静脉输液或鼻饲。

（6）口腔护理：晨起、餐后、睡前协助患者漱口，保持口腔清洁，防止口腔感染。

（7）皮肤护理：*对长期卧床的患者，应预防压疮的发生。患者在退热期由于大量出汗，要及时擦干汗液，更换衣服、床单、被套等，保持皮肤清洁、干燥，防止着凉。

（8）心理护理：密切观察患者发热各期的心理反应，尽量满足患者的需要。

（9）健康教育：教会患者及家属正确测量体温、简易物理降温的方法；并告知休息、营养、饮水、清洁的重要性。

2. 体温过低

（1）适宜室温：*保持室温 22～24℃。

（2）注意保暖：提高机体温度，减少热量散失。如加盖被、喝热饮料、足底及身体其他部位同时放热水袋等*（不宜局部放置热水袋，以免局部血流量增大，影响全身血运状况）。对老人、小儿及昏迷患者，要注意防止烫伤。

（3）密切观察：密切观察病情及生命体征的变化，至少每小时测量体温 1 次。

（4）配合抢救：积极配合医生做好抢救准备。

（5）健康指导：教会患者避免导致低体温的因素。

三、体温计的清洁、消毒和检查法

1. 水银体温计的清洁、消毒方法

（1）常用的消毒溶液：1% 消毒灵、70% 乙醇、1% 过氧乙酸等。

（2）方法：①水银体温计使用后，全部浸泡于消毒容器内，5 分钟后取出，用冷开水冲洗后，将体温计甩至 35℃以下，再放入另一消毒液容器中浸泡 30 分钟后取出，用冷开水冲洗，再用消毒纱布擦干，存放于清洁容器内备用；②口表、腋表、肛表应分别消毒、清洗与存放；③消毒溶液和冷开水每天更换一次，容器、离心机等每周消毒一次。

2. 水银体温计的检查法　将所有体温计的汞柱甩至 35℃以下，同时放入 40.0℃以下的温水中，3 分钟后取出检视。读书相差 0.2℃以上、玻璃柱有裂隙、水银柱自动下降的体温计，则不能再用。

四、体温测量的方法

(一) 测体温法要点 (表10-5)

表10-5 测体温法要点

测体温的方法	测量时间	测量方法	禁忌证
腋温	10分钟	擦干腋窝皮肤后，将体温计水银端放于腋窝正中后屈肘过胸	肩关节受伤，消瘦者
肛温	3分钟	肛表水银端插入肛门3～4cm处	直肠、肛管损伤，心肌梗死
口温	3分钟	体温计放于舌下热窝，用鼻呼吸	婴幼儿、精神异常、口腔损伤者

(二) 注意事项

1. 不宜测口温　婴幼儿、精神异常、昏迷、口腔疾病、口鼻手术或呼吸困难及不合作者，刚进食或面颊部冷、热敷后，应间隔30分钟后测温。

2. 不宜测肛温　腹泻、直肠或肛门手术、心肌梗死者，坐浴或灌肠者须待30分钟后测温。

3. 不宜测腋温　局部有伤口、肩关节受伤或消瘦者腋下出汗较多者应擦干后再测温；沐浴后须待30分钟后测温。

4. 复测体温　发现体温和病情不相符合时，应在病床旁监测，必要时做肛温和口温对照复查。

5. 不慎咬破体温计　应立即消除玻璃碎屑，以免损伤唇、舌、口腔黏膜。然后口服蛋清液或牛奶以延缓汞的吸收。若病情允许，可食用膳食纤维丰富的食物，加速汞的排出。

6. 甩体温计　用腕部力量，勿触及它物，以防撞碎；切忌把体温计放在热水中清洗或沸水中煮，以防爆裂。

高频考点解析

1. 正常体温数值　记住36.5、37、37.5几个关键数字，以口腔温度居中，直肠温度与腋下温度分别上升或下降0.5℃。

2. 发热程度划分　记住37.3、38.1、39.1、41几个关键数字。

3. 发热的过程　体温上升期 (产热>散热)、高热持续期 (产热≈散热) (高水平)、退热期 (产热<散热)。

4. 热型　稽留热 (体温持续在39～40℃，24小时体温波动不超过1℃)、弛张热 (体温持续在39℃以上，24小时体温波动大于1℃)、间歇热 (体温骤升至39℃以上，持续数小时后下降，经过一个间歇，体温又升高，反复发作)、不规则热 (发热时间和持续时间无规则)。

第二节　脉搏的评估及护理

一、脉搏的评估

脉搏是随着心脏的节律性收缩和舒张，动脉管壁相应地出现扩张和回缩，动脉这种有节律的搏动称为脉搏。

（一）正常脉搏

1. 脉搏的观察

（1）脉率：即每分钟脉搏搏动的次数。安静状态下，*成人为 60～100 次 / 分。且脉率与心率一致。

（2）脉律：正常脉搏的节律均匀、规则，间隔时间相等。

（3）脉搏的强弱：取决于心排血量、动脉的充盈程度、动脉管壁的弹性和脉压大小。正常情况下脉搏强弱一致。

（4）动脉管壁的弹性：正常的动脉管壁光滑、柔软，有一定的弹性。

2. 脉搏的生理性变化

（1）小儿比成人快，老人稍慢。

（2）一般同龄女性比男性稍快。

（3）运动、情绪变化时可暂时增快，休息、睡眠时较慢。

（二）异常脉搏

1. 异常脉搏的观察（表 10-6）

*表 10-6　异常脉搏的观察

观察项目	异常变化	常见疾病
频率异常	速脉：安静时，成人脉率超过 100 次 / 分	*发热、甲状腺功能亢进症、休克、大出血前期
	缓脉：安静时，成人脉率低于 60 次 / 分	*颅内压增高、房室传导阻滞、甲状腺功能减退症、*高钾血症
节律异常	*间歇脉：亦称过早搏动或期前收缩。在一系列正常均匀的脉搏中，出现一次提前而较弱的搏动，其后有一较正常延长的间歇	各种心脏病或洋地黄中毒，少数健康人偶尔出现
	*二联律：隔 1 个正常搏动出现一次期前收缩	
	*三联律：隔 2 个正常搏动出现一次期前收缩	
	*脉搏短绌：即绌脉。在同一单位时间内，脉率少于心率，心律完全不规则，心率快慢不一，心音强弱不等	*心房颤动
脉搏强弱异常	洪脉	高热、甲状腺功能亢进症
	丝脉：又称细脉	心功能不全、大出血、休克
动脉管壁弹性异常		动脉硬化

锦　囊　妙　计

颅内压增高的患者生命体征的特点是"两慢一高"，即心率慢、呼吸慢、血压高。

2. 异常脉搏的护理
（1）指导患者休息，适当活动。
（2）观察患者脉搏的频率、节律、强弱及动脉管壁的弹性，以及其他相关症状。
（3）遵医嘱给药，做好用药指导，观察药物疗效及不良反应。协助进行各项检查。
（4）做好心理护理，消除顾虑和紧张因素。
（5）指导患者进清淡易消化饮食，戒烟、戒酒。

二、脉搏的测量

（一）测量部位

凡浅表靠近骨骼的大动脉均可用于诊脉，*常选择桡动脉。其次有颞浅动脉等表浅且靠近骨骼的动脉。

（二）操作要领（以桡动脉为例）

1. 核对，称呼患者并解释，*询问患者测量前 30 分钟有无过度活动、紧张、恐惧等影响测脉搏的因素。
2. 患者取坐位或卧位，手臂放于舒适位置，腕部伸展。
3. 护士用示指、中指、环指并拢，指端置于桡动脉表面。按压轻重以能清楚地触及动脉搏动为宜。
4. 正常脉搏计数为触诊 30 秒所测数值乘以 2。*如脉搏异常或危重患者应测 1 分钟。若脉搏细弱而触不清时，应用听诊器听心率 1 分钟代替触诊。
5. *脉搏短绌的测量　由两名护士同时测量，一人听心率并发起止口令，另一人测脉率，测 1 分钟。记录方法：心率/脉率。
6. 记录方法　脉率值（次/分）；脉搏短绌的记录方法，心率/脉率值（次/分）。

（三）注意事项

1. 诊脉前　患者有剧烈活动或情绪激动时，应*休息 20～30 分钟后再测量。
2. *不可用拇指诊脉，以防拇指小动脉搏动与患者脉搏相混淆。
3. 为*偏瘫患者测脉搏，应选择健侧肢体。

高频考点解析

1. 安静状态下成人脉搏为 60～100 次/分。且脉率与心率一致。

2．速脉　脉率＞100次/分；缓脉：脉率＜60次/分；脉搏短绌：即绌脉。在同一单位时间内，脉率＜心率，心律完全不规则，心率快慢不一，心音强弱不等。

3．脉搏短绌的测量　由两名护士同时测量，一人听心率并发起止口令，另一人测脉率，测1分钟。记录方法：心率/脉率。

第三节　呼吸的评估及护理

一、呼吸的评估

呼吸指机体在新陈代谢过程中，需要不断地从外界环境中摄取氧气，并把自身产生的二氧化碳排出体外，这种机体和环境之间气体交换的过程，称为呼吸。

（一）正常呼吸

1．正常呼吸的观察　在安静状态下，*正常成人呼吸为16～20次/分，表现为节律规则，均匀无声，不费力。

2．生理性变化　*正常呼吸的频率和深浅度可受年龄、性别、运动、情绪等因素的影响而改变。一般年龄越小，呼吸频率越快，如幼儿比成人快，老人稍慢；同龄女性比男性呼吸频率稍快；活动和情绪激动时呼吸频率加快；休息和睡眠时呼吸频率减慢。呼吸的频率和深浅还可受意识控制。

（二）异常呼吸

1．异常呼吸的观察（表10-7）

*表10-7　异常呼吸的观察

观察项目	异常变化	*常见疾病
频率异常	呼吸过速：又称气促。安静时，*成人呼吸频率＞24次/分。发热时体温每升高1℃，呼吸增加4次/分	高热、疼痛、缺氧、甲状腺功能亢进症等
	*呼吸缓慢：安静时，成人呼吸频率＜10次/分	颅内压增高、巴比妥类药物中毒
节律异常	*潮式呼吸：又称陈-施呼吸。特点：呼吸从浅慢开始逐渐加深加快，达高潮后，又逐渐变浅变慢，然后暂停5～30秒后，重复出现以上呼吸。呈潮水涨落样，周而复始	脑炎、脑膜炎、颅内压增高、酸中毒、巴比妥类药物中毒
	间断呼吸：又称毕奥呼吸。特点：呼吸和呼吸暂停现象交替出现	颅内病变、呼吸中枢衰竭
深浅度异常	*深度呼吸：又称库斯莫呼吸。深而规则的大呼吸	尿毒症、糖尿病所致代谢性酸中毒
	浮浅性呼吸：浅表而不规则的呼吸，有时呈叹息样	濒死者
声音异常	蝉鸣样呼吸：吸气时有一种高音调的音响，似蝉鸣，多因声带附近阻塞引起	喉头水肿、痉挛或喉头有异物
	鼾声呼吸：因气管或支气管有较多的分泌物蓄积所致	深昏迷者

续表

观察项目	异常变化	*常见疾病
型态异常	胸式呼吸减弱，腹式呼吸增强：正常女性以胸式呼吸为主	肺炎、胸膜炎、肋骨骨折、肋骨神经痛
	腹式呼吸减弱，胸式呼吸增强：正常男性及儿童以腹式呼吸为主	腹膜炎、大量腹水、肝脾极度肿大、腹腔巨大肿瘤
呼吸困难	*吸气性呼吸困难：出现明显三凹征，即胸骨上窝、锁骨上窝、肋间隙或腹上角凹陷，多见于上呼吸道部分梗阻	喉头水肿、喉头异物
	*呼气性呼吸困难：呼气时间显著长于吸气时间，多见于下呼吸道部分梗阻	支气管哮喘、肺气肿
	混合性呼吸困难：吸气和呼气均感费力	肺部感染

2. 异常呼吸的护理*

（1）提供舒适环境，保持环境整洁、安静、舒适，温度与湿度适宜。

（2）密切观察呼吸及相关症状、体征的变化。

（3）嘱患者卧床休息，减少耗氧量。

（4）及时清除呼吸道分泌物，必要时给予吸痰，保持呼吸道通畅。

（5）酌情给予氧气吸入，必要时可用呼吸机辅助呼吸。

（6）遵医嘱服药，观察疗效及不良反应。

（7）稳定患者情绪，保持良好心态。

（8）对患者进行健康教育，戒烟戒酒，培养良好的生活方式。

二、呼吸测量的方法

（一）测量方法要点

1. *保持诊脉手势，以分散患者的注意力，使患者处于自然呼吸的状态，以维持测量的准确性。

2. 观察患者胸部或腹部起伏次数，一起一伏为1次，男性多为腹式呼吸，女性多为胸式呼吸。*一般患者观察30秒，将测得数值乘以2，*呼吸异常患者观察1分钟。

3. *危重患者或呼吸微弱不易观察时，可用少许棉花置于患者鼻孔前观察棉花纤维被吹动的次数，计数1分钟。

4. 计数，*正常呼吸测30秒，乘以2。

5. 记录结果。

6. 将呼吸值转入体温单上。

（二）注意事项*

1. 由于呼吸可受意识控制，测量呼吸时注意不要让患者察觉。

2. 测量呼吸应在安静状态下，如测量时患者有剧烈运动或情绪激动，应休息 30 分钟后再测量。

3. 同时应观察呼吸的节律、深浅度、音响、气味及呼吸困难的症状等变化。

高频考点解析

1. 正常成人呼吸为 16～20 次/分。

2. 异常呼吸的特点及常见病　频率异常（呼吸过快、呼吸缓慢）、节律异常（潮式呼吸、间断呼吸）、深浅度异常（深度呼吸、浮浅性呼吸）、音响异常（蝉鸣样呼吸、鼾声呼吸）、呼吸困难（吸气性、呼气性、混合性）。

3. 危重患者或呼吸微弱不易观察时，可用少许棉花置于患者鼻孔前观察棉花纤维被吹动的次数，计数 1 分钟。

第四节　血压的评估及护理

一、血压的评估

血压是指血液在血管内流动时对血管壁的侧压力。通常所说的血压是指动脉血压。

（一）正常血压

1. 血压的观察　一般以肱动脉血压为标准。在安静状态下，*正常成人收缩压为 90～139mmHg，舒张压为 60～89mmHg，脉压为 30～40mmHg。

2. 血压也可以 kPa 来表示，其换算关系为 1mmHg＝0.133kPa。

3. 生理性变化

（1）年龄和性别：动脉血压随年龄的增长而逐渐增高，新生儿血压最低，*儿童血压比成人低。同龄女性血压比男性偏低，更年期后，女性血压与男性差别较小。

（2）昼夜和睡眠：*清晨血压一般最低，傍晚血压最高，夜间睡眠血压降低，休息和睡眠不佳时，血压稍增高。

（3）环境：*在寒冷刺激下，血压可略升高；在高温环境中，血压可略下降。

（4）体型：高大、肥胖者血压较高。

（5）部位：下肢收缩压比上肢高，右上肢高于左上肢。

（6）其他：紧张、恐惧、害怕、兴奋及疼痛等精神状态的改变，均可导致血压升高；吸烟、饮酒、盐摄入过多及药物等也会影响血压值。

4. 各年龄组的血压平均值（表 10-8）

*表 10-8 各年龄组的血压平均值

年龄	血压（mmHg）
1 个月	84/54
1 岁	95/65
6 岁	105/65
10～13 岁	110/65
14～17 岁	120/70
成年人	120/80
老年人	140～160/80～90

（二）异常血压

1. 异常血压值的观察

（1）高血压：*成人收缩压达到 140mmHg 或以上和（或舒张压）在 90mmHg 或以上（表 10-9）。

*表 10-9 高血压水平的分类

类别	收缩压（mmHg）	舒张压（mmHg）
正常血压	＜120	＜80
*正常高值	120～139	80～89
高血压	≥140	≥90
Ⅰ级高血压（轻度）	140～159	90～99
Ⅱ级高血压（中度）	160～179	100～109
*Ⅲ级高血压（重度）	≥180	≥110
单纯收缩期高血压	≥140	＜90

（2）低血压：*成人收缩压低于 90mmHg，舒张压低于 60mmHg。常见于大量失血、休克、急性心力衰竭患者。

（3）脉压的变化：*脉压增大：见于主动脉瓣关闭不全、主动脉硬化等患者；脉压减小：见于心包积液、缩窄性心包炎、主动脉瓣狭窄等患者。

2. 异常血压的护理*

（1）提供良好的环境。

（2）选择易消化、低脂肪、低胆固醇的食物，控制烟、酒、浓茶的摄入。

（3）保证良好的生活习惯，控制情绪。

（4）复测后发现血压异常，与患者基础血压对照后，给予患者解释、安慰。

（5）监测患者血压及其他病情的变化，做好记录。

（6）血压过高者应卧床休息，血压过低者迅速取平卧位，及时向医生汇报，采取适宜的处理。

二、血压测量的方法

（一）血压计的种类

血压计包括水银血压计（台式、立式两种）、弹簧表式血压计、电子血压计（肘式、腕式两种）等。

（二）测量方法

1. 评估患者　了解病情及治疗情况、意识状态、基础血压值、合作程度、被测肢体有无皮肤损害及功能障碍。

2. ★测量部位　常用上肢肱动脉、下肢股动脉。

3. 操作方法要点

（1）备物，检查：测量前检查血压计（袖带宽窄合适，玻璃管无裂隙，管道连接正确，水银充足，橡胶管和输气球不漏气）。

（2）核对，解释：询问有无影响测量的因素。

（3）体位：★嘱患者休息 20～30 分钟，并取坐位或仰卧位。

（4）露上臂：血压计位置为打开盒盖呈 90°垂直位置；★袖带下缘距肘窝 2～3cm，松紧以能放入一指为宜。

（5）缠袖带，触肱脉：听诊器胸件位置为在袖带下缘，紧贴肱动脉搏动最强点（勿全部塞入袖带内）。

（6）★注气：向袖带内打气至动脉搏动音消失，再上升 20～30mmHg。

（7）放气：使汞柱以每秒 4mmHg 的速度下降，注视水银柱所指刻度，★当从听诊器中听到第一声搏动时水银柱上所指刻度，即为收缩压；随后搏动声逐渐增强，★当搏动音突然变弱或消失时水银柱所指刻度为舒张压。

（8）整理：测量完毕，将血压计向右倾斜 45°。

（9）记录：收缩压 / 舒张压（mmHg 或 kPa）。

4. 注意事项

（1）测量前：应检查血压计。

（2）需密切观察血压者：应做到★"四定"，即定时间、定部位、定体位、定血压计。

（3）测血压：血压计"0"点应与心脏、肱动脉在同一水平位上。★坐位时肱动脉平第 4 肋软骨，仰卧位时肱动脉平腋中线水平。

（4）排除干扰因素（表 10-10）。

（5）重测血压：血压异常或听不清时应先将袖带内的气体驱尽，使水银柱降至"0"点，稍等片刻后，再进行测量。

（6）★为偏瘫患者测量血压：应选择健侧。

*表 10-10　血压测量值的干扰因素与其变化

干扰因素	血压值变化
袖带过宽	偏低
袖带过窄	偏高
袖带过紧	偏低
袖带过松	偏高
水银不足	偏低
被测肢体位置过高	偏低
被测肢体位置过低	偏高
测试者眼睛视线低于水银柱弯月面	偏高
测试者眼睛视线高于水银柱弯月面	偏低

高频考点解析

1．正常成人收缩压为 90～139mmHg，舒张压为 60～89mmHg，脉压为 30～40mmHg。

2．测量部位　常用上肢肱动脉、下肢股动脉。

3．血压的测量方法（备用物→检查具→核对好→解释清→取体位→露上臂→缠袖带→触肱脉→置胸件→关气门→注气→观汞柱→放气→辨声音→听仔细→记读数→整用物）。

4．观察血压　应做到*"四定"，即定时间、定部位、定体位、定血压计。

【模拟试题测试，提升应试能力】

一、名词解释

1．生命体征　　2．呼吸困难　　3．稽留热　　4．间断呼吸　　5．脉搏短绌

二、填空题

1．正常脉压为 _____。

2．需要密切观察血压者，应做到四定，即 _____、_____、_____、_____。

3．测量口腔温度时，体温计应放于舌下的 _____。

4．成人脉率超过 _____ 次 / 分称为速脉，低于 _____ 次 / 分称为缓脉。

5．脉搏的强弱取决于 _____、_____、_____、_____。

6．异常呼吸观察内容为 _____、_____、_____、_____。

7．吸气性呼吸困难的特点是 _____ 困难，有明显的三凹征，即 _____、_____、_____ 出现凹陷。

8. 发热的三个阶段为 _____、_____、_____。

9. 测量上肢血压时，肱动脉应与 _____ 处于同一水平。患者取坐位时，肱动脉平 _____；患者取卧位时，肱动脉和 _____ 平。

10. 检查体温计先将水银甩至 _____℃以下，同时放入 _____℃以下温水中，经 _____ 分钟后取出，如读数相差 _____℃或水银柱 _____ 则不能再用。

三、是非题

1. 健康人测量腋窝温度为 37.3℃。（   ）

2. 体温在 39.0℃以上，但波动幅度大，24 小时内波动范围达 1℃以上，最低体温仍超过正常水平是弛张热。（   ）

3. 精神异常、昏迷、婴幼儿、口鼻腔手术或呼吸困难及不能合作者，均不宜采用口腔测温。（   ）

4. 隔 2 个正常搏动出现一次期前收缩称为二联律。（   ）

5. 脉搏短绌的测量：由两名护士同时测量，一人听心率并发起止口令，另一人测脉率，测 1 分钟。记录方法：心率／脉率。（   ）

6. 呼吸过速见于高热患者。（   ）

7. 清晨血压一般最高，傍晚血压最低。（   ）

8. 被测肢体位置过低，血压值偏低。（   ）

9. 20kPa 等于 140mmHg。（   ）

10. 紧张、兴奋及疼痛等精神状态的改变，均可导致血压升高。（   ）

四、简答题

1. 常见的热型有哪几种？各自的特点和临床意义如何？

2. 体温过低常见于哪些患者？为什么？如何进行护理？

3. 简述测量体温的注意事项。

4. 影响血压形成的因素有哪些？

5. 血压计如何进行校正？

五、案例分析题

1. 当你为一患者测量口腔温度时，患者不慎咬破体温计，你将如何处理？

2. 患者，男性，18 岁。因与人发生矛盾而发展到打架斗殴，导致复合外伤而入院，患者呼吸呈由浅慢逐渐加深加快，又由深快逐渐变为浅慢，继之暂停 30 秒后再度出现上述状态的呼吸。患者此时出现的是何种呼吸异常？并描述其特点及临床意义。

3. 患儿，7 岁。因食用果冻不慎而导致果冻进入气管，患儿可能出现哪种呼吸困难？其特点是什么？

4. 患者，男性，59 岁。因头痛、头晕、失眠、注意力不集中 1 月余，工作劳累或精神紧张后加重来就诊。查体：患者体温 36.6℃，脉搏 80 次／分，呼吸 20

次 / 分，血压 150/95mmHg，患者有高血压家族史。请你判断患者的血压为何种类型？在测量中应注意什么？

六、单项选择题

（一）专业实务

A₂ 型题

1. 患者，男性，42 岁。因"菌痢"入院，护士在测量体温时得知患者 3 分钟前饮过热开水，为此应该

A. 嘱其用冷开水漱口后再测　　　　　　B. 暂停测一次

C. 参照上次测量值记录　　　　　　　　D. 改测直肠温度

E. 告知患者 30 分钟后再测口腔温度

2. 患者李某不慎咬碎体温计，护士应立即采取的措施是

A. 口服蛋清液　　　　　　B. 催吐

C. 清除口腔内玻璃碎屑　　D. 洗胃

E. 服缓泻剂

3. 患者姚某，伤寒，持续高热 3 天，每晨 8：00 测得体温 39.2℃左右，下午 4：00 测得体温 39.6℃左右，此热型为

A. 稽留热　　　　　　B. 弛张热　　　　　　C. 间歇热

D. 不规则热　　　　　E. 异常热

4. 患者许某安眠药中毒，意识模糊不清，呼吸微弱，浅而慢，不易观察，护士应采取的测量方法是

A. 以 1/4 的脉率计算

B. 测脉率后观察胸腹起伏次数

C. 听呼吸音响计数

D. 用少许棉花置患者鼻孔前观察棉花飘动次数计呼吸频率

E. 用手感觉呼吸气流通过计数

5. 患者，女性，65 岁。诊断为心房颤动。护士为其测血压，动脉搏动微弱，需重复测量，下述做法错误的是

A. 将袖带内气体驱尽　　　　B. 使汞柱降至"0"点

C. 稍等片刻后重测　　　　　D. 连续加压直到听清为止

E. 测量值先读收缩压，后读舒张压

6. 患者赵某突感胸闷心悸，护士为其测脉时发现每隔一个正常搏动后出现一次过早搏动，此现象称为

A. 交替脉　　B. 二联律　　C. 三联律　　D. 间歇脉　　E. 缓脉

7. 患儿方某，3 岁，腹泻入院，给其测体温并记录，下述正确的是

A. 口腔测量法：3 分钟，用蓝"●"

B. 直肠测量法: 3 分钟, 用蓝 "○"

C. 直肠测量法: 3 分钟, 用蓝 "⊙"

D. 腋下测量法: 5 分钟, 用蓝 "○"

E. 腋下测量法: 10 分钟, 用蓝 "⊗"

8. 患者, 56 岁。因 "风心病、房颤" 入院, 心率 110 次 / 分, 心音强弱不等, 心律不规则, 脉率 88 次 / 分, 护士测脉搏正确的方法是

A. 先测脉率, 再测心率　　　B. 护士测脉率、心率, 医生发口令

C. 一人同时测脉率和心率　　D. 一人听心率, 一人测脉率, 同时测 1 分钟

E. 一人测脉率、心率, 一人计时

9. 患者王某, 入院后出现代谢性酸中毒, 此患者的呼吸表现可能为

A. 费力而不规则　　　　　　B. 深快而规则

C. 浅慢而规则　　　　　　　D. 叹息样

E. 呼吸和呼吸暂停交替出现

10. 患者, 男性, 60 岁。血压值持续在 156/95mmHg, 应考虑为

A. 正常血压　　　　　　　　B. 收缩压偏高, 舒张压偏低

C. 收缩压偏高, 舒张压正常　D. 高血压

E. 低血压

11. 患儿, 男性, 5 岁。不慎将花生米吸入气管, 其不可能出现的临床表现是

A. 吸气费力　 B. 呼气费力　 C. 口唇发绀　 D. 烦躁不安　 E. 鼻翼扇动

A₃ 型题

12. 患儿, 女性, 3 个月。因急性上呼吸道感染入院, 现体温 40.1℃。下列护理措施正确的是

A. 有专人看护测量体温

B. 因患儿手腕太细, 护士可用拇指测脉搏

C. 患儿正在大哭时, 应尽快数完呼吸

D. 每天测量体温 3 次

E. 给予患儿低热量、低蛋白、高维生素、易消化的流质饮食

13. 患者, 男性, 40 岁。诊断: 急性胆囊炎。查体: 体温 39.5℃, 脉搏 92 次 / 分, 呼吸 24 次 / 分。下列护理措施不妥的是

A. 卧床休息　　　　　　　　B. 测体温, 每 4 小时 1 次

C. 鼓励多饮水　　　　　　　D. 冰袋置于患者头顶、足底处

E. 口腔护理 2~3 次 / 天

14. 患儿, 男性, 3 岁。因心肌炎入院治疗。患儿畏寒、无汗, 皮肤苍白, 偶伴寒战。护士判断其处于发热过程的

A. 体温上升期　　　　　 B. 体温持续期　　　　　 C. 高热持续期

D. 退热期　　　　　　　　E. 体温下降期

A₄ 型题

（15～17 题共用题干）

患者，70 岁。诊断：流行性感冒。主诉怕冷。查体：体温 39.5℃，速脉，呼吸粗大，皮肤苍白、无汗。

15. 护士为该患者测量体温时，下列做法错误的是

A. 若测量口温，时间为 3 分钟

B. 若测量肛温，插入肛门 3～4cm

C. 若测量腋温，时间为 5 分钟

D. 测量肛温前润滑温度计前端

E. 若测量肛温，时间为 3 分钟

16. 护士发现该患者的体温表现为：24 小时内变化不规则，持续时间不定。该患者热型属于

A. 弛张热　　B. 稽留热　　C. 间歇热　　D. 不规则热　　E. 波浪热

17. 针对上述症状，护士给予患者以下护理措施，其中错误的是

A. 卧床休息，保持病室安静

B. 做好皮肤与口腔护理

C. 鼓励患者多饮水

D. 进高热量、高蛋白、高维生素、易消化流质饮食

E. 放置冰袋于额头、枕后、腋下及腹股沟处

（二）实践能力

A₂ 型题

18. 患者，男性，67 岁。高血压病史 10 年。入院血压 150/96mmHg，经治疗血压稍下降，但时有波动，患者紧张焦虑，下述护理措施不妥的是

A. 测得血压值偏高时应保持镇静

B. 如血压值偏高应与其基础血压对照后做合理解释

C. 如实告知患者测量结果，使患者提高警惕

D. 安慰患者保持情绪乐观

E. 向患者讲解治疗原则，给予保健指导

19. 患者，女性，70 岁。发热 2 天，测体温 39.5℃，皮肤潮红，已用药物退热，患者大量出汗时应给予的护理措施是

A. 评估出入量　　　　　　　B. 擦干汗液，更换衣服

C. 测体温　　　　　　　　　D. 填写护理记录单

E. 降低室温

20. 患儿，男性，7 岁。发热 3 天，测量体温为 39.7℃，给予物理降温，退热

时，为防止发生虚脱应重点观察有无

 A. 皮肤苍白、寒战   B. 头晕、出汗、疲倦

 C. 脉搏、呼吸渐慢、出汗 D. 脉细数、四肢湿冷、出汗

 E. 脉速、面部潮红、头晕

21. 患者，男性，40 岁。交通事故致复合创伤后 1 小时入院。患者呼吸呈由浅慢逐渐加深加快，又由深快逐渐变为浅慢，继之暂停 30 秒后再度出现上述状态的呼吸。该患者的呼吸是

 A. 间断呼吸   B. 潮式呼吸

 C. 毕奥呼吸   D. 鼾声呼吸

 E. 呼吸困难

22. 患者，男性，63 岁。脑栓塞，左侧肢体偏瘫，护士为其测量血压时选择右上肢的原因是

 A. 护士操作便利

 B. 左侧肢体循环不良

 C. 左侧肢体肌张力增高，不能真实反映血压情况

 D. 患者能配合活动

 E. 左侧肢体不能配合测量

23. 患者，女性，43 岁。因"房颤"入院，主诉心悸、头晕、胸闷、四肢乏力，护士为其切脉时发现脉搏细数、不规则，同一单位时间内心率大于脉率，听诊心率快慢不一，心律完全不规则，心音强弱不等。在体温单上绘制的方法是

 A. 脉搏红点，心率红圈，两者之间红线相连

 B. 心率红点，脉搏红圈，两者之间红线相连

 C. 脉搏红点，心率红圈，两者之间红虚线相连

 D. 心率红点，脉搏红圈，两者之间红虚线相连

 E. 心率红点，脉搏红圈，两者之间蓝虚线相连

24. 患儿，女性，4 岁。在测量口腔温度时不慎咬破体温计。护士首先应采取的措施是

 A. 了解咬破体温计的原因 B. 检查体温计破损程度

 C. 清除口腔内玻璃碎屑   D. 让患者喝 500ml 牛奶

 E. 给予电动吸引洗胃

25. 患儿，男性，2 岁。因上呼吸道感染入院。现高热，护士为其直肠测量体温，操作错误的是

 A. 协助患者取侧卧、俯卧或屈膝仰卧位

 B. 测量完毕用卫生纸擦净肛门处

 C. 润滑肛表水银端   D. 插入肛门 3～4cm

E. 测量 5 分钟取出

26. 患儿，女性，3 个月。因急性上呼吸道感染入院，现体温 40.1℃。下列护理措施正确的是

A. 有专人看护测量体温

B. 因患儿手腕太细，护士可用拇指测脉搏

C. 患儿正在大哭时，应尽快数完呼吸

D. 每天测量体温 3 次

E. 给予患儿低热量、低蛋白、高维生素、易消化的流质饮食

27. 患者，男性，40 岁。诊断：急性胆囊炎。查体：体温 39.5℃，脉搏 92 次 / 分，呼吸 24 次 / 分。下列护理措施不妥的是

A. 卧床休息

B. 测体温，每 4 小时 1 次

C. 鼓励多饮水

D. 冰袋置于患者头顶、足底处

E. 口腔护理 2～3 次 / 天

28. 患儿，男性，3 岁。因心肌炎入院治疗。患儿畏寒、无汗，皮肤苍白，偶伴寒战。护士判断其处于发热过程的

A. 体温上升期

B. 体温持续期

C. 高热持续期

D. 退热期

E. 体温下降期

29. 患者，男性，55 岁。在静脉输入白蛋白 15ml 后出现颜面潮红、皮肤灼热、口唇干燥、呼吸深快，测量体温 39.2℃。护士判断其处于发热过程的

A. 体温上升期

B. 体温持续期

C. 高热持续期

D. 退热期

E. 体温下降期

30. 患者，女性，67 岁。久病体弱，高热，护士为其进行物理降温后，体温开始下降，但同时出现大汗淋漓、血压下降、脉搏细速、四肢湿冷等。此时，患者易出现

A. 寒战　　B. 着凉　　C. 休克　　D. 皮肤灼热　E. 口唇干燥

31. 患者，女性，30 岁。持续高热 2 周，护士巡视病房时发现：患者神志清醒，全身出汗，体温逐渐下降，判断患者体温正处于退热期。该期体温的特点是

A. 产热多于散热

B. 散热大而产热少

C. 产热和散热趋于平衡

D. 散热增加，产热趋于正常

E. 散热和产热在较高水平上平衡

32. 患者，男性，60 岁。退休已 7 年，因长期服用降压药，需每天监测血压。护士进行健康宣教时，下述错误的是

A. 热水澡后测血压稍下降

B. 寒冷刺激下血压略升高

C. 清晨血压略高于傍晚

D. 右上肢血压略高于左上肢

E. 紧张、恐惧时血压可升高

33. 患儿，男性，3岁。在测量口腔温度时不慎咬破体温计。下列措施中护士应首先采取的是
　　A. 了解咬破体温计的原因　　B. 检查体温计破损程度
　　C. 清除口腔内玻璃碎屑　　　D. 让患者喝500ml牛奶
　　E. 给予电动吸引洗胃

A_3型题

34. 患者，女性，53岁。2天前因受凉后出现咳嗽、咳痰伴咽喉肿痛来院就诊。诊断：急性上呼吸道感染。现体温39.5℃，护士使用乙醇拭浴法为其物理降温。该降温法的散热方式是
　　A. 辐射　　　B. 对流　　　C. 蒸发　　　D. 传导　　　E. 传递

35. 患者，女性，65岁。心房颤动10年。查体：心率100次/分，脉率76次/分、强弱不等、极不规则。此脉搏称为
　　A. 间歇脉　　B. 二联律　　C. 丝脉　　D. 绌脉　　E. 缓脉

36. 患者，男性，65岁。处于濒死期，呼吸表浅微弱、不易观察。护士为其测量呼吸频率的正确方法是
　　A. 仔细听呼吸声响并计数
　　B. 手置患者鼻孔前，以感觉气流通过并计数
　　C. 手按患者胸腹部，以胸腹壁起伏次数计数
　　D. 用少许棉花置患者鼻孔前，观察棉花吹动次数计数
　　E. 测脉率乘以1/4，以推测呼吸次数

37. 患者，男性，38岁。护士为其测量血压，测得数值为132/88mmHg。其血压属于
　　A. 理想血压　　　　　　　B. 正常血压
　　C. 正常高值　　　　　　　D. 收缩压偏低，舒张压偏高
　　E. 收缩压偏高，舒张压偏低

38. 患者，男性，36岁。诊断：肺炎。入院时体温39.5℃，为观察体温的变化，常规测量体温的时间为
　　A. q8h　　　B. q6h　　　C. q4h　　　D. qd　　　E. qn

39. 患者，男性，55岁。因喉头卡有异物来院急诊。护士观察其吸气时有一种高音调的音响，该患者的呼吸为
　　A. 库斯莫呼吸　　　　　B. 呼气性呼吸困难　　　　　C. 鼾声呼吸
　　D. 蝉鸣样呼吸　　　　　E. 毕奥呼吸

40. 患儿，男性，2岁。因上呼吸道感染入院。现高热，护士为其直肠测量体温，操作错误的是
　　A. 协助患者取侧卧、俯卧或屈膝仰卧位

B. 测量完毕用卫生纸擦净肛门处

C. 润滑肛表水银端

D. 插入肛门 3～4cm

E. 测量 5 分钟取出

A₄ 型题

（41、42 题共用题干）

患者，65 岁。诊断：肺源性心脏病。因昏迷，长期卧床，并发肺部感染。患者气道分泌物较多，呼气时发出粗糙的鼾音。

41. 该患者的异常呼吸属于

A. 蝉鸣样呼吸　　　　　　B. 鼾声呼吸　　　　　　C. 浅快呼吸

D. 深慢呼吸　　　　　　　E. 间断呼吸

42. 护士为该患者测量呼吸的方法，下述错误的是

A. 测量脉搏后，手仍按在患者手腕处保持诊脉姿势

B. 观察患者胸部或腹部起伏次数，一起一伏为 1 次

C. 观察呼吸，测量 30 秒，将测得的数值乘以 2

D. 如呼吸不易观察，可观察患者鼻孔前棉花被吹动的次数

E. 在测量呼吸频率时，应注意观察其呼吸的节律、深浅度、音响和气味等变化

（43、44 题共用题干）

患者，女性，28 岁。在工作中不慎受伤，于一天前在全麻下行右上肢截肢术。由于手术中失血过多，患者术后血压一直波动幅度较大，需严密监测生命体征。

43. 监测该患者血压时，要求做到的"四定"，其中不包括

A. 定时间　　B. 定部位　　C. 定体位　　D. 定测量者　　E. 定血压计

44. 测量该患者血压时，能使血压值偏高的因素是

A. 袖带过宽　　　　　　　B. 袖带过松　　　　　　C. 水银不足

D. 肢体位置过高　　　　　E. 护士眼睛视线高于水银柱弯月面

第十一章

饮食与营养

【学习内容提炼，涵盖重点考点】

第一节　医院饮食

★医院的饮食通常可分三大类，即基本饮食、治疗饮食、试验饮食。

一、基本饮食（表11-1）

表 11-1　★医院基本饮食

类别	适用范围	每日进餐次数	饮食原则
普通饮食	★适用于病情较轻或疾病恢复期，消化功能正常，不需限制饮食的患者	3	要求营养均衡，美观可口，少摄入油炸、刺激性及易产生胀气的食物
软质饮食	★适用于咀嚼不便（如老人、幼儿、口腔疾病等）、消化功能差、低热及术后恢复期的患者	3～4	食物软、碎烂、易于咀嚼消化，避免刺激性食物
半流质饮食	★适用于发热、体弱、消化功能不良、咀嚼不便、手术后等患者	5～6	★食物呈半流质状，少量多餐
流质饮食	★适用于高热、口腔疾病、各种大手术后、急性消化道疾病、危重或全身衰竭等患者	6～7	★一切食物呈液体状，因所含热量及营养素不足，只能短期使用

二、治疗饮食（表11-2）

★表 11-2　医院治疗饮食

类别	适用范围	饮食原则
高热量饮食	适用于甲状腺功能亢进、高热、烧伤及产妇等热能消耗较高的患者	在基本饮食的基础上加餐两次高热量食品
高蛋白饮食	适用于长期消耗性疾病（如结核、恶性肿瘤等）、严重贫血、烧伤、大手术后及营养不良的患者	在基本饮食基础上增加高蛋白质食物，成人每日蛋白质摄入量为 90～120g

续表

类别	适用范围	饮食原则
低蛋白饮食	适用于急性肾炎、尿毒症、肝性脑病等需限制蛋白质摄入的患者	成人每日蛋白质摄入量在40g以下。肾功能不全者应以摄入动物性蛋白为主；肝性脑病患者应以植物蛋白为主
低脂肪饮食	适用于高脂血症、动脉粥样硬化、冠心病、肥胖、腹泻及肝、胆、胰疾病患者	成人每日脂肪摄入量低于50g，肝、胆、胰病患者低于40g，限制动物脂肪的摄入，如肥肉、蛋黄等
低胆固醇饮食	适用于高胆固醇血症、高脂血症、动脉粥样硬化、冠心病、高血压等患者	成人每日胆固醇摄入量低于300mg，禁用或少用含胆固醇高的食物，如动物内脏、动物脑、蛋黄、鱼子、肥肉等
低盐饮食	适用于急慢性肾炎、心脏病、肝硬化伴腹水、重度高血压等患者	成人每日进食盐量不超过2g（含钠0.8g）。忌咸菜、咸肉、虾皮、香肠、皮蛋等腌制品
无盐低钠饮食	适用于低盐饮食且水肿较重者	每日钠的自变量低于0.5g，进食及输液等治疗中不含任何钠盐，禁食含钠多的食物，如挂面、汽水等
高膳食纤维饮食	适用于便秘、肥胖、高脂血症和糖尿病等患者	进食膳食纤维含量高的食物，如韭菜、芹菜、粗粮、香蕉等
少渣饮食	适用于腹泻、肠炎、痢疾、伤寒、食管胃底静脉曲张及消化系统手术的患者	进食膳食纤维含量少的食物，如乳类、蛋类、豆腐等，忌刺激性调味品和坚硬的食物
要素饮食	适用于胃肠道疾病、严重感染、严重烧伤、肿瘤及危重患者	可口服、鼻饲或经胃、肠造瘘口滴入。应放在4℃以下的冰箱中保存，当日使用，使用时加热至37～42℃。使用过程中经常巡视患者，出现恶心、呕吐、腹胀等情况，及时调整入量和速度，并监测血糖、尿糖、肝功能、电解质等指标

三、试验饮食（表11-3）

★表11-3　医院试验饮食

类别	适用范围	用法
胆囊造影饮食	适用于需要造影进行胆囊、胆管、肝胆管检查的患者	★①检查前一天午餐进高脂肪饮食，叫刺激提速收缩和排空，有助于造影剂进入胆囊；②检查前一天晚餐进无脂肪、低蛋白、高糖的清淡饮食，以减少胆汁分泌；③晚餐后口服造影剂，禁食、禁烟至次日上午摄X线片；④检查当日早餐禁食；⑤第一次摄片后如胆囊显影良好，时令脂肪餐（如油煎荷包蛋2个），30分钟后再次摄片观察胆囊收缩情况

续表

类别	适用范围	用法
潜血试验饮食	适用于需要协助诊断消化道有无出血的患者	检查前3～5天禁食易造成潜血假阳性的食物，如绿色蔬菜、肉类、动物血、含铁丰富的食物或药物。可食用牛奶、豆制品、土豆、山药、菜花、冬瓜、白菜等
吸碘试验饮食	适用于甲状腺功能亢进和甲状腺功能减退进行^{131}I检查的患者	检查前2周禁食含碘高的食物，如紫菜、海带、鱼、虾、海蜇、海参等海产品，禁食加碘食盐，禁用碘做皮肤消毒
肌酐试验饮食	进食肌酐试验饮食后测定尿肌酐清除率和血肌酐含量，以协助检查肾小球的滤过功能	检查前3天禁食肉、蛋禽、鱼类，忌饮茶和咖啡，以排除外源性肌酐的影响。每日主食摄入量低于300g，蛋白质摄入量低于40g，可增加蔬菜、水果、含糖点心的摄入量
尿浓缩功能试验饮食	适用于做尿浓缩功能试验的患者，以检查肾小管的浓缩功能	检查前一天全天饮水量为500～600ml。禁食含水量高的食物，如粥、汤、水果、豆腐等，烹调过程中尽量不加水

高频考点解析

1．医院基本饮食（普通饮食、软质饮食、半流质饮食、流质饮食）。

2．低蛋白饮食　肾功能不全者应以摄入动物性蛋白为主；肝性脑病患者应以摄入植物蛋白为主。

3．低盐饮食　适用于急慢性肾炎、心脏病、肝硬化伴腹水、重度高血压等患者。

4．医院试验饮食包括胆囊造影饮食、潜血试验饮食、吸碘试验饮食、肌酐试验饮食、尿浓缩功能试验饮食。

第二节　饮食护理

一、影响饮食的因素

1．心理因素　情绪、环境等。

2．生理因素　年龄、活动、身高、体重、妊娠反应等。

3．病理因素　疾病、治疗、用药等。

4．社会文化因素　饮食习惯、营养知识等。

二、饮食护理措施

1．去除干扰因素，解除疼痛，必要时于餐前30分钟给予止痛剂。

2. 尊重患者的饮食，提供良好的就餐环境。

3. 进餐前，协助患者取舒适卧位；护士应着装整洁、洗手；核对饮食种类并检查自带食物。

4. 进食时　护士督促和协助配餐员正确送餐、解释特殊饮食的原因并挂好标记；协助不能自行进餐者进食；对双目失明或双眼被遮盖的患者，可按钟面图放置食物，并协助进食；护士应加强巡视病区患者的进餐情况。

5. 进食后　协助患者洗手、漱口或做口腔护理，整理床单位；作好记录；特殊患者做好交班。

第三节　鼻　饲　法

一、鼻饲法（表 11-4）

表 11-4　鼻饲法

鼻饲法	定义	是将导管经鼻腔插入胃内，从管内灌注流质食物、水分和药物的方法
	目的★	对不能自行经口进食患者以鼻胃管供给食物和药物，以维持患者营养和治疗的需要
	适应范围	①昏迷患者。②口腔疾病或口腔手术后患者。③上消化道肿瘤引起吞咽困难患者。④不能张口的患者。⑤其他患者，如早产儿、病情危重者、拒绝进食者等
	备物	无菌鼻饲包内物品和治疗盘内物品；准备流质饮食 200ml，温度 38～40℃★
	操作要点★	1. 核对，解释　患者信息
		2. 体位　协助患者取合适体位
		3. 置盘　将治疗巾围在患者颌下，弯盘放于便于取用处，观察患者鼻腔，选择通畅一侧，用棉签清洁鼻腔
		4. 测长　测量胃管插入长度并标记★（插入长度一般为前额发际（鼻尖经耳垂）至胸骨剑突处（成人长度：45～55cm）
		5. 润滑，插管　润滑胃管，左手持纱布拖着胃管，右手持镊子夹住胃管前端，沿着选定鼻孔轻轻插入胃管 10～15cm 时，根据患者具体情况进行插管
		6. 观察　★清醒患者，嘱咐患者做吞咽动作，顺势将胃管向前推进，至预定长度；昏迷患者，左手将患者头托起，使下颌靠近胸骨柄，缓缓插入胃管至预定长度
		7. 证实　在胃管末端连接注射器，★如果能抽出胃液，说明胃管在胃中
		8. 注液　将胃管固定在鼻翼及颊部，灌注食物或鼻饲液或药液
		9. 整理，记录
	注意事项★	1. 插管时动作应轻柔，避免损伤食管黏膜，尤其是通过食管 3 个狭窄部位★（环状软骨水平处，平气管分叉处，食管通过膈肌处）时
		2. 插入胃管过程中如果患者出现呛咳、呼吸困难、发绀等，★表明胃管误入气管，应立即拔出胃管

鼻饲法	注意事项★	3. ★每次鼻饲前应证实胃管在胃内且通畅，并用少量温水冲管后再进行喂食，鼻饲完毕后再次注入少量温开水，防止鼻饲液凝结
		4. 鼻饲液温度应保持在38~40℃★，避免过冷或过热；新鲜果汁与奶液应分别注入，防止产生凝块；药片应研碎溶解后注入。每次鼻饲量不超过200ml★，间隔时间大于2小时
		5. 长期鼻饲者应每天进行2次口腔护理，并定期更换胃管，普通胃管每周更换一次，硅胶胃管每月更换一次
		6. ★食管静脉曲张、食管梗阻的患者禁忌使用鼻饲法
		7. 能配合者：坐位或半坐位；无法坐起者：右侧卧位；昏迷：去枕仰卧，头向后仰

二、证实胃管在胃内的三种方法

1. ★抽出胃液。
2. ★将导管末端放入水中，无气泡溢出。如有大量气泡溢出，证明已误入气管。
3. ★将听诊器放在患者胃部，用无菌注射器快速注入10ml空气，听到有气过水声。

三、★拔管的方法

1. 用夹子夹紧胃管末端，以避免拔管时，液体反流误入呼吸道。嘱患者做深呼吸，★在患者呼气时拔管，到咽喉部时应迅速拔出。
2. 协助患者漱口，取舒适卧位，整理床单位，洗手、记录。

高频考点解析

1. 鼻饲法的适应证　昏迷患者、口腔疾病或口腔手术后患者、上消化道肿瘤引起吞咽困难患者、不能张口的患者等。

2. 插管长度一般为前额发际（鼻尖经耳垂）至胸骨剑突处（成人长度：45~55cm）。

3. 插管要领　备物—核对解释—体位—置盘—测长—润滑—插管—观察—证实—注液—整理记录。

4. 鼻饲液温度应保持在38~40℃，避免过冷或过热；新鲜果汁与奶液应分别注入，防止产生凝块；药片应研碎溶解后注入。每次鼻饲量不超过200ml，间隔时间大于2小时。

5. 证实胃管在胃内的三种方法：抽出胃液；将导管末端放入水中，无气泡溢出；听诊器放在患者胃部，用无菌注射器快速注入10ml空气，听到有气过水声。

第四节　出入液量的记录

一、适应证

★出入液量的记录适用于休克、大面积烧伤、大手术后、心脏病、肾脏病、肝硬化伴腹水等患者。

二、记录的内容和要求（表 11-5）

表 11-5　出入液量的记录内容和要求

	每日摄入量	每日排出量
内容	★每日饮水量、每日输液量、每日输血量、食物中的含水量等	包括★尿量、粪便量、其他排出液（如胃肠减压吸出液、胸腹腔吸出液、痰液、呕吐液、伤口渗出液、胆汁引流液等）
要求	患者饮水容器固定，固体食物应记录单位书目及所含水量	准确、及时

三、出入液量记录的方法

1. 用蓝色笔填写眉栏目各项，包括患者的姓名、科室、病室、床号、住院号、诊断及页码等。

2. ★日间 7：00～19：00 用蓝（黑）笔记录，夜间 19：00 至次晨 7：00 用红色笔记录。

3. 记录同一时间的摄入量和排出量，在同一横格上开始记录，对于不同时间的摄入量和排出量，应各自另起一行记录。

4. ★24 小时或 12 小时就患者的出入量做一次小结，需要时应分类总结，并将结果用红笔填写在体温单相应的栏目内。

高频考点解析

1. 出入液量的记录适应证　休克、大面积烧伤、大手术后、心脏病、肾脏病、肝硬化伴腹水等患者。

2. 日间 7：00 至 19：00 用蓝（黑）笔记录，夜间 19：00 至次晨 7：00 用红色笔记录。

【模拟试题测试，提升应试能力】

一、名词解释

1. 治疗饮食　2. 低盐饮食　3. 鼻饲法　4. 要素饮食　5. 营养素

二、填空题

1. 高蛋白饮食每日每公斤体重供给蛋白质量是 _____ g。

2. 鼻饲时胃管插入的深度为 _____ cm，相当于患者发际至 _____ 的长度。

3. 营养评估可通过 _____ 、_____ 、_____ 等方法进行。

4. 人体需要的营养素很多，有40多种，大体可分为六类，即 _____ 、_____ 、_____ 、_____ 、_____ 和 _____ 。

5. 医院中基本饮食的种类有普通饮食、_____ 、_____ 、流质饮食。

三、是非题

1. 发热患者应当给予普通饮食。（　　）

2. 肝性脑病患者饮食应富含动物蛋白。（　　）

3. 肌酐试验饮食检查前3天禁食肉。（　　）

4. 胃管插入长度为前额发际至胸骨剑突处。（　　）

5. 插入胃管过程中如果患者出现呛咳、呼吸困难，嘱咐患者休息片刻，深呼吸，接着插管。（　　）

6. 食管静脉曲张、食管梗阻的患者禁忌使用鼻饲法。（　　）

7. 嘱咐清醒患者做吞咽动作，顺势将胃管向前推进，至预定长度。（　　）

8. 尿浓缩功能试验饮食适用于需要协助诊断消化道有无出血的患者。（　　）

9. 少渣饮食适宜腹泻患者。（　　）

10. 肝、胆、胰病患者适宜于低脂肪饮食。（　　）

四、简答题

1. 简述鼻饲的适应证。

2. 在鼻饲法的操作过程中，有哪些注意事项？

3. 为什么胆囊造影检查需进食高脂肪食物？

4. 记录液体入量应包括哪些内容？

五、案例分析题

1. 患者，男性，56岁。因脑血管意外昏迷入院，需鼻饲饮食。试问对该患者插管需特别注意什么？如何证明胃管是否在胃内？

2. 为什么长期鼻饲患者每日要进行口腔护理？

六、单项选择题

（一）专业实务

A₂ 型题

1. 王女士，心力衰竭伴有严重水肿，护士嘱咐患者应用的饮食是

A. 低盐　　B. 无盐低钠　C. 低蛋白　　D. 高脂肪　　E. 低维生素

2. 患者王某，患有慢性肺源性心脏病，为减轻心脏负担，饮食宜采用

A. 高蛋白　　B. 低蛋白　　C. 低盐　　　D. 少渣　　　E. 低胆固醇

3. 患者应某需作大便潜血试验，试验期内不可进的食物是

A. 白菜　　　B. 土豆　　　C. 豆制品　　D. 粉丝　　　E. 绿色蔬菜

4. 张先生，Ⅱ度烧伤面积 50%，宜采用

A. 高热量饮食　　　　　　B. 高脂肪饮食

C. 高纤维素饮食　　　　　D. 少渣饮食

E. 低胆固醇饮食

5. 在进行鼻饲的操作过程中，如果患者出现呛咳、呼吸困难、发绀等情况，护士应

A. 检查胃管是否盘在口中

B. 暂停片刻

C. 嘱患者做深呼吸或做吞咽动作，随后迅速将胃管插入

D. 立即拔出，休息片刻后重插

E. 将患者的头向后仰，以便插管顺利通过咽喉部

A₃ 型题

6. 护士小张在给患者插胃管，应用下列哪种方法衡量胃管长度

A. 从眉心到胸骨柄　　　　B. 从眉心到剑突

C. 从前发际到剑突　　　　D. 从前发际到胸骨柄

E. 从鼻尖到剑突

7. 患者，女性，59 岁。严重高血压，护士嘱其低盐饮食，要求每日食盐量不超过

A. 5g　　　B. 4g　　　C. 3g　　　D. 2g　　　E. 0.5g

8. 护士小王在记录患者的出入液量，其记录方法不正确的是

A. 用蓝色钢笔填写眉栏

B. 晨 7：00 到晚 7：00 用蓝色钢笔填写

C. 晚 7：00 至次晨 7：00 用红色钢笔填写

D. 夜班护士总结 24 小时出入量

E. 将总出入量用红色笔填写在体温单的专栏处

9. 某消化内科，有部分患者不能经口进食，需要给予鼻饲法。下列患者中，不需要鼻饲的是

A. 昏迷患者　　　　　　B. 口腔疾病　　　　　　C. 高热患者

D. 早产儿　　　　　　　E. 食管气管瘘患者

10. 张某，36 岁。胃大部分切除术后，已留置胃管 2 周，现需拔除胃管。护士的操作错误的是

A. 拔除胃管前先用夹子夹紧胃管末端

B. 嘱患者做深呼吸

C. 护士在患者深吸气时快速拔管

D. 护士在患者呼气时拔管

E. 胃管拔至咽喉部时应迅速拔出

A_4 型题

（11、12 题共用题干）

患者，女性，67 岁。因肝硬化腹水入院，血压 200/100mmHg。

11. 根据雷女士的病情，应给予

A. 低蛋白饮食　　　　　B. 高蛋白饮食　　　　　C. 低盐饮食

D. 低脂肪饮食　　　　　E. 软质饮食

12. 患者可食用

A. 大米粥　　B. 咸菜　　C. 皮蛋　　D. 虾米　　E. 香肠

（13～16 题共用题干）

患者，男性，50 岁。患贲门癌需手术治疗。患者术前行胃肠减压，术后需鼻饲供给营养。

13. 插胃管过程中，操作不妥的是

A. 协助患者取半坐卧位

B. 测量插入长度为前发际至剑突的距离

C. 插至 14～16cm 处嘱患者做吞咽动作

D. 插胃管过程中，若插入不畅，应立即拔出胃管

E. 用注射器抽出胃液，证实胃管在胃内

14. 插入胃管时，若患者出现恶心、呕吐，护士处理错误的是

A. 立即拔出胃管　　　　　B. 暂停插管并嘱患者做深呼吸

C. 指导患者做吞咽动作　　D. 安慰患者，这属于正常反应，稍忍耐

E. 稍停片刻后再继续插管

15. 鼻饲饮食时，下述错误的是

A. 鼻饲液的温度为 38～40℃　　B. 间隔时间不少于 2 小时

C. 每次鼻饲量为 200ml　　　　　D. 鼻饲完毕，注入少量温开水冲净胃管

E. 鼻饲前，先注入生理盐水 20ml 后再听有无气过水声

16. 若插入胃管时，患者出现呛咳、发绀，护士正确的处理是

A. 立即拔出胃管
B. 嘱患者做深呼吸
C. 指导患者做吞咽动作
D. 安慰患者，这属于正常反应，稍忍耐
E. 稍停片刻后重新插管

（二）实践能力

A₂ 型题

17. 患者，男性。需记录出入液量，下列不需要计入排出量的内容是

A. 呕吐物
B. 胸腔积液和腹水
C. 胃肠减压液体
D. 胆汁
E. 肝液

18. 患者，男性。需做吸碘试验，前 7 日不需禁食的食物是

A. 黄鱼　　　B. 带鱼　　　C. 目鱼　　　D. 牛肉　　　E. 鲳鱼

19. 患者，女性，68 岁。脑出血昏迷。现病情稳定，鼻饲供给营养，下列操作错误的是

A. 喂食前注入少量温开水以判断胃管位置
B. 每次鼻饲量不超过 200ml
C. 灌注药物先将药片研碎、溶解
D. 每次喂食间隔不少于 2 小时
E. 应每日进行口腔护理

A₃ 型题

20. 患者方某，因流感高热 3 天，为保证患者足够营养宜选择的饮食是

A. 普通饮食
B. 软质饮食
C. 半流质饮食
D. 流质饮食
E. 鼻饲饮食

21. 患者，女性，40 岁。口腔手术后 1 天，留置胃管，根据病情应该给予

A. 普通饮食
B. 软质饮食
C. 半流质饮食
D. 流质饮食
E. 高蛋白饮食

22. 患者，女性，78 岁。因肺炎入院，有数颗牙齿缺失。该患者适宜选用

A. 普通饮食
B. 软质饮食
C. 流质饮食
D. 要素饮食
E. 半流质饮食

23. 患者，女性，60 岁。患糖尿病 5 年。适宜该患者的饮食是

A. 高纤维素饮食
B. 低纤维素饮食
C. 高蛋白饮食
D. 低蛋白饮食
E. 低脂肪饮食

A_4 型题

（24、25 题共用题干）

患者，女性，57 岁。风湿性心脏病伴心功能不全，双下肢及身体下垂部位严重水肿。

24. 护士应指导该患者采用的饮食是

A. 低蛋白饮食   B. 低脂肪饮食

C. 低胆固醇饮食   D. 低盐饮食

E. 无盐低钠饮食

25. 采用上述饮食后，该患者每日饮食中应控制

A. 摄入盐量不超过 5g   B. 摄入盐量不超过 2g

C. 摄入盐量不超过 0.5g   D. 摄入钠量不超过 2g

E. 摄入钠量不超过 0.5g

（26～28 题共用题干）

李女士，50 岁，因慢性肾功能不全住院治疗。

26. 为测定肾小球滤过功能，应给予

A. 隐血试验饮食   B. 糖尿病饮食

C. 肌酐试验饮食   D. 尿浓缩功能饮食

E. 忌碘饮食

27. 该饮食要求禁食肉、禽、鱼等蛋白含量高的食物的时间是

A. 3 天   B. 7 天   C. 10 天   D. 1 个月   E. 2 个月

28. 试验期间，要求每日蛋白质的摄入量为

A. ＜100g   B. ＜80g   C. ＜40g   D. ＞40g   E. ＞80g

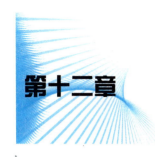

第十二章

冷 热 疗 法

【学习内容提炼，涵盖重点考点】

第一节 冷 疗 法

冷疗法是利用低于人体温度的物质作用，达到局部和全身效果的一种治疗方法。

一、冷疗的影响方式

1. 冷疗方式　在相同温度下，一般湿法比干法效果好。
2. 冷疗面积　冷疗面积越大，机体的耐受力越差，易引起全身反应。
3. 冷疗时间★　在一定时间范围内，冷疗效果随着时间延长而增强，一般用冷时间为15～30分钟。
4. 冷疗部位★　一般皮肤较薄的部位对冷更敏感，如颈部、腋下、腹股沟等。
5. 温度　冷疗温度与皮肤温度相差越大，机体对冷的反应越强。
6. 个体差异　患者对冷疗的耐受力不同，反应也不同，老人对冷疗反应较迟钝。

二、冷疗的方法

（一）局部冷疗法（表12-1）

★表12-1　局部冷疗法

局部冷疗法	目的	方法	注意事项
冰袋或冰囊	★降温、止血、止痛	1. 将小冰块装入冰袋或冰囊内1/3～1/2满，排尽空气，擦干，倒提抖动，检查无漏水后装入布套 2. 高热降温时，可置于前额、头顶、腋下、腹股沟等部位 3. 扁桃体摘除术后可置于颈前颌下 4. 用冷时间为30分钟	1. 观察冰袋有无漏水，冰块是否融化，以便及时更换 2. 观察局部血液循环，如皮肤苍白、青紫、有麻木感，须立即停止用冷 3. 用于降温时，在冰袋使用30分钟后测体温并记录

续表

局部冷疗法	目的	方法	注意事项
冰帽	用于头部降温，以防止脑水肿，降低脑细胞代谢，减少耗氧量，提高脑细胞对缺氧的耐受性，从而减轻脑细胞的损害	*1. 将头部置于冰帽内 2. 后颈部和两耳处垫海绵垫，两耳塞入脱脂棉 3. 用凡士林纱布覆盖两眼	1. 观察头部皮肤变化，尤其是耳郭，防止发生青紫、麻木及冻伤 2. 每30分钟测量一次肛温，使之维持在33℃左右，不宜低于30℃ 3. 观察心率，防止心房颤动、心室纤颤或房室传导阻滞的发生
冷湿敷	*降温、止血、消炎止痛	1. 受敷部位下面垫橡胶单及治疗巾，局部涂凡士林，上盖一层纱布 2. 敷布浸入冰水中，用长钳夹起拧至半干（以不滴水为宜），敷于患处 3. 每3～5分钟更换一次敷布，冷敷15～20分钟	1. 观察局部皮肤变化及患者反应 2. 冷敷部位若为开放性伤口，应按无菌原则处理

（二）全身冷疗法（表12-2）

*表12-2　全身冷疗法

全身冷疗法	目的	方法	注意事项
乙醇拭浴	通过蒸发及散热，适用于高热患者的降温	*1. 常用32～34℃，25%～35%乙醇200～300ml；置冰袋于头部，以减轻头部充血，并有助降温 2. 置热水袋于足底，使患者舒适，并促进足底血管扩张，有利于散热 3. 以离心方向进行拍拭，顺序为两上肢、腰背部、两下肢	1. 擦浴以拍拭方式进行，不用摩擦方式，因摩擦易生热 2. 擦至腋窝、腹股沟、腘窝等血管丰富处，应适当延长时间，以利于散热 3. 禁止擦拭后颈部、心前区、腹部、足底 4. 观察患者反应，若出现寒战、面色苍白，应立即停止 5. 拭浴后30分钟测量体温并记录，降至39℃以下，应取下头部冰袋
温水拭浴	通过热传导，适用于高热患者的降温	方法同乙醇拭浴	同乙醇拭浴

锦囊妙计

温水擦浴时脚底放热水袋有利于脚部血管扩张，提高散热的效果；头部放冰袋是为了防止头部充血。

新生儿、血液病患者、小儿传染病出现皮疹时均不能用乙醇擦浴降温。

（三）冷疗的禁忌证

1. ★局部血液循环障碍。
2. 慢性炎症或深部化脓病灶。
3. 对冷敏感者。
4. ★禁忌冷疗的部位
（1）枕后、耳郭、阴囊可引起冻伤。
（2）心前区，可引起反射性心率减慢。
（3）腹部：可引起腹泻。
（4）足底。

第二节　热　疗　法

热疗法是利用高于人体温度的物质作用，达到局部和全身效果的一种治疗方法。

一、热疗的影响因素

1. 热疗方式　分为干热法和湿热法，湿热效果比干热效果好。
2. 热疗面积　热疗面积越大，机体的耐受力越差，易引起全身反应。
3. 热疗时间★　一般热疗时间为 15～30 分钟。时间过长可引起不良反应，如烫伤。
4. 热疗部位★　一般皮肤较薄的部位对热更敏感。
5. 温度　热疗温度与皮肤温度相差越大，机体对冷的反应越强。
6. 个体差异　患者对热疗的耐受力不同，反应也不同，老人对热疗反应较迟钝，婴幼儿对热疗的反应较为强烈。

二、热疗的方法

（一）干热法（表 12-3）

★表 12-3　干热治疗法

干热治疗法	目的	方法	注意事项
热水袋	保暖、解痉、镇痛	★1. 将水温调至 60～70℃ 2. 若为婴幼儿、老人、麻醉未清醒、昏迷、末梢循环不良者，水温应调至 50℃以内，以免烫伤 3. 灌水至 1/2～2/3 满，慢慢放平热水袋，排尽空气，旋紧塞子，擦干后倒提热水袋，检查无漏水，装入布套内，置于所需部位 4. 用热时间为 30 分钟	1. 观察局部皮肤变化，如皮肤潮红，应立即停止使用，并在局部涂凡士林 2. 水温降低后及时更换热水袋

续表

干热治疗法	目的	方法	注意事项
烤灯 （红外线灯、 鹅颈灯）	消炎、镇痛、促进 创面干燥结痂和 肉芽组织生长	1. 选用适当功率的灯泡 2. 暴露治疗部位，灯距一般为30~50cm，以温 　热为宜 3. 每次照射时间为20~30分钟	

（二）湿热法（表12-4）

*表12-4　湿热治疗法

湿热治疗法	目的	方法	注意事项
热湿敷	*消炎、消肿、解痉、 镇痛	1. 水温为50~60℃ 2. *热敷部位涂凡士林，盖单层纱布 3. 用长钳拧干敷布，以不滴水为宜，用 　手腕掌测试温度，将敷布敷于局部 4. 每3~5分钟更换一次敷布，*热敷时 　间为15~20分钟	*观察局部皮肤变化，及时更换敷 　布，湿敷部位有伤口者，按无菌 　原则处理
热水 坐浴	减轻充血、消炎、消 肿、止痛，可用 于会阴、肛门疾 病及手术后	1. 坐浴前排空膀胱 2. *水温40~45℃ 3. *坐浴时间一般为15~20分钟	1. 会阴、肛门有伤口者，应备无菌 　浴盆和溶液，坐浴后应更换敷料 2. 月经期、妊娠后期、产后2周内、 　阴道出血、盆腔急性炎症者不宜 　坐浴，以免引起感染
温水 浸泡	*消炎、镇痛、清洁 和消毒伤口	*水温43~46℃；浸泡时间为30分钟	1. 浸泡部位若有伤口，浸泡盆、药 　液及用物必须无菌 2. 浸泡过程中，注意观察局部皮 　肤，听患者主诉，随时调节水温

（三）热疗的禁忌证

1. *急腹症尚未明确诊断前。
2. 面部危险三角区感染时，用热易导致细菌和毒素进入血液循环，造成颅内

高频考点解析

冷热疗的作用

　　冷疗是减轻局部充血或出血，热疗是减轻深部组织的充血。
　　冷疗是控制炎症的扩散，热疗是促进炎症的消散和局限。

冷热减轻疼痛的机制

　　"冷末"（冷漠），"热兴"（热心），即冷可降低神经末梢敏感性而减轻疼痛，热能降低痛觉神经的兴奋性而减轻疼痛。

感染和败血症。

 3. 各种脏器内出血时，易加重出血。

 4. 软组织损伤或扭伤早期（48 小时内）。

【模拟试题测试，提升应试能力】

一、名词解释

1. 冷疗法 2. 热疗法

二、填空题

 1. 热水袋用完后应将 _____ 倒空，倒挂 _____，晾干，向袋内吹 _____，旋紧塞子，存放在 _____ 处备用。

 2. 用冷易引起冻伤的身体部位是 _____、_____、_____。

 3. 热疗的目的包括 _____、_____、_____、_____。

 4. 冷疗的目的包括 _____、_____、_____、_____。

三、是非题

1. 冷疗方式中湿法比干法效果好。（ ）

2. 婴幼儿冷疗反应较迟钝。（ ）

3. 冷疗部位包括心前区、枕后、足底。（ ）

4. 冷疗面积越大，效果越不好。（ ）

5. 冷湿敷的目的是降温、止痛、止血及早期扭伤。（ ）

6. 乙醇的降温原理主要是通过蒸发散热。（ ）

7. 热疗的作用是促进炎症消散和局限。（ ）

8. 急腹症尚未明确诊断前，不可热敷。（ ）

9. 湿热敷部位可涂凡士林。（ ）

10. 妊娠末期、盆腔急性炎症期禁止坐浴。（ ）

四、简答题

1. 冷疗的禁忌证有哪些？

2. 热疗的禁忌证有哪些？

3. 简述乙醇拭浴的注意事项。

4. 为什么在给患者进行温水擦浴时头部要置冰袋，足底要置热水袋？

5. 试述干热敷和湿热敷的区别。

五、案例分析题

 1. 患者，男性，30 岁。因Ⅲ期肛裂行肛门切扩术，术后第二日医嘱：1：5000 高锰酸钾热坐浴，1 天 2 次，常规换药。问题：你应如何指导患者热坐浴？

 2. 冷热疗均可解痛，其作用机制有什么区别？

六、单项选择题

（一）专业实务

A₂型题

1. 患者李某因走路不慎致踝部扭伤，正确处理方法是

A. 热敷   B. 冷敷   C. 按摩

D. 红外线照射   E. 绷带包裹

2. 患者吴某因产后1周，会阴部肿胀疼痛。为消除会阴部炎症，应选择何种药物坐浴

A. 0.1%苯扎溴铵溶液   B. 0.9%生理盐水

C. 1∶5000高锰酸钾   D. 0.3%硼酸溶液

E. 1∶5000呋喃西林

3. 热疗的目的不包括

A. 促进炎症的消散和局限   B. 减轻深部组织充血   C. 解除疼痛

D. 制止炎症扩散或化脓   E. 保暖

A₃型题

4. 患者，男性，28岁。高温作业8小时出现胸闷、口渴、面色苍白、出冷汗，体温38.6℃，脉细弱，血压86/50mmHg，不正确的护理措施是

A. 立即搬至阴凉通风处   B. 口服含盐饮料   C. 取平卧位

D. 建立静脉通路   E. 头部置冰袋，四肢冰水敷擦

5. 患者，男性，30岁。面部感染化脓，不正确的治疗是

A. 局部按外科换药处理   B. 局部行热湿敷   C. 局部放冰袋

D. 口服抗感染药物   E. 肌内注射抗生素

6. 患者，女性，12岁。行扁桃体摘除术后，应用冰囊止血。护士应将冰囊置于患者

A. 前额   B. 颈前颌下   C. 头顶部   D. 胸部   E. 腋窝处

7. 患者，女性，28岁。突然出现腹痛，面色苍白，大汗淋漓，被送急诊就诊。护士不应采取的措施是

A. 询问病史   B. 通知医生

C. 热水袋腹部热敷   D. 测量生命体征

E. 安慰患者

A₄型题

（8～11题共用题干）

患者，女性，24岁。急性肺炎入院，体温39.7℃，遵医嘱给予乙醇拭浴降温。

8. 乙醇拭浴降温的主要机制是

A. 蒸发散热   B. 辐射散热   C. 传导散热   D. 对流散热   E. 渗透散热

9. 应选用的乙醇浓度为

A. 10%～20%　　　　　B. 25%～35%　　　　　　C. 40%～50%

D. 60%～70%　　　　　E. 70%～80%

10. 乙醇拭浴时，护士操作不当的是

A. 以拍拭方式进行，不用力摩擦

B. 禁忌拍拭后颈部、腹部、足底等部位

C. 腋窝、腹股沟、心前区适当延长拍拭时间

D. 患者发生寒战、面色苍白时应立即停止操作

E. 体温降至39℃以下，取下头部冰袋

11. 为了观察降温效果，应在拭浴后多长时间复测体温

A. 10分钟　　B. 20分钟　　C. 30分钟　　D. 60分钟　　E. 2小时

（二）实践能力

A₂型题

12. 患者，女性，28岁。突然出现腹痛，面色苍白，大汗淋漓，被送急诊就诊。护士不应采取的措施是

A. 询问病史　　　　　　　B. 通知医生

C. 热水袋腹部热敷　　　　D. 测量生命体征

E. 安慰患者

13. 患者，男性，50岁。肛裂感染，遵医嘱行热水坐浴。护士调节水温合适的是

A. 30～35℃　　　　　　B. 35～40℃　　　　　　C. 40～45℃

D. 45～50℃　　　　　　E. 55～60℃

14. 患者，女性，47岁。胆囊切除术后返回病室，麻醉未完全清醒。护士使用热水袋为其保暖，水温应不超过

A. 40℃　　B. 50℃　　C. 60℃　　D. 70℃　　E. 80℃

15. 患者，女性，49岁。因大便干结，排便困难，导致肛门充血。护士正确的处理是

A. 湿冷敷　　　　　　　B. 湿热敷　　　　　　　C. 热水坐浴

D. 热水袋热敷　　　　　E. 红外线照射

16. 患者，女性，75岁。长期卧床，骶尾部出现水疱，水疱表皮脱落，露出新鲜创面。护士对局部皮肤处理正确的是

A. 热水浸泡　　　　　　B. 湿热敷　　　　　　　C. 热水坐浴

D. 湿冷敷　　　　　　　E. 红外线照射

17. 患者，男性，51岁。体温39.2℃，使用冰袋降温。其利用的散热方式是

A. 辐射　　B. 对流　　C. 蒸发　　D. 传导　　E. 辐射与对流

A₃ 型题

18. 患儿，男性，14 岁。篮球比赛时不慎扭伤踝关节，1 小时后到校医务室就诊。护士正确的处理方法是

A. 局部冷敷　　　　　　　B. 局部热敷　　C. 冷热交替使用

D. 热水足浴　　　　　　　E. 局部按摩

19. 某老年患者，全身微循环障碍。该患者禁忌使用冷疗的原因是

A. 引起过敏　　　　　　　B. 引起腹泻

C. 发生冻伤　　　　　　　D. 降低血液循环会影响创面愈合

E. 导致组织缺血缺氧而变性坏死

20. 患者，男性，30 岁。诊断：肺炎，体温 39.3℃。护士使用冰袋为其降温时，应将冰袋置于

A. 腹部　　　　　　　B. 足底、腹股沟　　　　　　C. 背部、腋下

D. 前额、头顶　　　　E. 枕后、耳郭

21. 患者，女性，12 岁。行扁桃体摘除术后，应用冰囊止血。护士应将冰囊置于患者

A. 前额　　　B. 颈前颌下　　C. 头顶部　　　D. 胸部　　　E. 腋窝处

A₄ 型题

（22、23 题共用题干）

患者，女性，55 岁。诊断：痔疮。经常便后出血，行痔疮手术后，遵医嘱给予热水坐浴。

22. 给予热水坐浴的目的是

A. 消炎、消肿、镇痛　　　B. 降温

C. 消炎、解痉、止痛　　　D. 解除便秘

E. 促进伤口干燥结痂

23. 给予热水坐浴时，护士操作方法不正确的是

A. 浴盆和溶液需无菌　　　B. 操作前嘱患者排空膀胱

C. 倒入坐浴液至浴盆 2/3 满　　D. 坐浴后更换敷料

E. 坐浴时间为 15～20 分钟

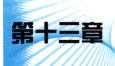

第十三章

排泄护理

【学习内容提炼，涵盖重点考点】

第一节　排尿的护理

一、正常尿液的评估

(一)正常尿液的特点 (表13-1)

★表 13-1　正常尿液的特点

尿量	颜色和透明度	比重	酸碱度	气味
★24 小时一般为 1000~2000ml	新鲜尿液呈淡黄色，澄清，透明，放置后可出现微量絮状沉淀物	成人 1.015~1.025	★弱酸性, pH 4.5~7.5, 平均值为 6	尿液静止一段时间后，因尿素分解产生氨，而有氨臭味

(二)影响排尿的因素

1. ★年龄和性别　老年男性因前列腺增生而压迫尿道，可出现滴尿及排尿困难；孕妇因子宫压迫膀胱，可出现尿频。
2. ★饮食　食物中含钠盐多可使尿量减少。
3. 气温变化。
4. 排尿习惯。
5. ★心理因素　恐惧和紧张可引起尿频、尿急。
6. 疾病因素。
7. 治疗因素。

二、异常尿液的评估

（一）尿量异常

1. ★多尿　24小时尿量＞2500ml，见于糖尿病、尿崩症。
2. ★少尿　24小时尿量＜400ml或每小时＜17ml，见于心、肾脏疾病和休克患者。
3. ★无尿　24小时尿量＜100ml，见于严重休克、急性肾衰竭。

（二）颜色异常

尿液颜色的鉴别见表13-2。

★表13-2　尿液颜色的鉴别

血尿名称	颜色区别	常见疾病
肉眼血尿	红色或棕色	泌尿系统感染、结核等
胆红素尿	黄褐色	阻塞性黄疸
乳糜尿	乳白色	丝虫病
血红蛋白尿	酱油色	溶血性疾病
脓尿	白色浑浊	泌尿系统感染

（三）★气味异常

新鲜尿液有氨臭味，提示有泌尿系统感染；糖尿病酮症酸中毒时，有烂苹果样气味。

（四）★膀胱刺激征

每次尿量少，伴有尿频、尿急、尿痛，见于泌尿系统感染。

三、排尿异常症状及护理

异常排尿的区别见表13-3。

★表13-3　异常排尿的区别

分类	尿潴留	尿失禁
定义	大量尿液存留在膀胱内不能排出，患者主诉下腹胀痛，排尿困难	排尿失去控制，尿液不自主流出，包括真性尿失禁和假性尿失禁
护理要领	1. 心理护理 2. 提供隐蔽环境 3. 调整体位及排尿姿势　卧床患者可协助其坐起或抬高上身，手术患者术前有计划地训练床上排尿 4. 诱导排尿　听流水声、用温水冲洗会阴部	1. 心理护理 2. 皮肤护理　保持会阴清洁干燥，及时更换尿垫、床单、衣裤；用温水冲洗会阴部；定时按摩受压部位 3. ★重建正常的排尿功能 （1）白天多摄入液体，以促进尿反射；临睡前限制饮水，以减少夜间尿量

分类	尿潴留	尿失禁
护理 要领	5. 按摩、热敷 6. 健康教育　指导患者养成及时、定时排尿的习惯 7. 导尿术　必要时遵医嘱行导尿术	（2）观察排尿反应，定时使用便器 （3）进行骨盆底肌肉锻炼，做排尿动作 （4）对长期尿失禁患者，行导尿术

四、导尿术

（一）目的

1. 为尿潴留患者放出尿液。
2. 协助诊断，取无菌尿标本；测膀胱容量、压力。
3. 膀胱腔内化疗。

（二）男性和女性导尿术的区别（表13-4）

表13-4　男性和女性导尿术的区别

分类	女患者导尿术	男患者导尿术
要点 区别	1. *患者取仰卧屈膝位，两腿略外展，暴露会阴部 2. *初步外阴消毒　由外向内，自上而下。顺序为阴阜、两侧大阴唇、两侧小阴唇、尿道口、阴道口至肛门 3. 打开导尿包　打开外包，将导尿包置两腿间，按无菌原则打开内侧包布 4. 形成无菌区　戴无菌手套、铺好洞巾，形成无菌区 5. 润滑导尿管　用无菌液体石蜡棉球润滑导尿管前端 6. 再次消毒外阴　分开小阴唇，依次消毒尿道口、两侧小阴唇、尿道口 7. *插导尿管　插入尿道4~6cm，见尿液流出再插1~2cm，固定导尿管 8. 引流尿液　留取尿标本，用无菌标本瓶接中段尿5ml 9. 拔管　导尿毕，用纱布包裹导尿管，轻轻拔出 10. 送检　整理用物，协助患者穿裤；记录，尿标本贴标签送检	1. 左手持无菌纱布包住阴茎，后推包皮，暴露尿道口，自尿道口螺旋向外，消毒尿道口、阴茎头、冠状沟。 2. *男性尿道有两个弯曲（耻骨前弯和耻骨下弯），三个狭窄（尿道内口，膜部和尿道外口）；插导尿管时，将阴茎提起与腹壁成60°角（使耻骨前弯消失），导尿管插入尿道20~22cm，见尿液流出再插入2cm 3. 其余操作同女患者导尿术

（三）注意事项

1. 严格执行无菌操作。
2. 操作前要作好解释和沟通，以保护患者隐私，操作时防止患者着凉。
3. 导尿管粗细适宜，动作轻柔。
4. 女患者导尿管误插入阴道时，应更换导尿管后再插入。
5. 尿潴留患者第一次放尿不宜超过1000ml，以防腹压突然降低引起虚脱，亦可因膀胱突然减压，导致黏膜急剧充血而引起血尿。

锦 囊 妙 计

1．心包穿刺放液时，一次放液不超过 200ml。

2．尿潴留患者一次放尿不超过 1000ml，胸腔积液、积气一次放液、放气不超过 1000ml。

3．羊水过多时一次放羊水不超过 1500ml。

4．腹水患者一次放腹水 4000～6000ml，不超过 10 000ml。

五、留置导尿术（表 13-5）

表 13-5　留置导尿术

目的*	1. 抢救休克、危重患者时正确记录尿量，测尿比重，以观察病情
	2. 盆腔内器官手术前引流尿液，排空膀胱，避免术中误伤
	3. 昏迷、瘫痪或会阴部有伤口者保留导尿，以保持会阴部清洁干燥
	4. 某些泌尿系统疾病手术后，便于引流和冲洗，减轻手术切口的张力，利于愈合
操作要领	1. *按女性、男性导尿术插入导尿管后，见尿再插入 5～7cm
	2. 向气囊内注入无菌生理盐水 5～10cm，轻拉导尿管有阻力感，可证实导尿管已经固定
	3. 将导尿管末端与集尿袋相连，将集尿袋固定于低于膀胱的位置
	4. 使患者取舒适体位，整理床单位，清理用物
	5. 洗手，记录
护理要领	1. 做好解释，使患者和家属认识到预防泌尿系统感染的重要性
	2. 保持引流管通畅，避免受压、扭曲、阻塞
	3. 防止逆行感染
	（1）用消毒液棉球，擦拭女患者外阴和尿道口，或男患者尿道口、阴茎头及包皮，每日 1～2 次
	（2）*集尿袋位置应低于耻骨联合，防止尿液反流
	（3）每日定时更换集尿袋，及时倾倒，并记录尿量
	（4）*每周更换导尿管，防止逆行感染和尿盐沉积堵塞管腔
	4. 鼓励患者多饮水
	5. 训练膀胱功能，采用间歇式夹管方式，以促进膀胱功能恢复，一般每 3～4 小时开放一次

高频考点解析

1．尿量异常　多尿（24 小时＞2500ml），少尿（24 小时＜400ml），无尿（24 小时＜100ml）。

2．肉眼血尿见于泌尿系统感染，结核等；胆红素尿见于阻塞性黄疸；乳糜尿见于丝虫病；血红蛋白尿见于溶血性疾病。

3．女性插导尿管　插入尿道 4～6cm，见尿液流出再插 1～2cm，固定导尿管；男性尿道有两个弯曲（耻骨前弯和耻骨下弯），三个狭窄（尿道内口，膜部和尿道外口）；插导尿管时，将阴茎提起与腹壁成 60°角（使耻骨前弯消失），导尿管插入尿道 20～22cm，见尿液流出再插入 2cm。

4. 留置导尿术按女性、男性导尿术插入导尿管后，见尿再插入 5～7cm。

5. ★集尿袋位置应低于耻骨联合，防止尿液反流；每周更换导尿管，防止逆行感染和尿盐沉积堵塞管腔。

第二节　排便的护理

一、影响正常排便的因素

1. ★年龄　2～3 岁以下的婴幼儿，神经肌肉系统发育不全，不能控制排便；老年人腹部肌肉张力下降，胃肠蠕动减弱，易发生便秘。

2. 排便习惯　时间，环境，姿势均可影响排便习惯。

3. 心理因素　情绪紧张、焦虑可增加胃肠蠕动，易发生腹泻，精神抑郁可导致便秘。

4. 饮食　合理饮食可建立规则排便。

5. 药物　★长期应用抗生素可导致胃肠道菌群紊乱，易引起腹泻。

6. 活动　适当活动，有助于维持正常排便功能，长期卧床或缺乏运动则容易引起便秘。

7. 疾病　腹部和会阴伤口疼痛可抑制排便等。

二、排便异常的类型及护理（表 13-6）

表 13-6　排便异常的类型及护理要领

类型	护理要领
便秘	1. 提供排便环境，留出足够的排便时间
	2. 采取适当的姿势，病情允许，可尽量采取坐位或蹲位；如需在床上排便，可酌情抬高床头；手术患者有计划地训练床上排便
	3. 腹部按摩　排便时，按升结肠、横结肠、降结肠的顺序做环形按摩，增加腹压，促进排便
	4. 遵医嘱使用缓泻剂　番泻叶、酚酞片
	5. 使用简易通便剂　开塞露、甘油栓，以软化粪便
	6. 灌肠　如以上方法无效，可遵医嘱灌肠
	7. 心理护理　给予解释和指导，以缓解紧张情绪
	8. 健康指导　养成定时排便习惯，多吃蔬菜水果等富含粗纤维的食物，每日饮水 2000ml，适当活动等

类型	护理要领
腹泻	1. 去除病因　停止进食被污染的食物，肠道感染者，适当给予抗生素治疗
	2. 卧床休息　可减少肠蠕动，减少体力消耗，应注意腹部保暖
	3. 观察病情　观察、记录排便的次数和性质。疑为传染病按隔离原则处理
	4. ★防治水、电解质紊乱　遵医嘱给予止泻剂，口服补盐液等
	5. 皮肤护理　便后用软纸擦拭，温水清洗，肛周涂油膏，以保护肛周皮肤
	6. 心理护理　给予解释和指导，消除焦虑不安的情绪
	7. 饮食指导　鼓励多饮水，给予清淡的流质或半流质饮食，腹泻严重者暂时禁食
大便失禁	1. 心理护理　给予解释和尊重，缓解患者的心理压力
	2. 重建排便反射　观察排便前的表现，了解排便时间、规律，定时给予便盆试行排便
	3. 盆底肌锻炼　逐步恢复肛门括约肌的控制能力
	4. 皮肤护理　保持肛周皮肤清洁干燥
肠胀气	1. ★去除引起肠胀气的原因，勿食引起产生气体的食品和饮料，积极治疗肠道疾病
	2. ★轻微胀气时，可行腹部热敷或腹部按摩；严重胀气时，遵医嘱给予药物治疗或行肛管排气
	3. 鼓励患者适当增加活动量
	4. 指导患者养成良好的生活习惯

三、灌肠法（表 13-7）

表 13-7　各种灌肠法的区别

	★大量不保留灌肠	★小量不保留灌肠	★保留灌肠	★清洁灌肠
目的	1. 软化清除粪便，驱除肠内积气 2. 稀释或清除肠道内的有害物质，减轻中毒 3. 灌入低温液体，为高热患者降温 4. 清洁肠道，为肠道手术、检查、分娩做准备	1. 排除肠道积存气体，减轻腹胀 2. 为腹部及盆腔手术患者，危重患者，老人小儿，孕妇等解除便秘	灌入药液，保留在直肠或结肠内，通过肠黏膜吸收达到治疗的目的，用于镇静、催眠及治疗肠道感染	彻底清除滞留在结肠中的粪便，常用于直肠、结肠检查和手术前做肠道准备
灌肠液	生理盐水（0.9% 氯化钠溶液）0.1%～0.2% 肥皂水	（1）"1、2、3溶液"：50% 硫酸镁 30ml、甘油 60ml、温开水 90ml （2）甘油 50ml 与等量温开水	10% 水合氯醛 等；2% 小檗碱溶液 或 0.5%～1% 新霉素液或其他抗生素	生理盐水（0.9% 氯化钠溶液）；0.1%～0.2% 肥皂水
用量	成人每次用量 500～1000ml；老年人用量 500～800ml；小儿用量 200～500ml	不超过 200ml	液量不超过 200ml	约 500ml 39～41℃
插管深度	成人 7～10cm；小儿 4～7cm	插入直肠 7～10cm	插入直肠 10～15cm	7～10cm

续表

	*大量不保留灌肠	*小量不保留灌肠	*保留灌肠	清洁灌肠
插管压力	*液面高于肛门 40～60cm	*液面距肛门不超过 30cm	*液面距肛门不超过 30cm	*高度不超过 40cm
保留时间	5～10 分钟	10～20 分钟	1 小时以上	
注意事项	1. 掌握溶液的温度、浓度、流速、压力和溶液的量，遇伤寒患者灌肠，溶液不得超过 500ml，压力要低（液面不得超过肛门 30cm） 2. 温度以 39～41℃为宜，降温用 28～32℃，中暑病人用 4℃，保留 30 分钟后再排出，排便后隔半小时再测量体温并做好记录 3. 肝昏迷患者禁用肥皂水灌肠，以减少氨的产生和吸收 4. 指导患者建立正常排便习惯，多食蔬菜水果，多饮水和加强运动 5. 灌肠中随时观察病情，发现脉速、面色苍白、出冷汗、剧烈腹痛、心慌气急，应立即停止灌肠，并通知医生 6. 禁忌证 妊娠、急腹症、消化道出血患者不宜灌肠	1. 同大量不保留灌肠 2. 为保胎孕妇解除便秘，以油剂为宜	1. 灌肠前了解目的和病变部位，以便确定患者的卧位（臀部要抬高 10cm）和插管深度 2. 为提高疗效，灌肠前嘱患者先排尿排便，便后 30～60 分钟后再灌肠，必要时，可先行温盐水灌肠，以便清洁肠道，便于药物吸收；掌握"细、深、少、慢、温、静"的操作原则，即肛管细，插入深，液量少，流速慢，温度适宜，灌后静卧 3. 禁忌证：排便失禁，肛门、直肠、结肠手术后等患者不宜做保留灌肠	1. 注意遮挡，保护患者隐私 2. 操作方法 首次用肥皂水灌肠，然后用生理盐水灌肠数次直至排除液清晰无粪便为止 3. 注意事项 压力要低，每次灌肠后让病人休息片刻

高频考点解析

1. 大量不保留灌肠插管深度 成人 7～10cm；小儿 4～7cm；肝昏迷患者禁用肥皂水灌肠，以减少氨的产生和吸收；禁忌证：妊娠、急腹症、消化道出血患者不宜灌肠。

2. 小量不保留灌肠插管深度插入直肠 7～10cm。

3. 保留灌肠患者的卧位臀部要抬高 10cm，插管深度插入直肠 10～15cm。

【模拟试题测试，提升应试能力】

一、名词解释

1. 尿潴留　　2. 导尿术　　3. 灌肠法　　4. 肠胀气　　5. 肛管排气法

6. 排泄　　7. 多尿　　8. 少尿　　9. 无尿　　10. 尿失禁

二、填空题

1. 成人每日排便 ＿＿＿＿＿＿ 次，平均量约 ＿＿＿＿＿＿g，粪便柔软成形，呈 ＿＿＿＿＿＿ 色，含极少量 ＿＿＿＿＿＿，有时伴未消化的 ＿＿＿＿＿＿，粪便的气味是由于 ＿＿＿＿＿＿ 经细菌分解、发酵而产生的。

2. 对便秘患者，应教会患者或家属正确使用简易通便剂，如 ＿＿＿＿＿＿、＿＿＿＿＿＿ 等，通过 ＿＿＿＿＿＿ 润滑肠道 ＿＿＿＿＿＿ 而促进排便。

3. 大量不保留灌肠的常用溶液是 ＿＿＿＿＿＿、＿＿＿＿＿＿。成人每次用量为 ＿＿＿＿＿＿ml，小儿酌减。溶液温度以 ＿＿＿＿＿＿ 为宜。

4. 保留灌肠时，慢性痢疾应取 ＿＿＿＿＿＿ 卧位，阿米巴痢疾应取 ＿＿＿＿＿＿ 卧位为宜。

5. 肛管排气，插管长度约 ＿＿＿＿＿＿，如排气不畅，应助患者 ＿＿＿＿＿＿ 及 ＿＿＿＿＿＿，以促进排气。

6. ＿＿＿＿＿＿ 表示灌肠一次后大便一次；＿＿＿＿＿＿ 表示灌肠一次后无大便排；＿＿＿＿＿＿ 表示自行排便两次，灌肠后又排便一次。

7. 患者因疾病丧失自理能力或因缺乏有关的保健常识，使其不能正常排便、排尿时，护士应 ＿＿＿＿＿＿、＿＿＿＿＿＿、＿＿＿＿＿＿ 患者，给予 ＿＿＿＿＿＿ 和 ＿＿＿＿＿＿，以满足患者排泄的基本生理需要。

8. 尿中有 ＿＿＿＿＿＿、＿＿＿＿＿＿ 以及大量 ＿＿＿＿＿＿、＿＿＿＿＿＿、＿＿＿＿＿＿ 等可出现尿浑浊。

9. 新鲜尿即有氨臭味，提示 ＿＿＿＿＿＿；糖尿病酮症酸中毒时，因尿中含有 ＿＿＿＿＿＿，故有 ＿＿＿＿＿＿ 气味。

10. 尿液异常时颜色的改变有：肉眼血尿呈 ＿＿＿＿＿＿，血红蛋白尿呈 ＿＿＿＿＿＿，胆红素尿呈 ＿＿＿＿＿＿，乳糜尿呈 ＿＿＿＿＿＿。

11. 多尿常见于 ＿＿＿＿＿＿、＿＿＿＿＿＿ 等患者。少尿可见于心肾疾病和 ＿＿＿＿＿＿ 等患者。

三、是非题

1. 正常尿液呈弱酸性。（　　　　）

2. 24 小时尿量＞400ml。（　　　　）

3. 情绪紧张、恐惧等可引起尿频、尿急。（　　　　）

4. 女患者导尿术体位取仰卧屈膝位。（　　　　）

5. 尿潴留患者第一次放尿不宜超过 400ml。（　　　　）

6. 新鲜尿液有氨臭味，提示正常。（　　　　）

7. 膀胱刺激征是有尿频、尿急、尿痛。（　　　　）

8. 乳糜尿见于泌尿系统感染。（　　　　）

9. 果酱样便见于阿米巴痢疾或肠套叠。（　　　　）

10. 肛门、直肠、结肠等手术后患者和大便失禁者不宜灌肠。（　　）

四、简答题

1. 灌肠液的温度过高和过低有什么影响？

2. 试述保留灌肠的目的、常用溶液及注意事项。

3. 留置导尿患者应如何防止尿路逆行感染？

4. 肠胀气患者应如何护理？

五、论述题

1. 患者，男性，45 岁。在烈日下工作 4 小时后，感到乏力，头晕，头痛，出汗减少。检查：体温 41℃，面色潮红，脉搏 110 次 / 分，呼吸 24 次 / 分。诊断：轻度中暑。医嘱：大量不保留灌肠。

问题：

（1）灌肠的目的是什么？

（2）选用何种溶液？

（3）灌肠溶液的温度和液量是多少？灌肠的注意事项是什么？

2. 患者，女性，55 岁。行胆囊手术后 6 小时未排尿，精神焦虑。主诉：下腹部胀痛，有尿意，但排尿困难。查体：耻骨联合上膨隆，可触及一囊性包块，叩诊呈实音，请问该患者可能发生什么情况？应采取哪些护理措施？

六、单项选择题

（一）专业实务

A_2 型题

1. 为防止逆行感染，留置导尿管应

A. 每日更换 1 次　　　　　　B. 每周更换 1 次

C. 每周更换 2 次　　　　　　D. 每 2 周更换 1 次

E. 每月更换 1 次

2. 为解除非尿路阻塞引起的尿潴留，用温水冲洗会阴部的目的是

A. 分散注意力，减轻紧张心理

B. 利用条件反射促进排尿

C. 清洁，防止尿路感染

D. 利用温热作用，缓解尿道痉挛

E. 使患者放松

3. 大量不保留灌肠溶液流入受阻时，处理的方法是

A. 抬高灌肠筒　　　　B. 降低灌肠筒　　　　C. 移动肛管

D. 嘱患者深呼吸　　　E. 嘱患者快速呼吸

4. 阿米巴痢疾患者作保留灌肠时，采取右侧卧位的目的是

A. 舒适　　　　　　　B. 安全　　　　　　　C. 便于操作

D.　减轻不良反应　　　　　　E.　提高疗效

A₃ 型题

5.　大量不保留灌肠之后，让患者忍耐多长时间排便

A.　1～2 分钟　　　　　　　B.　3～4 分钟　　　　　　C.　5～10 分钟

D.　15～20 分钟　　　　　　E.　25～30 分钟

6.　可实施大量不保留灌肠操作的患者是

A.　高热患者降温时　　　　　B.　心肌梗死患者　　　　　C.　急腹症患者

D.　消化道出血患者　　　　　E.　妊娠早期患者

7.　肝性脑病患者禁用肥皂溶液灌肠的原因是

A.　肥皂水易引起腹胀　　　　　B.　肥皂水易造成肠穿孔

C.　减少氨的产生和吸收　　　　D.　避免引起腹泻

E.　引起水、电解质平衡失调

8.　糖尿病酮症酸中毒时尿液呈

A.　氨臭味　　B.　烂苹果味　　C.　酸味　　　D.　腥味　　　E.　大蒜味

9.　与粪便气味产生有关的是食物中的

A.　蛋白质　　B.　脂肪　　　C.　矿物质　　　D.　水分　　　E.　微量元素

10.　便秘患者排便时，可进行腹部按摩，顺序为

A.　升结肠、横结肠、降结肠　　B.　横结肠、升结肠、降结肠

C.　升结肠、降结肠、横结肠　　D.　降结肠、升结肠、横结肠

E.　降结肠、横结肠、升结肠

A₄ 型题

（11～14 题共用题干）

患者，男性，65 岁。因外伤导致尿失禁，现遵医嘱为该患者进行双腔气囊导尿管留置导尿术。

11.　为该患者留置导尿的目的是

A.　测量尿比重　　　　　　　B.　预防泌尿系统感染

C.　记录每小时尿量　　　　　D.　持续保持膀胱空虚状态

E.　引流尿液保持会阴部清洁干燥

12.　患者留置导尿管后，护理措施正确的是

A.　将引流管弯曲后，用别针固定在患者衣服上，使其高于耻骨联合

B.　经常观察尿液，每日检查尿常规

C.　用消毒棉球擦拭外阴部及尿道口，每日 1～2 次

D.　嘱患者卧床休息，减少翻身，防止引流管脱落

E.　24 小时开放引流管，保证及时排空尿液，防止感染

13.　为防止泌尿系统逆行感染，留置导尿管应

A. 每天更换　　　　　　B. 每 3 天更换　　　　　　C. 每周更换

D. 每 2 周更换　　　　　E. 每 3 周更换

14. 为避免泌尿系统感染和尿盐沉积而阻塞导尿管，在病情许可下，患者每日应摄取足够的液体以使尿量维持在

A. 1000ml 以上　　　　　B. 1500ml 以上　　　　　C. 2000ml 以上

D. 2500ml 以上　　　　　E. 3000ml 以上

（15～17 题共用题干）

患者，男性，60 岁。胃癌晚期，恶病质，膀胱高度膨胀。现遵医嘱给予导尿。

15. 导尿时，提起阴茎使之与腹壁成 60°角的目的是

A. 使耻骨前弯消失　　　　　B. 使耻骨下弯消失

C. 扩张尿道内口　　　　　　D. 扩张尿道外口

E. 扩张尿道膜部

16. 导尿时不宜大量放尿，以免导致该患者出现

A. 血尿　　　B. 尿闭　　　C. 尿痛　　　D. 尿频　　　E. 尿崩

17. 若插导尿管时遇到阻力，护士应

A. 做好患者的心理护理　　　B. 提起阴茎，使耻骨下弯消失

C. 稍等片刻，嘱患者深呼吸　　D. 放平阴茎，使耻骨前弯消失

E. 快速用力插入

（二）实践能力

A₂ 型题

18. 患者，男性，62 岁。先是夜间尿频，后逐步排尿时间延长，尿不尽。现因排不出尿，小腹胀痛来院就诊。护士首先应采取的措施是

A. 膀胱穿刺抽尿　　　　　　B. 膀胱造瘘

C. 导尿并留置导尿管　　　　D. 压腹部排尿

E. 做前列腺摘除术

19. 患者，女性，58 岁。高位截瘫，排便失禁多日，其护理重点是

A. 鼓励患者多饮水

B. 给予患者高蛋白饮食

C. 观察患者排便时的心理反应

D. 保护臀部皮肤，防止发生皮肤破溃

E. 观察记录粪便性质、颜色及量

20. 患者，男性，74 岁。诊断：脑出血。已留置导尿管 2 周，护士观察发现患者尿液引流通畅，但尿色黄、浑浊、有沉淀。护理该患者时应特别注意

A. 经常清洗尿道口　　　　　B. 及时更换集尿袋

C. 给予膀胱内滴药　　　　　D. 及时更换卧位，指导患者练习排空膀胱

E. 鼓励患者多饮水，并进行膀胱冲洗

A₃ 型题

21. 患者，女性，32 岁。阑尾切除手术后，因麻醉导致术后尿潴留。下列措施中错误的是

    A. 帮助患者坐起排尿   B. 让其听流水声   C. 口服利尿剂

    D. 给予床帘遮挡   E. 用温水冲洗会阴部

22. 患者，女性，35 岁。长期留置导尿管，护士帮助患者锻炼膀胱反射功能的护理措施正确的是

    A. 温水冲洗外阴，2 次 / 天   B. 每周更换导尿管

    C. 间歇性夹管引流   D. 定时给患者翻身

    E. 鼓励患者多饮水

23. 患者，男性，56 岁。前列腺严重增生，体质虚弱，膀胱高度膨胀。护士帮助其排尿的最佳方法是

    A. 热敷下腹部   B. 按摩下腹部   C. 针灸

    D. 导尿   E. 听流水声

24. 患者，女性，31 岁。在硬膜外麻醉下行子宫肌瘤切除术，术后第 1 天患者拔除导尿管，拔管后 12 小时仍未能自行排尿。护士正确的处理是

    A. 导尿术   B. 挤压膀胱底部促进排尿   C. 给予利尿剂

    D. 针灸治疗   E. 用热水袋热敷下腹部

25. 患者，女性，80 岁。膀胱高度膨胀至脐部，护士遵医嘱给予导尿术。操作正确的是

    A. 备好用物携至床边，开窗通风，以保证操作环境干净无味

    B. 插管时须用力，以便顺利插入

    C. 导尿管不慎插入阴道，应立即拔出，用酒精棉球擦拭消毒后，再插入

    D. 见尿液流出后，再插入 1～2cm

    E. 第 1 次放尿，尿量约 2000ml

26. 患者，男性，34 岁。诊断：慢性阿米巴痢疾。护士为其保留灌肠时，采用右侧卧位，其目的是

    A. 利于药液保留   B. 减少对患者的刺激

    C. 使患者舒适安全   D. 缓解患者的痛苦

    E. 减轻药物的不良反应

27. 患者，女性，30 岁。拟明日进行结肠 X 线摄片检查。肠道准备方法正确的是

    A. 大量不保留灌肠   B. 小量不保留灌肠   C. 保留灌肠

    D. 清洁灌肠   E. 肛管排气

A₄型题

（28～30题共用题干）

患者，男性，28岁。因急腹症需立即送手术室手术，术前护士为患者留置导尿管。

28. 操作过程中，护士处理正确的是

A. 动作迅速，情况紧急可不执行无菌操作

B. 帮助患者取右侧卧位，铺一次性尿布于臀下

C. 消毒尿道口时，一个棉球可用2次

D. 见尿液流出后，为防止尿管脱落，应再插入10～15cm

E. 如需留尿培养标本，用无菌试管接取中段尿5ml

29. 导尿管插入长度：见尿液流出后再插入

A. 1～2cm B. 5～7cm C. 10～15cm

D. 15～18cm E. 18～20cm

30. 插管时为使耻骨前弯消失，应提起阴茎与腹壁成

A. 60°角 B. 50°角 C. 40°角 D. 30°角 E. 20°角

（31、32题共用题干）

患者，男性，68岁。肺癌晚期骨转移，化疗后食欲极差，腹胀痛，夜间不能入睡。近4日常有少量粪水从肛门排出，有排便冲动却不能排出粪便。

31. 患者最有可能出现的护理问题是

A. 腹泻 B. 便秘 C. 排便失禁 D. 肠胀气 E. 粪便嵌塞

32. 此时，最恰当的护理措施是

A. 指导患者进行排便控制训练 B. 适当减少饮食量以避免腹胀

C. 给予口服导泻剂通便 D. 增加静脉输液量，防止水、电解质紊乱

E. 给予小量不保留灌肠，必要时人工取便

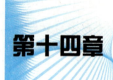

第十四章

药 物 疗 法

【学习内容提炼，涵盖重点考点】

第一节　给药的基本知识

一、药物的领取和保管

（一）药物的领取

1. 病区应设药柜，备有一定基数的常用药物，由专人负责保管，根据消耗定期到药房领取补充。

2. ★剧毒药和麻醉药应备有固定数量，凭医生处方和空安瓿领取补充。

3. 日常口服药，一般根据医嘱由中心药房负责核对、配药，病区护士负责领取，经再次核对后发药

（二）药物的保管

1. 药柜应放在通风、干燥、光线充足但避免阳光直射处，药柜有专人负责管理，保持整洁。

2. 各种药品按内服、外用、注射、剧毒等分类放置，并按有效期先后顺序排列，先领先用，以免失效。★剧毒药和麻醉药应加锁保管，专人负责，专本登记，班班交接。

3. 药瓶应有明显标签，标签颜色应根据药物种类进行选择，★一般内服药用蓝色边、外用药用红色边、剧毒药用黑色边的标签。标签应注明中英文药名、剂量或浓度，要求字迹清晰，标签完好。

4. ★药品质量应定期检查，如发现药品有浑浊、沉淀、变色、潮解、变性、异味等现象，或超过有效期，均不能使用。

（三）常用药物分类保管（表 14-1）

表 14-1 常用药物分类保管

药物类型	保存方法	常用药物
易挥发、潮解、风化	密封瓶、盖紧	糖衣片、干酵母、乙醇等
易氧化和遇光变质	深色密盖瓶、黑纸遮盖、置阴凉处	★盐酸肾上腺素、维生素 C、氨茶碱、硝普钠等
易燃、易爆	单独存放、密闭置阴凉处，远离明火	乙醚、乙醇、环氧乙烷等

二、给药原则

（一）根据医嘱给药

1. 严格遵医嘱给药，若对医嘱有疑问，应立即提出，确认无误方可执行。

2. 一般不执行口头医嘱，如遇紧急情况，特别是抢救或手术过程中可接受口头医嘱，执行时须重复一次，核对无误后方可执行，事后医生应及时据实补写医嘱。

（二）严格查对制度

1. "三查" 操作前、操作中、操作后查七对的内容。

2. "七对" 对床号、姓名、药名、浓度、剂量、方法、时间。

3. 有的药物要求做到"八对"，即对批号。

（三）正确实施给药

1. 做到及时准确用药，药名、给药浓度、给药剂量、给药方法、给药时间及给药患者准确。

2. 药物备好后及时分发使用，避免放置过久造成药效降低或污染。

3. ★对易引起过敏的药物，给药前应询问有无过敏史，按需做药物过敏试验，并加强观察。

（四）观察

观察药物的疗效和不良反应，并做好记录。

三、给药的途径

给药的途径是根据药物的性质、剂型、组织对药物的吸收情况、治疗需要而决定的。给药途径包括：口服、吸入、舌下含化、外敷、直肠给药、注射（皮内、皮下、肌内、静脉注射）等。★不同给药途径可影响药物吸收速度和生物利用度，吸收速度由快到慢依次为：静脉＞吸入＞肌内＞皮下＞直肠＞口服＞皮肤。

四、给药的次数和时间

给药的次数和时间取决于药物的半衰期和人体的生理节奏，以维持血液中有效的血药浓度，发挥最大药效。临床给药的次数、时间和部位常用外文缩写来描述（表14-2）。

★表 14-2 医院常用外文缩写及中文译意

英文缩写	中文译意	英文缩写	中文译意	英文缩写	中文译意	英文缩写	中文译意
qm	每晨 1 次	qh	每小时 1 次	St	立即	Hs	临睡前
qn	每晚 1 次	q2h	每 2 小时 1 次	prn	需要时（长期）	po	口服
qd	每日 1 次	q3h	每 3 小时 1 次	sos	必要时（临时）	ID	皮内注射
bid	每日 2 次	q4h	每 4 小时 1 次	DC	停止	H	皮下注射
tid	每日 3 次	q6h	每 6 小时 1 次	am	上午	IM/im	肌内注射
qid	每日 4 次	ac	饭前	pm	下午	IV/iv	静脉注射
qod	隔日 1 次	pc	饭后	12n	中午 12 点	ivdrip/ivgtt	静脉滴注
biw	每周 2 次			12mn	午夜 12 点		

高频考点解析

1．剧毒药和麻醉药应备有固定数量，凭医生处方和空安瓿领取补充，专人负责，专本登记，班班交接。

2．用药严格执行"三查七对"："三查"为操作前、操作中、操作后查；"七对"为对床号、姓名、药名、浓度、剂量、方法、时间；有的药物要求做到"八对"，即对批号。

3．同给药途径可影响药物吸收速度和生物利用度，吸收速度由快到慢依次为：静脉＞吸入＞肌内＞皮下＞直肠＞口服＞皮肤。

4．医院常用外文缩写及中文译意。

第二节 口服给药法

一、方法

（一）备药

1．根据不同的药物剂型采取相应的取药方法，一般先取固体药，再配液体药，同时用几种药液，应分别放置。

2. ★一般先配固体药，再配液体药。

3. 固体药用药匙取，药粉或含化药应用纸包好。

4. 液体药用量杯取，倒液时，左手持量杯，拇指置于所需刻度，举量杯使所需刻度与视线平行，右手持药瓶，将瓶签朝掌心，缓缓倒入所需药量。同时服用几种药液时，应分别倒入不同药杯，★更换药液品种时，应洗净量杯。

5. ★药液不足 1ml、油剂或按滴计算的药液用滴管吸取，应先在杯中加入少量的温开水，以免药液附着在杯壁，影响药液剂量。滴药时应稍倾斜滴管，1ml 按 15 滴计算。

（二）发药

1. 发药前两人核对。

2. 确认患者服药后方可离开。

3. 对危重患者及不能自行服药者应喂服；★鼻饲患者应将药物研碎、溶解后，由胃管注入。

4. 发药时，★若患者外出，应暂缓发药，将药物带回，做好交接班。

（三）发药后处理

1. 服药后，收回药杯，先冲洗清洁，消毒后备用。盛油剂的药杯，应先用纸擦净再浸泡消毒。

2. 注意观察药物的疗效和不良反应。

二、注意事项

1. 因特殊检查或行手术而需禁食者，暂不发药，并做好交班。

2. 发药时，如患者提出疑问，应虚心听取，重新核对，确认无误后给予解释，再给患者服下。

3. 需要吞服的药物通常用 40～60℃温开水送服，勿用茶水送服。

4. 对牙齿有腐蚀作用和使牙齿染色的药物，如酸类、★铁剂，服用时可用饮水管吸入，服药后漱口；服用铁剂禁忌饮茶，以免铁盐形成，妨碍药物的吸收。

5. 止咳糖浆对呼吸道黏膜有安抚作用，服后不宜立即饮水，以免降低疗效。若同时服用多种药物，应★最后服用止咳糖浆。

6. 磺胺类药服后★应多饮水，防止尿少时析出结晶引起肾小管阻塞。

7. ★助消化药及对胃黏膜有刺激性的药物应饭后服，有利于食物消化或减少对胃壁的刺激。

8. 发汗退热药服后应多饮水，以增强药物疗效。

9. ★强心苷类药物，服用前应先测脉率、心率，并注意节律变化，如脉率低于 60 次 / 分或节律不齐，应停止服用，并报告医生。

高频考点解析

1．一般先配固体药，再配液体药；更换药液品种时，应洗净量杯。

2．发药前两人核对，需要吞服的药物通常用40～60℃温开水送服，勿用茶水送服。

3．服药后不宜饮水药物　止咳糖浆。

4．服药后宜多饮水药物　磺胺类药；发汗退热药。

5．饭后服用药：助消化药、酸类；铁剂：服用时可用饮水管吸入，服药后漱口；服用铁剂禁忌饮茶，以免铁盐形成，妨碍药物的吸收。

6．用前应先测脉率、心率药物　强心苷类药物。

第三节　雾化吸入疗法

一、超声波雾化吸入法

（一）目的

1. 湿化呼吸道。

2. 消除炎症，减轻咳嗽，稀化痰液，帮助祛痰，治疗呼吸道感染。

3. 解除支气管痉挛，改善通气功能。

4. 胸部手术前后用以预防呼吸道感染。

5. 治疗肺癌。

（二）特点

1. 雾量大小可以调节。

2. 雾滴小而均匀，直径 5μm 以下。

3. 药液随深而慢的吸气可到达终末细支气管及肺泡。

（三）常用药物

1. 预防和控制呼吸道感染，如庆大霉素、卡那霉素等抗生素。

2. 解除支气管痉挛，如沙丁胺醇、氨茶碱等。

3. 稀释痰液，帮助祛痰，如 α-糜蛋白酶、★盐酸氨溴索、乙酰半胱氨酸（痰易净）等。

4. 减轻呼吸道黏膜水肿，如地塞米松等。

（四）操作要领

1. 水槽内加冷蒸馏水约 3cm 高，浸没雾化罐底部的超声膜，将药液稀释至30～50ml 注入雾化罐内。

2. 携用物至床边，核对，解释，先开电源开关，调节定时器，再开雾量调节开关。

3. 嘱患者将口含嘴放入口中，或将面罩置于口鼻部，指导患者紧闭口唇深吸气，吸入气雾，时间 15~20 分钟。

4. 治疗毕，先关雾化开关，再关电源开关。

5. 整理用物，雾化罐、口含嘴和螺纹管浸泡消毒 1 小时，再清洗擦干备用。

（五）注意事项

1. 水槽和雾化罐切忌用热水，在使用过程中，★水槽内水温超过 50℃或水量不足，应关机换冷蒸馏水。若雾化罐内药液过少，影响雾化，可从雾化罐盖上的小孔加药液，不必关机。

2. 清洗时动作应轻柔，以防损坏晶体换能器和透声膜。

3. 需连续使用，中间应间歇 30 分钟。

4. 严格执行查对和消毒制度。

二、氧气雾化吸入法

（一）目的★

1. 消除炎症，减轻咳嗽，稀化痰液，帮助祛痰，治疗呼吸道感染。

2. 解除支气管痉挛，改善通气功能。

（二）常用药物

同超声雾化吸入法。

（三）操作要领

1. ★将药液稀释至 5ml 以内，注入氧气雾化器内。

2. 携用物至床旁，核对解释。

3. ★氧气湿化瓶内不装水，调节氧气流量至 6~8L/min。

4. 患者手持雾化器，把口含嘴放入口中，紧闭口唇，用力吸气的同时以手指堵住出气管，呼气时放开出气管处手指，用鼻呼气。一般 10~15 分钟。

5. 吸入毕，取出雾化器，再关氧气开关。

高频考点解析

1. 超声波雾化吸入法　吸入气雾，时间 15~20 分钟，治疗毕，先关雾化开关，再关电源开关，需连续使用，中间应间歇 30 分钟。

2. 氧气雾化吸入法　将药液稀释至 5ml 以内，注入氧气雾化器内，氧气湿化瓶内不装水，调节氧气流量至 6~8L/min。

（四）注意事项

1. 氧气湿化瓶内不放水，以免稀释药液。
2. 注意用氧安全，远离火源、热源和易燃易爆物品。

第四节　注射给药法

一、注射原则

（一）严格遵守无菌操作原则

1. 注射前须洗手，戴口罩。
2. 注射器的空筒内面、活塞、乳头及针头的针梗、针尖均应保持无菌。
3. 规范消毒注射部位皮肤　用棉签蘸消毒液，从注射点中心由内向外成螺旋形涂擦，直径在 5cm 以上。

（二）严格执行查对制度

1. ★严格认真执行"三查七对"（或"三查八对"）。
2. ★检查药物质量及药瓶完好。
3. ★注意药物配伍禁忌。

（三）选择合适的注射器和针头

1. 根据药液量、黏稠度和刺激性的强弱选择注射器和针头。
2. 注射器完好无裂痕、不漏气，针头锐利、无钩、无弯、无堵塞，注射器与针头衔接紧密。
3. 一次性注射器在有效期内，包装完好。

（四）选择合适的注射部位

1. 防止损伤血管、神经。
2. 局部皮肤无损伤、炎症、硬结、瘢痕和皮肤病，长期注射者应经常更换注射部位。

（五）注射药物应临时抽取

现配现用，以防药物效价降低或污染。

（六）排空气

注射前排尽空气，防止空气进入血管，造成栓塞。

（七）进针角度

掌握合适的进针角度和深度，不可将针梗全部刺入注射部位。

（八）抽回血

1. ★皮下、肌内注射无回血。若有回血，应拔出针头，更换针头重新注射。

2. 静脉注射必须见回血后，方可推注药液。

3. 皮内注射无需抽回血。

（九）运用无痛注射技术

1. 解除患者思想顾虑，分散其注意力。

2. 取合适体位，使局部肌肉放松，易进针。

3. 进针、拔针快，推药速度缓慢且均匀（"两快、一慢"）。

4. 刺激性较强的药物选用较长针头，进针要深。同时注射多种药物，先注射刺激性较弱的药物，再注射刺激性强的药物，以减轻疼痛感。

二、注射前准备（表 14-3）

表 14-3　注射前准备

备物	1. 注射盘　内置 2% 碘酊、70% 乙醇、砂轮、棉签等	
	2. 注射器	
	3. 针头	
药液抽吸的方法	（一）自安瓿内抽吸药液法	1. 将安瓿尖端药液弹至体部，①易折型安瓿：消毒后折断安瓿；②非易折型安瓿：先消毒后用砂轮割锯，再消毒并拭去玻璃碎后折断安瓿
		2. 针头斜面向下放入安瓿的液面以下，抽吸药液。吸药时不得用手握住活塞，只能持活塞柄
		3. 排尽空气
	（二）自密封瓶内抽吸药液法	1. 除去铝盖中心部分，常规消毒瓶塞
		2. 将针头插入瓶塞，往瓶内注入所需药液等量的空气，增加瓶内压力，倒转药瓶和注射器，抽吸药液
	（三）吸取结晶、粉剂、油剂、混悬液等注射剂法	★1. 吸取结晶、粉剂先用无菌 0.9% 氯化钠溶液（注射用水或专用溶媒）将药物充分溶解后吸取
		2. 吸取黏稠油剂，先稍加温或用双手对搓药瓶（易被热破坏药液除外），然后用较粗的针头吸药
		3. 吸取混悬液应先摇匀，然后立即吸取，并用较粗的针头

三、各种注射法

（一）皮内注射法（ID）（表 14-4）

表 14-4　皮内注射法

目的	★药物过敏试验；预防接种；局部麻醉起始步骤
部位	1. ★药物过敏试验选前臂掌侧下段，易于进针和观察局部反应
	2. ★预防接种常选上臂三角肌下缘，如卡介苗接种
	3. 局部麻醉在所需部位

操作要领	1. 进针角度　★针头斜面向上，与皮肤成 5°角
	2. 进针深度　针头斜面完全进入皮肤
	3. 药量准确　过敏试验注入 0.1ml，局部皮丘隆起呈半球状，皮肤变白，毛孔显露
注意事项	1. 药物过敏试验前，详细询问"三史"：即用药史、过敏史、家族史；备好急救用物（0.1% 肾上腺素等）。如有过敏史，不能做皮试
	2. 拔针后勿按揉、摩擦局部，以免影响结果观察；药物过敏试验 20 分钟后由两名护士观察、判断结果
	3. 消毒皮肤时用 70% 乙醇，忌用碘剂，以免影响结果判断
	4. ★如需做对照试验，在对侧手臂相同部位注入 0.9% 氯化钠 0.1ml，20 分钟后观察反应

（二）皮下注射法（H）（表 14-5）

表 14-5　皮下注射法

目的	★需迅速达到药效和不能或者不宜经口服给药时；局部供药；预防接种
部位	★上臂三角肌下缘，上臂外侧、腹部、后背、大腿前侧及外侧方
操作要领	1. 进针角度　★针头斜面向上，与皮肤成 30°～40°角
	2. 进针深度　★刺入针梗的 1/2～2/3
注意事项	1. 少于 1ml 药液要用 1ml 注射器，保证注入剂量准确
	2. 刺激性强的药物一般不宜皮下注射
	3. ★进针角度不宜超过 45°，以免刺入肌层；过于消瘦者可捏起局部皮肤，适当减小穿刺角度
	4. 需长期皮下注射者应有计划地更换注射部位
	5. 注射后抽吸无回血方可推注药液

（三）肌内注射法（IM 或 im）（表 14-6）

表 14-6　肌内注射法

目的	不宜或不能口服、皮下注射、静脉注射，且要求迅速产生药效者
部位	1. ★臀大肌注射定位法
	（1）十字法：从臀裂顶点向左或右划一水平线，再从髂嵴最高点作一垂直平分线，将一侧臀部分为四个象限，其外上象限避开内角为注射部位
	（2）连线法：取髂前上棘和尾骨连线的外上 1/3 处为注射部位
	2. 臀中肌、臀小肌注射定位法
	（1）以示指尖与中指尖分别置于髂前上棘和髂嵴下缘处，使示指、中指与髂嵴下缘构成一个三角区域，该区域为注射部位
	（2）★髂前上棘外侧三横指处为注射部位（以患者本人手指宽度为标准）
	3. 股外侧肌注射定位法　大腿外侧中段，取★膝关节上 10cm，髋关节下 10cm 处，约 7.5cm 宽的范围为注射部位。适用于多次注射者
	4. 上臂三角肌注射定位法　上臂外侧，★肩峰下 2～3 横指处，宜小剂量注射

体位	1. *侧卧位　上腿伸直并放松，下腿稍弯曲
	2. 俯卧位　足尖相对，足跟分开，头偏向一侧
	3. 仰卧位　臀中肌、臀小肌注射时采用，常用于危重和不能翻身的患者
	4. 坐位　常用于门诊、急诊患者
操作要领	1. 进针角度　*与皮肤成 90°角
	2. 进针深度　*刺入针梗的 2/3（2.5~3cm）
注意事项	1. 两种药物同时注射时，注意配伍禁忌
	2. *2 岁以下婴幼儿可选择臀中肌、臀小肌注射，不宜选用臀大肌注射，以防局部肌肉萎缩及损伤坐骨神经
	3. 长期注射者应交替更换注射部位，以免硬结发生，必要时可行热敷或理疗

（四）静脉注射法（IV 或 iv）（表 14-7）

表 14-7　静脉注射法

目的	1. 药物不宜口服、皮下注射、肌内注射，且需迅速发挥药效者
	2. 静脉注入药物做某些诊断性检查
	3. 静脉输液或输血，静脉营养治疗
部位	四肢浅静脉（如贵要静脉、正中静脉、头静脉、*手背静脉、大隐静脉、小隐静脉、足背静脉等）、头皮静脉、股静脉等
操作要领	1. 选择静脉后在穿刺部位上方约 6cm 处扎止血带
	2. 进针角度　*针头斜面向上，与皮肤成 15°~30°角
注意事项	1. 应选择粗、直、弹性好、易于固定的静脉，避开关节和静脉瓣。*需长期静脉给药者，应有计划地由远心端到近心端选择静脉
	2. 药液推注的速度应根据患者的年龄、病情、药物性质、治疗需求严格掌握
	3. *对组织有强烈刺激性的药物，应先抽吸 0.9% 氯化钠溶液，穿刺成功后，注入少量 0.9% 氯化钠溶液，证实针头确实在血管内，再更换抽有药液的注射器缓慢推注，在推药过程中应确保针头在血管内，以防药液外溢，引起组织坏死
静脉注射失败的常见原因	1. 针头斜面未完全刺入静脉，一半在静脉内，一半在静脉外，抽吸有回血，推药时局部皮肤隆起，有痛感
	2. 针头刺入较深，针头斜面一半穿透对侧静脉壁，抽吸有回血，注药时局部不一定隆起，有痛感
	3. 针头刺入过深，穿破对侧静脉壁，抽吸无回血，注药时局部不一定隆起，有痛感
	4. 针头刺入皮下，反复穿刺，损伤血管壁，抽吸无回血，推药时局部皮肤隆起，有痛感

（五）股静脉注射法（表 14-8）

表 14-8　股静脉注射法

目的	抢救危重患者，注入药物、加压输血、输液、采集血标本等
部位	股三角区，髂前上棘和耻骨联合结节连线的中点与股动脉相交，*股动脉内侧 0.5cm 处，即为股静脉

续表

操作要领	1. 患者体位　仰卧位，下肢伸直略外展外旋
	2. 消毒局部皮肤，操作者消毒左手示指和中指或戴无菌手套，在股三角区按定位法扪及股动脉搏动最明显处，并加以固定
	3. 操作者右手持注射器，针头与皮肤成90°或45°角，在股动脉内侧0.5cm处刺入；*抽动活塞，见暗红色血液，提示针头已达股静脉；固定针头，根据需要推注药液
	4. 注射完毕，快速拔针后局部用无菌纱布加压止血3～5分钟，以防出血或形成血肿
注意事项	股静脉穿刺时，*如抽出鲜红色血液，则提示针头刺入股动脉，应立即拔出针头，用无菌纱布紧压穿刺处5～10分钟，直至无出血

（六）各种注射法比较（表 14-9）

表 14-9　*各种注射法比较

注射法	常用注射部位	进针角度与深度	操作要点
皮内注射（ID）	前臂掌侧下段	5°，针头斜面完全进入皮肤	用75%乙醇消毒，忌用碘酊；拔针后勿按揉
皮下注射（H）	上臂三角肌下缘、腹部、后背、大腿前侧、外侧	30°～40°，刺入针梗的1/2～2/3	药液少于1ml用1ml注射器；进针角度不超过45°
肌内注射（IM）	臀大肌、臀中肌、臀小肌、股外侧肌、上臂三角肌	90°，刺入针梗的2/3（2.5～3cm）	2岁以下婴幼儿不宜选用臀大肌注射，可选用臀中、小肌
静脉注射（IV）	四肢浅静脉、头皮静脉	15°～30°，见回血，再平行进针少许	注射强刺激性药物前先用0.9%氯化钠溶液试穿刺
股静脉注射	股动脉内侧0.5cm处	90°或45°，见暗红色回血	拔针后按压3～5分钟；如见鲜红色回血提示刺入股动脉，立即拔针按压5～10分钟

（七）静脉注射常见失败原因及表现（表 14-10）

表 14-10　静脉注射常见失败原因及表现

失败原因	表现
针头斜面未完全刺入静脉，一半在静脉内，一半在静脉外	抽吸有回血，推药时局部皮肤隆起，有痛感
针头刺入较深，针头斜面一半穿透对侧静脉壁	抽吸有回血，注药时局部不一定隆起，有痛感
针头刺入过深，穿破对侧静脉壁	抽吸无回血，注药时局部不一定隆起，有痛感
针头刺入皮下，反复穿刺，损伤血管壁	抽吸无回血，推药时局部皮肤隆起，有痛感

高频考点解析

1. 注射须严格遵守无菌操作原则；严格执行查对制度；严格注意药物配伍禁忌。选择合适的注射部位；注射药物应现配现用；注射前排尽空气；掌握合适的进针角度和深度，皮下、肌内注射应无回血，静脉注射必须见回血后，方可推注药液。

2．"两快一慢" 进针、拔针快，推注速度缓慢且均匀。

3．各种注射法的比较 皮内注射法（ID）针头斜面向上，与皮肤成 5°角；皮下注射法（H）针头斜面向上，与皮肤成 30°～40°角，刺入针梗的 1/2～2/3；肌内注射法（IM）垂直进针；静脉注射法（IV）针头斜面向上，与皮肤成 15°～30°角。

第五节　药物过敏试验法

一、青霉素过敏试验法

（一）预防

1. 过敏试验前问"三史" 用药史、过敏史、家族史，★有过敏史者禁做过敏试验。

2. ★以前未用过青霉素、使用过青霉素但停药超过 3 天及用药过程中更换药物批号者需做过敏试验。试验结果阴性者方可用药。

3. 青霉素过敏试验和注射前均要做好急救准备，★备好 0.1% 盐酸肾上腺素及注射器等。

4. ★皮试结果阳性者禁用青霉素，应告知患者与家属，并报告医生，同时在体温单、医嘱单、病历、床头卡、门诊病历上醒目注明。

5. 现用现配，防止久置后产生降解产物导致过敏反应。

6. 首次注射青霉素后观察 30 分钟，防止发生迟缓性过敏反应。

（二）过敏试验法

1. 皮试液标准 ★每毫升含青霉素 200～500U。

2. 试验方法 皮内注射★0.1ml（含青霉素 20～50U），20 分钟后观察、判断，记录。

3. 青霉素皮试液的配置方法（表 14-11）

表 14-11　青霉素皮试液的配置（以青霉素钠 80 万 U 为例）

青霉素钠	加 0.9% 氯化钠溶液（ml）	每毫升药液青霉素钠含量（U）	要点与说明
80 万 U	4ml	20 万	用 5ml 注射器，6～7 号针头
0.1ml 上液	0.9	2 万	以下用 1ml 注射器，6～7 号针头
0.1ml 上液	0.9	2000	每次配置时均需将溶液摇匀
0.1ml 上液	0.9	200	配置完毕换接 4 号半针头，妥善放置

4. 结果判定

（1）★阴性：皮丘大小无改变，周围无红肿，无红晕，无自觉症状，无不适表现。

（2）★阳性：皮丘隆起增大，出现红晕硬块，直径大于 1cm，周围有伪足，局部有痒感。可有头晕、心悸、恶心，严重时发生过敏性休克。

（三）过敏试验的临床表现

1. 过敏性休克   ★最严重的过敏反应，可发生在试验过程中或注射后，一般数秒或数分钟内呈闪电式发生，也有的发生在 30 分钟后，极少数患者发生在连续用药过程中。

（1）★呼吸道阻塞症状：由喉头水肿、肺水肿引起，表现为胸闷、气促、发绀、呼吸困难、喉头堵塞伴濒死感。

（2）循环衰竭症状：由周围血管扩张和通透性增加，导致循环血容量不足，表现为面色苍白、出冷汗、脉细弱、血压急剧下降等。

（3）中枢神经系统症状：由脑组织缺血缺氧，表现为头晕眼花、面部及四肢麻木、躁动不安、抽搐、意识丧失、大小便失禁等。

（4）皮肤过敏症状：由毛细血管通透性增高引起，有皮肤瘙痒、荨麻疹及其他皮疹。以上症状常★以呼吸道症状或皮肤瘙痒最早出现，故必须注意倾听患者的主诉。

2. 血清病型反应   一般用药后 7～12 天发生，患者有发热、皮肤瘙痒、荨麻疹、腹痛、关节肿痛、全身淋巴结肿大等。

3. 各器官或组织的过敏反应   常见的有皮肤过敏反应，呼吸系统过敏反应，消化系统过敏反应。

（四）过敏性休克的处理

1. ★立即停药，平卧，保暖，报告医生，就地抢救。

2. 遵医嘱★皮下注射 0.1% 盐酸肾上腺素 0.5～1ml，小儿酌减。症状不缓解可每隔 30 分钟皮下或静脉注射该药 0.5ml，直至脱离危险期。此药可收缩血管、增加外周阻力、兴奋心肌、增加心排血量、松弛支气管平滑肌，★是抢救过敏性休克的首选药。

3. 纠正缺氧，给予氧气吸入。如呼吸受抑制，立即进行人工呼吸，遵医嘱给予尼可刹米、洛贝林等呼吸兴奋剂。喉头水肿影响呼吸时，应配合医生气管插管或施行气管切开。常以呼吸道症状或皮肤瘙痒最早出现，故必须注意倾听患者的主诉。

4. 根据病情，遵医嘱用药，地塞米松或氢化可的松有抗过敏的作用，能迅速缓解症状；给血管活性药物、纠正酸中毒和抗组胺类药物。

5. ★发生心搏骤停，立即行胸外心脏按压，同时施行人工呼吸。

6. 密切观察患者的意识、生命体征、尿量及其他临床表现，并做好病情动态的护理记录。

二、其他药物过敏试验法

（一）链霉素过敏试验法（表14-12）

表14-12　链霉素过敏试验法及处理

皮试液标准	*每毫升含链霉素2500U
	（配制时一瓶链霉素100万U加0.9%氯化钠溶液3.5ml溶解后为4ml）
试验方法	皮内注射*0.1ml（含链霉素250U），20分钟后观察、判断，记录。
	结果判断同青霉素
过敏反应	同青霉素
临床表现	常伴有毒性反应，表现为全身麻木、抽搐、肌肉无力、眩晕、耳鸣、耳聋等症状
过敏反应	同青霉素
处理	同时可用*10%葡萄糖酸钙或5%氯化钙溶液缓慢静脉注射，使钙离子与链霉素络合而减轻毒性症状

（二）破伤风抗毒素TAT过敏试验法及脱敏注射法（表14-13、表14-14）

表14-13　破伤风抗毒素TAT过敏试验法

皮试液标准	*每毫升含TAT150U
试验方法	皮内注射*0.1ml（含TAT 15U），20分钟后观察、判断，记录
结果判定	1. 阴性　局部无红肿、全身无异常反应
临床表现	2. 阳性　*局部皮丘红肿，硬结直径大于1.5cm，红晕范围直径超过4cm，有时出现伪足、有痒感。全身过敏反应、血清病型反应同青霉素过敏反应
脱敏注射法	分4次肌内注射，剂量逐渐增加，每隔20分钟注射一次。脱敏注射过程中，如患者出现面色苍白、气促、发绀、荨麻疹等全身反应或过敏性休克，应立即停止注射，并通知医生迅速处理。如反应轻微，可待反应消退后酌情减少剂量、增加次数，以全部注入所需药液

表14-14　TAT脱敏注射法

次数	TAT（ml）	加0.9%氯化钠溶液（ml）	注射途径
1	0.1	0.9	肌内注射
2	0.2	0.8	肌内注射
3	0.3	0.7	肌内注射
4	余量	稀释至1ml	肌内注射

（三）普鲁卡因及细胞色素C过敏试验法

1. 普鲁卡因　取0.25%普鲁卡因溶液0.1ml（含0.25mg），20分钟后观察、判断并记录。

2. 细胞色素 C　取细胞色素 C 试验液 0.1ml（含 0.75mg）作皮内注射。20 分钟后观察、判断并记录。

（四）碘过敏试验法（表 14-15）

在碘造影前 1～2 天须做过敏试验。

表 14-15　碘过敏试验方法及观察

试验名称	剂量用法	阳性结果
口服法	5%～10% 碘化钾 5ml，每日 3 次，口服，共 3 天	口麻、头晕、心悸、恶心、呕吐、流泪、流涕、荨麻疹等
皮内注射法	碘造影剂 0.1ml，皮内注射，20 分钟后观察	局部有红肿、硬块，直径超过 1cm
静脉注射法	碘造影剂（30% 泛影葡胺）1ml，静脉注射，5～10 分钟后观察	血压、脉搏、呼吸及面色等改变

高频考点解析

1. 青霉素过敏试验前问"三史"　用药史、过敏史、家族史，有过敏史者禁做过敏试验。以前未用过青霉素、使用过青霉素但停药超过 3 天及用药过程中更换药物批号者需做过敏试验。试验结果阴性者方可用药。

2. 青霉素过敏试验皮内注射 0.1ml（含青霉素 20～50U），20 分钟后观察、判断，记录。阳性（＋）：皮丘隆起增大，出现红晕硬块，直径大于 1cm，周围有伪足，局部有痒感。阴性（－），表示正常。

3. 过敏试验★最严重的过敏反应是过敏性休克。★皮下注射 0.1% 盐酸肾上腺素 0.5～1ml 是抢救过敏性休克的首选药。

【模拟试题测试，提升应试能力】

一、名词解释

1. 注射法　2. 皮内注射法　3. 皮下注射法　4. 肌内注射法　5. 静脉注射法　6. 雾化吸入法　7. 氧气雾化吸入法　8. 超声雾化吸入法　9. 药物过敏试验　10. 脱敏注射法

二、填空题

1. 皮内注射选择部位，药物过敏试验在 ＿＿＿＿＿，预防接种在 ＿＿＿＿＿。

2. 皮下注射的常用注射部位有 ＿＿＿＿＿、＿＿＿＿＿、＿＿＿＿＿。

3. 选择合适的注射部位应避免损伤 ＿＿＿＿＿ 和 ＿＿＿＿＿。

4. 肌内注射的注射部位以 ＿＿＿＿＿＿ 最常用。

5. 臀大肌注射连线法是取 ＿＿＿＿＿ 和 ＿＿＿＿＿＿ 连线的 ＿＿＿＿＿ 处为注射部位。

6. 注射时选用注射器应完整无 ＿＿＿＿＿＿、不 ＿＿＿＿＿＿。

7. 碘过敏试验法有 ＿＿＿＿＿ 法、＿＿＿＿＿ 法和 ＿＿＿＿＿＿ 法。

8. 对接受青霉素治疗的患者，停药 ＿＿＿＿＿ 以上，必须重新做过敏试验。

三、是非题

1. 药瓶标签内服药为蓝色，外用药为红色。（　　　）

2. "三查"指操作前、操作中、操作后查。（　　　）

3. 备药一般先取固体药，再取液体药。（　　　）

4. 药液不需遵循现配现用原则，可提前配好。（　　　）

5. 皮内注射常用于预防接种。（　　　）

6. 皮下注射针头斜面向上与皮肤成 5°角。（　　　）

7. 青霉素过敏最严重的反应是血清反应。（　　　）

8. 青霉素使用前应询问用药史、过敏史、家族史。（　　　）

9. pc 中文意译为饭前。（　　　）

10. biw 中文意译为每天 2 次。（　　　）

四、简答题

1. 某患者青霉素皮试结果：皮丘红肿，直径 1.2cm，有伪足，全身无不适，需采取哪些措施？

2. 药疗中应做到"三查七对"，其内容有哪些？

3. 给患者肌内注射，若发现注射部位有硬结，应如何做？

4. 列表比较皮内注射与皮下注射的不同点。

5. 说出臀中肌、臀小肌的注射定位法。

五、案例分析题

1. 患者，女性，29 岁。因化脓性扁桃体炎，医嘱给予肌内注射青霉素，护士在做青霉素皮试后约 3 分钟，患者突然感到胸闷、气急、面色苍白、出冷汗、脉细弱、血压 68/52mmHg。请问患者发生了什么现象，应如何处理？

2. TAT 皮内试验呈阳性反应时，为什么可以采用小剂量多次脱敏注射治疗？

3. 患者，38 岁。因足部被铁钉扎伤，需注射破伤风抗毒素。皮试结果：皮丘红肿，直径 1.7cm，有伪足，患者无不适感觉。问：此患者的 TAT 能否注射？如必须注射，怎样进行？

六、单项选择题

（一）专业实务

A$_2$ 型题

1. 患儿，6 个月。医生开医嘱：5% 葡萄糖氯化钠溶液 40ml iv qd，正确的执

行时间是

A. 每日上午 8：00
B. 每日晚上 8：00
C. 隔日上午 8：00
D. 每日上午 8：00、下午 4：00 各一次
E. 每日睡前一次

2. 患者李某，服用抗肿瘤药物环磷酰胺。发药时，护士应注意

A. 待患者服下后再离开
B. 要患者服后多饮水
C. 发药前测量脉搏
D. 避免药物和牙齿接触
E. 服后不宜饮水

3. 护士小王在给患者章某执行注射前自安瓿内吸取药液的方法，错误的一项是

A. 将安瓿尖端药液弹至体部

B. 用酒精棉签消毒安瓿颈部及砂轮

C. 将砂轮在安瓿颈部划一锯痕，折断安瓿

D. 将注射器针头斜面向下，放在安瓿内液面下

E. 抽动活塞，进行吸药

4. 不符合破伤风抗毒素皮试结果阳性的表现是

A. 局部皮丘红肿扩大
B. 硬结直径大于 1cm
C. 红晕直径大于 4cm
D. 皮丘周围有伪足、痒感

E. 患者出现气促、发绀、荨麻疹

5. 下列有关超声雾化吸入目的的叙述不正确的是

A. 预防感染　B. 解除痉挛　C. 消除炎症　D. 稀释痰液　E. 缓解缺氧

A_3 型题

6. 患者，男性，63 岁。因阑尾炎拟手术治疗，医嘱：青霉素皮内试验。护士执行注射前应先询问患者的情况，其中不包括

A. 既往是否使用过青霉素
B. 最后一次使用青霉素的时间
C. 有无其他药物或食物过敏
D. 是否对海鲜、花粉等过敏

E. 家属有无青霉素过敏

7. 患儿，男性，18 个月。上呼吸道感染，医嘱予青霉素治疗。护士按要求先予药物过敏试验，结果为阴性，再遵医嘱用药。在治疗过程中，患儿出现全身皮疹伴瘙痒，其最可能的是

A. 患者过敏反应
B. 患者抵抗力差
C. 药物毒性反应
D. 药物剂量过大

E. 药液被污染

8. 患者，女性，38 岁。为了协助疾病诊断，需做肾盂造影。患者碘过敏试验为阴性，护士在注射造影剂时，下列做法正确的是

A. 备好急救药物
B. 过敏试验阴性，放心快速推注造影剂

C. 无须准备急救药物及物品　　D. 先行肌内注射地塞米松

E. 先行静脉注射肾上腺素

9. 某患者，上呼吸道感染，高热，遵医嘱给予退热剂。护士用药指导正确的是

A. 饭前服 　　　　　　　　　B. 饭后服 　　　　　　　　　C. 睡前服

D. 服药后多饮水 　　　　　　E. 服药后少饮水

10. 患者，女性，60 岁。患有多种慢性疾病，需同时服用下列几种药物，宜饭前服用的药物是

A. 红霉素 　　　　　　　　　B. 布洛芬 　　　　　　　　　C. 健胃消食片

D. 氨茶碱 　　　　　　　　　E. 阿司匹林

11. 护士在发药过程中，患者提出疑问，正确的处理是

A. 找医生来为患者解释 　　　B. 告诉患者先服药再说

C. 让患者去问医生 　　　　　D. 重新核对，确认无误后给予解释

E. 认真听取患者主诉，耐心劝说患者服药

12. 某门诊患者，需肌内注射，注射室护士可指导患者取

A. 侧卧位 　　B. 俯卧位 　　C. 仰卧位 　　D. 立位 　　E. 坐位

13. 患者，女性，30 岁。在注射青霉素时发生过敏性休克，医嘱予 0.1% 盐酸肾上腺素皮下注射。其目的不包括

A. 扩张血管 　　　　　　　　B. 增加外周阻力 　　　　　　C. 兴奋心肌

D. 增加心排血量 　　　　　　E. 松弛支气管平滑肌

14. 患儿，男性，1 岁半。诊断：再生障碍性贫血。护士遵医嘱为其肌内注射维生素 B_{12}。正确的定位方法是

A. 髂嵴外侧三横指 　　　　　B. 髂后上棘外侧三横指

C. 髂前上棘下三横指 　　　　D. 髂前上棘外侧三横指

E. 髂嵴下三横指

15. 患者青霉素皮试结果为局部皮肤红肿，直径 1.2cm，自觉无不适，下列处理正确的是

A. 可以注射青霉素

B. 禁用青霉素，报告医生

C. 可以注射青霉素，但需减少剂量

D. 暂停使用，下次使用前重新做过敏试验

E. 在对侧肢体做对照试验

A_4 型题

（16～19 题共用题干）

患者，男性，19 岁。诊断：肺结核，应用链霉素抗结核治疗。

16. 护士注射链霉素前应特别注意

A. 评估患者局部组织状态　　B. 检查注射器和针头

C. 询问患者有无过敏史　　　D. 认真消毒局部皮肤

E. 协助患者取舒适体位

17. 护士实施链霉素皮试时，下列方法错误的是

A. 用等渗盐水 4ml 溶解 1g（100 万 U）瓶装的链霉素

B. 皮试液 1ml 含 2500U

C. 配制皮试液时注意将链霉素充分溶解

D. 注入皮内 0.1ml 含 250U

E. 注射后 20 分钟观察结果

18. 皮试后 5 分钟，患者发生过敏性休克，护士应首选的措施是

A. 异丙肾上腺素，H　　　　B. 地塞米松，IV

C. 葡萄糖酸钙，IV　　　　　D. 异丙嗪，IM

E. 盐酸肾上腺素，H

19. 为患者减轻链霉素毒性反应，护士正确的处理是

A. 异丙肾上腺素，皮下注射　B. 地塞米松，静脉注射

C. 氯苯那敏，口服　　　　　D. 葡萄糖酸钙，静脉注射

E. 盐酸肾上腺素，皮下注射

（20、21 题共用题干）

患儿，女性，12 个月。诊断：支气管炎。体温 39.5℃，脉搏 126 次/分，呼吸 29 次/分。医嘱：青霉素 40 万 U IM q8h；维生素 C 0.2g po tid；止咳糖浆 5ml po tid。

20. 护士为该患儿注射青霉素前，先进行青霉素药物过敏试验，选择皮试部位正确的是

A. 臀大肌　　　　　B. 前臂掌侧下段　　　　C. 臀中、小肌

D. 股外侧肌　　　　E. 三角肌下缘

21. 护士帮助患儿服药时，正确的方法是

A. 先喂止咳糖浆，后喂维生素 C

B. 喂止咳糖浆后，立即喂水

C. 最后喂止咳糖浆，服后不喂水

D. 在患儿咳嗽时喂止咳糖浆以保证疗效

E. 喂奶后再喂药，喂药后多喂水

（二）实践能力

A$_2$ 型题

22. 患者张某，患咽炎，医嘱为口服复方磺胺甲噁唑 0.8mg，bid，正确执行时间是

A. 每早一次　　　　B. 上、下午各一次　　　　C. 每晚一次

D. 每日早、中、晚各一次　　E. 睡前给一次

23. 某患儿，6个月，医生开医嘱：5% 葡萄糖氯化钠溶液 40ml iv qd，正确的执行时间是

A. 每日上午 8：00　　　　　B. 每日晚上 8：00

C. 隔日上午 8：00　　　　　D. 每日上午 8：00、下午 4：00 各一次

E. 每日睡前一次

24. 患者李某，服用抗肿瘤药物环磷酰胺。发药时，护士应注意

A. 待患者服下后再离开　　　B. 要患者服后多饮水

C. 发药前测量脉搏　　　　　D. 避免药物和牙齿接触

E. 服后不宜饮水

25. 护士小王在给患者章某执行注射前自安瓿内吸取药液的方法，错误的一项是

A. 将安瓿尖端药液弹至体部

B. 用酒精棉签消毒安瓿颈部及砂轮

C. 将砂轮在安瓿颈部划一锯痕，折断安瓿

D. 将注射器针头斜面向下，放在安瓿内液面下

E. 抽动活塞，进行吸药

26. 某病区护士，在存放药物时，需存放在有色密盖瓶中的药物是

A. 维生素 C　　B. 糖衣片　　　C. 疫苗　　　　D. 干酵母　　　E. 甘油

27. 某患者，患粒细胞减少症。护士为其肌内注射药物时，为了防止感染，下列措施中最重要的是

A. 不在有硬结的皮肤处进针　B. 针头刺入宜深

C. 针头无锈无钩，锐利　　　D. 注射前护士洗手戴口罩

E. 注射部位皮肤消毒，直径大于 5cm

28. 护士给患者发药时，应放在首位的给药原则是

A. 遵医嘱给药　　　　　　　B. 给药途径要准确

C. 给药时间要准确　　　　　D. 给药剂量要准确

E. 观察用药后的疗效

29. 患者，女性，25 岁。医嘱予口服磺胺药抗感染，为增加药物溶解度，避免结晶析出堵塞肾小管，护士应

A. 嘱患者卧床休息　　　　　B. 嘱患者多运动

C. 嘱患者饭前服药　　　　　D. 嘱患者饭后服药

E. 嘱患者服药后多饮水

30. 患儿，女性，20 个月。护士为其喂药时，下述操作错误的是

A. 哭闹时不可喂药

B. 不可将药物与乳汁混合喂养

C. 喂药时应抬高患儿头部和肩部

D. 患儿不合作时，可轻捏其双颊，使之吞咽

E. 捏住幼儿双侧鼻孔喂药

A₃型题

31. 患儿，女性，3岁。半年来反复感冒、发热，家长多次自行给予阿司匹林、头孢拉定、阿莫西林、罗红霉素等药物治疗。3天前，患儿因金黄色葡萄球菌肠炎入院治疗。护士对家长进行健康指导时，应特别强调

A. 合理营养　　　　　　B. 注意饮食卫生

C. 多进行户外活动　　　D. 注意儿童个人卫生

E. 滥用抗生素的严重后果

32. 患者，男性，63岁。因阑尾炎拟手术治疗，医嘱：青霉素皮内试验。护士执行注射前应先询问患者的情况，其中不包括

A. 既往是否使用过青霉素

B. 最后一次使用青霉素的时间

C. 有无其他药物或食物过敏

D. 是否对海鲜、花粉等过敏

E. 家属有无青霉素过敏

33. 患儿，男性，18个月。上呼吸道感染，医嘱予青霉素治疗。护士按要求先予药物过敏试验，结果为阴性，再遵医嘱用药。在治疗过程中，患儿出现全身皮疹伴瘙痒，其最可能的是

A. 患者过敏反应　　　　B. 患者抵抗力差

C. 药物毒性反应　　　　D. 药物剂量过大

E. 药液被污染

34. 患者，女性，38岁。为了协助疾病诊断，需做肾盂造影。患者碘过敏试验为阴性，护士在注射造影剂时，下列做法正确的是

A. 备好急救药物　　　　B. 过敏试验阴性，放心快速推注造影剂

C. 无须准备急救药物及物品　D. 先行肌内注射地塞米松

E. 先行静脉注射肾上腺素

35. 为2岁以下婴幼儿作肌内注射的不恰当做法是

A. 宜选用臀大肌　　　　B. 注射时固定肢体

C. 切勿把针梗全部刺入　D. 需长期注射者，注射部位应交替更换

E. 两种药物同时注射时，需注意配伍禁忌

A₄型题

（36～38题共用题干）

某新生儿，出生后 8 小时，护士为其进行预防接种。

36. 接种卡介苗的正确方法是

A. 前臂掌侧下段，ID　　　　　B. 三角肌下缘，ID

C. 三角肌下缘，H　　　　　　 D. 股外侧，H

E. 上臂三角肌，IM

37. 接种卡介苗时，将药液注入

A. 肌肉组织　　　　　　B. 真皮　　　　　　　C. 皮下组织

D. 表皮与真皮之间　　　E. 真皮与皮下组织之间

38. 接种乙肝疫苗的正确方法是

A. 前臂掌侧下段，ID　　　　　B. 三角肌下缘，ID

C. 三角肌下缘，H　　　　　　 D. 上臂三角肌，IM

E. 臀大肌，IM

（39～42 题共用题干）

患者，女性，55 岁。因糖尿病需用胰岛素药物治疗，医嘱：胰岛素 4U H ac 30 分钟。

39. 医嘱中"ac"指的是

A. 清晨　　　B. 饭后　　　C. 临睡前　　　D. 饭前　　　E. 必要时

40. 医嘱中"H"指的是

A. 皮下注射　　B. 口服　　　C. 舌下含服　　D. 皮内注射　　E. 肌内注射

41. 护士执行该医嘱时，错误的是

A. 药液不足 1ml 需选择 1ml 注射器

B. 注射部位可选择腹壁

C. 针头与皮肤成 10°～20°角进针

D. 抽吸无回血后推注药液

E. 注射毕，用干棉签轻压进针处，快速拔针

42. 患者出院前，护士指导患者及其家属自我注射胰岛素的方法。其中不正确的是

A. 不可在皮肤感染、有瘢痕处注射

B. 注射时间应选择在饭前 30 分钟

C. 注射部位尽量固定在三角肌下缘处

D. 进针深度为针梗的 1/2～2/3，进针后回抽无回血

E. 注射剂量要准确

（43～46 题共用题干）

患者，女性，32 岁。颅脑损伤后昏迷 1 周，现高热，体温 39.8℃。医嘱：复方氨基比林 2ml im St。

43. 医嘱中"im"的中文译意为

A. 皮下注射　B. 肌内注射　C. 皮内注射　D. 静脉注射　E. 口服

44. 医嘱中"St"的意思是

A. 立即执行　　　　　　　B. 饭后执行

C. 必要时使用 1 次　　　　D. 睡前执行

E. 每天执行 1 次

45. 护士选择股外侧肌作为注射部位，正确的注射范围是

A. 大腿外侧，膝关节以上

B. 髋关节以下，膝关节以上大腿外侧

C. 髋关节以下 10cm，膝关节以上 10cm，大腿外侧约 7.5cm 宽

D. 大腿内侧，膝关节以上 10cm

E. 髋关节以下 10cm，膝关节以上 10cm，大腿内侧

46. 护士为其注射时，进针深度为

A. 针头斜面　　　　　　　B. 针梗的 1/4～1/3

C. 针梗的 1/3～1/2　　　　D. 针梗的 2/3

E. 全部针梗

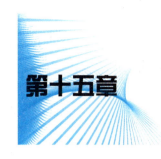

第十五章

静脉输液和输血法

第一节 静 脉 输 液

一、概念

静脉输液是利用大气压和液体静压的原理，将大量无菌溶液或药液输入静脉的方法。

二、常用溶液和作用

（一）晶体溶液

1. 葡萄糖溶液　5%～10% 葡萄糖溶液，可供给水分和热能。

2. 等渗电解质溶液　0.9% 氯化钠、5% 葡萄糖氯化钠、复方氯化钠溶液，可供给水分和电解质。

3. 碱性溶液　5% 碳酸氢钠、11.2% 乳酸钠溶液，可纠正酸中毒，调节酸碱平衡。

4. 高渗溶液　20% 甘露醇、25% 山梨醇、25%～50% 葡萄糖溶液，可利尿脱水。

（二）胶体溶液

1. 右旋糖酐　右旋糖酐的作用：中高、两低，即右旋糖酐 70（中分子右旋糖酐）可提高血浆胶体渗透压，右旋糖酐 40（低分子右旋糖酐）可降低血液黏稠度。

（1）中分子右旋糖酐：可提高血浆胶体渗透压，扩充血容量。

（2）低分子右旋糖酐：可降低血液黏稠度，改善微循环。

2. 代血浆　羟乙基淀粉（706）、氧化聚明胶、聚维酮溶液，可增加血浆渗透压及循环血量。

3. 浓缩白蛋白注射液　可提高胶体渗透压，补充蛋白质，减轻组织水肿。

4. 水解蛋白注射液　可补充蛋白质，纠正低蛋白血症，促进组织修复。

（三）静脉营养液

复方氨基酸、脂肪乳剂溶液，可供给热能，维持正氮平衡，补充维生素和矿物质。

三、静脉输液的目的

1. 补充水分和电解质，维持酸碱平衡。用于各种脱水、酸碱平衡失调患者。
2. 补充营养，供给热能。用于慢性消耗性疾病、不能经口进食等患者。
3. 输入药物，控制感染，治疗疾病。用于各种中毒、严重感染等患者。
4. 补充血容量，改善微循环，维持血压。用于严重烧伤、大出血、休克等患者。
5. 输入脱水剂，降低颅内压，达到利尿消肿的作用。

四、常用静脉输液法

（一）周围静脉输液

1. 密闭式静脉输液法
（1）须两人核对。
（2）墨菲滴管内液面达 1/3～1/2 满。
（3）确定穿刺点，注意避开关节及静脉瓣。
（4）在穿刺点上方 6cm 处扎止血带。
（5）调节滴速：一般成人 40～60 滴 / 分，儿童 20～40 滴 / 分。
（6）交待患者如发现溶液不滴、输液部位肿胀、疼痛及全身不适等，应及时呼叫。
2. 静脉留置针输液法
（1）优点：其外套管的材料与血管相容性好，且柔软，无刺激，可减少穿刺的次数。适用于需长期静脉输液及静脉穿刺困难的患者。
（2）操作要点
1）在穿刺点上方 10cm 处扎止血带。
2）皮肤消毒范围应大于 8cm×10cm，绷紧皮肤，手持针翼，以 15°～30°角直接刺入血管。
3）在透明膜上记录留置日期、时间。
4）正压封管，即边推注封管液边退针。
3. 注意事项
（1）对长期输液者应注意保护静脉，合理使用，★一般先从四肢远端小静脉开始。
（2）根据病情、用药原则、药物性质，有计划地安排药物输液的顺序。
（3）输入对血管刺激性大的药物时，输入药物前后均要输入一定量的 0.9% 氯化钠溶液，保护静脉。

（4）加强巡视，耐心听取患者主诉，密切观察注射部位有无肿胀、疼痛，输液滴注是否通畅等。

（5）严防空气栓塞：输液前排尽空气；及时换瓶或拔针；加压输液时在旁看守。

（6）连续输液超过 24 小时应每日更换输液器。

（7）防止交叉感染，应做到"一人、一巾、一带"，即每人一块治疗巾和一条止血带。

（8）留置针一般可保留 3～5 天，最多不超 7 天。

（二）颈外静脉插管输液法

1. 目的

（1）需要长期输液，而周围静脉不易穿刺的患者。

（2）周围循环衰竭的危重患者，用以测量中心静脉压。

（3）长期静脉内滴注高浓度、刺激性强的药物，或采用静脉营养疗法的患者。

2. 操作要点

（1）穿刺部位：在下颌角与锁骨上缘中点连线的上 1/3 处，颈外静脉外侧缘进针。

（2）体位：去枕平卧位，将头部转向对侧，肩下垫小枕。

（3）进针角度：与皮肤成 45°角进针，进入皮肤后改为 25°角。

3. 注意事项

（1）置管后，如发现硅胶管内有回血，应立即用肝素液冲洗，以免堵塞管腔。

（2）每天更换敷料，并用聚维酮碘消毒穿刺点及周围皮肤。

五、输液速度的调节

（一）调节输液速度的原则

1. 输液速度应根据年龄、病情、药物性质进行调节。

2. 对年老、体弱、婴幼儿、有心肺疾病的患者输液速度宜慢；对严重脱水、心肺功能良好的患者输液速度可适当加快。

3. 一般溶液输入速度可稍快，高渗盐水、含钾药物、升压药物等输入速度宜慢。

（二）输液速度的计算

1. 已知输入液体的总量和预计输完液体所用的时间，求每分钟滴速。每分钟滴速＝液体的总量（ml）×滴系数（gtt/ml）/ 输液所用时间（min）。

2. 已知输入液体的总量和每分钟滴速，求输完液所用的时间。输液所用时间（h）＝液体的总量（ml）×滴系数（gtt/ml）/ 每分钟滴速（gtt/min）×60（min）。

（三）输液泵的使用

可将药液均匀、精确、持续地输入体内。常用于输入升压药物、抗心律失常药物等。

锦 囊 妙 计

1．小儿腹泻补充累计损失量时，滴速为 8～10ml（kg·h）。
2．急性心力衰竭、肺癌患者术后滴速为 20～30d/min。
3．子宫收缩乏力，缩宫素的滴速为 40d/min。
4．膀胱冲洗时滴速为 60～80d/min。

六、常见输液故障和处理

（一）溶液不滴

1. 针头滑出静脉外　表现为局部肿胀、疼痛，应更换针头，另选静脉重新穿刺。
2. 针头斜面紧贴静脉壁　表现为液体滴入不畅或不滴，应调整针头或变换体位。
3. 针头阻塞　表现为液体不滴且无回血，挤压输液管下段有阻力感，应更换针头，重新穿刺。
4. 压力过低　可适当抬高输液架高度，升高输液瓶，或放低患者肢体。
5. 静脉痉挛　可局部热敷、按摩，使静脉扩张，促进血液循环。
6. 输液管扭曲受压　排除扭曲、受压因素，保持输液管通畅。

（二）墨菲滴管内液面异常

1. 液面过高　将输液瓶取下并倾斜，使瓶内针头露出液面，待滴管液面降至所需高度。
2. 液面过低　夹住墨菲滴管下端的输液管，用手挤压滴管，待滴管液面升至所需高度。
3. 液面自行下降　检查滴管上端输液管与墨菲滴管有无漏气或裂隙，必要时更换输液器。

七、常见输液反应及护理

（一）发热反应

1. 临床表现　主要表现为发冷、寒战及发热，可伴有恶心、呕吐、头痛、脉速、全身不适等症状。多发生于输液后数分钟至 1 小时。
2. 原因　是最常见的输液反应，常因输入致热物质；输入的液体或药物不纯、灭菌不彻底或过期、变质；输液过程中未严格遵守无菌操作原则等引起。
3. 护理要点
（1）预防：严格执行查对制度和无菌操作原则，尤其是药液与输液器应保持无菌。
（2）反应轻者可减慢输液速度，重者须立即停止输液。

（3）除对症处理外，遵医嘱给予抗过敏药物或激素治疗。

（4）保留剩余药液及输液器，进行检测，查找原因。

（二）循环负荷过重（急性肺水肿）

1. 临床表现　患者突然出现呼吸困难，感到胸闷、气促、咳嗽、咳粉红色泡沫痰，严重时痰液可由口鼻涌出，肺部可闻及湿啰音，心率快、心律不齐。

2. 原因　由于输液速度过快，在短时间内输入液体量过多引起。

3. 护理要点

（1）预防：严格控制输液速度和量，对心肺功能不全、年老体弱、婴幼儿等患者更应慎重。

（2）立即停止输液，协助患者取端坐位，两腿下垂，以减少静脉回流，减轻心脏负担。

（3）给予高流量吸氧，使肺泡内压力增高，从而减少肺泡内毛细血管渗出液的产生。

（4）湿化瓶内放入20%～30%乙醇，以减低肺泡内泡沫的表面张力，使泡沫破裂消散，从而改善肺部气体交换，减轻缺氧症状。

（5）遵医嘱给予扩血管药、平喘药、强心剂、利尿剂等。

（6）必要时进行四肢轮扎止血带，须每隔5～10分钟轮流放松一侧肢体，有效地减少回心血量。

（三）静脉炎

1. 临床表现　沿静脉走向出现条索状红线，局部组织发红、肿胀、灼热、疼痛，可伴畏寒、发热等全身症状。

2. 原因

（1）长期输入高浓度、刺激性较强的药液。

（2）静脉内放置刺激性强的留置管，或导管放置时间过长，引起局部静脉壁的化学性炎症反应。

（3）输液过程中无菌操作不严，引起局部静脉感染。

3. 护理要点

（1）预防：以避免感染，减少对血管壁的刺激为原则。

（2）对血管壁有刺激的药物应充分稀释，防止药物溢出静脉外。

（3）应有计划地使用静脉，经常更换输液部位。

（4）抬高患肢并制动，局部用95%乙醇或50%硫酸镁溶液进行热湿敷。

（5）用中药如意金黄散外敷、超短波理疗等，合并感染应遵医嘱给予抗生素治疗。

（四）空气栓塞

1. 临床表现　患者感觉胸部异常不适或胸骨后疼痛，随即出现呼吸困难，严重发绀，伴濒死感，心前区听诊可闻及响亮、持续的"水泡声"，心电图可表现心肌缺血和急性肺心病的改变。

2. 原因

（1）输液管内空气未排尽，导管连接不紧密或有裂隙。

（2）连续输液时，未及时添加药液或添加后未及时排尽空气。

（3）加压输液、输血时，无专人在旁看守。

（4）致死原因：空气阻塞肺动脉入口。

3. 护理要点

（1）预防：输液前必须排尽输液管内空气，并检查输液通路是否衔接紧密。

（2）及时更换或添加药液，液体将要输完时应及时拔针。

（3）如需加压输液时，应专人守护在床旁，不得离开患者。

（4）发生空气栓塞，应立即停止输液，立即使患者取左侧卧位和头低足高位。

1）左侧卧位可使肺动脉的位置低于右心室，使气泡向上漂移至右心室尖部，避开肺动脉入口，由于心脏跳动，空气可被混成泡沫，分次小量进入肺动脉内。

2）头低足高位在吸气时可增加胸内压力，以减少空气进入静脉。

（5）给予高流量氧气吸入。

高频考点解析

1. 静脉输液反应及护理、输液微粒污染的概念及预防。

2. 周围静脉输液方法、常见输液故障排除方法。

第二节　静　脉　输　血

一、概念

静脉输血是将血液通过静脉输入体内的方法。

二、血型和交叉配血试验

1. 血型　分 A、B、O 血型（表 15-1）和 Rh 血型系统，我国 99% 的人为 Rh 阳性。

2. 交叉配血试验　检验受血者与供血者之间有无不合抗体。如果直接和间接交叉试验均没有凝集反应，即为配血相合，方可输血（表 15-2）。

表 15-1 ABO 血型系统

血型	凝集原	凝集素
A	A	抗 B
B	B	抗 A
AB	A、B	无
O	无	抗 A、抗 B

表 15-2 交叉配血试验

内容	直接交叉试验	间接交叉试验
供血者	红细胞	血清
受血者	血清	红细胞

三、输血目的

1. **三补** 补血容量(出血性休克)、补凝血因子(出血疾病)、补抗体(严重感染)。
2. **二加** 增加血红蛋白,增加蛋白质。
3. **一促** 促进骨髓系统和网状内皮系统功能。

四、血液制品的种类(表 15-3)

表 15-3 血液制品的种类

名称		说明	备注(输血前)
全血	新鲜血	保留血液所有成分	定血型
	库血	仅留红细胞、血浆蛋白(4℃保存 2~3 周)	做交叉
	自体输血	自身血液回输	
成分输血	红细胞 浓缩细胞	全血分离血浆后剩余部分	定血型
	洗涤红细胞	离心洗涤 3 次	做交叉
	白细胞浓缩悬液	全血分离出的白细胞(4℃保存 2~3 周)	
	血小板浓缩悬液	全血分离出的血小板(22℃保存 24 小时)	
	血浆 新鲜血浆	除红细胞外,基本保留血液各成分	定血型
	保存血浆	除血浆蛋白外,其他成分逐渐破坏(保存 6 个月)	
	冰冻血浆	普通血浆在 -30℃保存(保存 1 年)	

其他:白蛋白、纤维蛋白原、凝血酶原等。

[补充资料]

1. 无论是输全血还是输成分血,均应选用同型血液输注,紧急情况下,如无同型血,可用 O 型血(万能献血者)输给他人,AB 型者可接受其他血型血,但直接交叉配血试验应不凝集,而间接交叉配血试验可有凝集。

2. 输入全血、RBC、WBC、血小板均须定血型,做交叉;输入血浆须定血型。

3. **库血标签颜色** A 型(红色),B 型(橙色),O 型(白色),AB 型(蓝色)。

五、输血前准备

1. 备血　采血、定血型、做交叉。
2. 取血　三查八对（三查：有效期、血液制品的质量、包装，八对：姓名、床号、住院号、血袋号、血型、交叉配血试验的结果、血液种类和剂量）。
3. 取血后　三勿（勿振荡，勿加温，勿添加药液）。

六、输血方法

（一）间接输血

1. 适用于无血库又急需输血时，以及婴幼儿少量输血。
2. 每50ml血液中加3.8%枸橼酸钠5ml。
3. 操作时需三人合作　一人抽血，一人传递，另一人输血。在连续抽血时，不必拔出针头，只需更换注射器。

（二）直接输血

1. 两位护士再次"三查八对"，将血液轻轻摇匀，勿剧烈震荡。
2. 开始输入速度宜慢，应少于20滴/分，观察10～15分钟无不良反应，根据病情调节滴速，成人40～60滴/分，老人及儿童酌减。
3. 输血后将血袋送回输血科保留24小时，以备出现意外情况时核查。

七、输血注意事项

1. 采标本　禁同采两患者。
2. 输血前　两人核对。
3. 查库血　正常分两层。
4. 输血中　观局部、全身两反应。

八、常见输血反应及护理

（一）发热反应

1. 原因　外来性致热源、与多次输血后患者产生的白细胞抗体或血小板抗体、违反操作原则，造成污染。
2. 症状　一般先有寒战、发冷，继而体温升高至40℃，伴头痛、恶心、呕吐、皮肤潮红等。
3. 处理　反应轻者，减慢滴数。反应重者停止输血，给予生理盐水输入。密切观察，对症处理，通知医生，遵医嘱给予解热镇痛药和抗过敏药。

4. 预防　严格管理血库、保养液和输血用具，严格执行无菌操作。

5. 护理

（1）遵医嘱停止输血，保留静脉通路的情况下阻止热源进入体内。

（2）对症治疗：可多盖被子或使用热水袋。

（3）遵医嘱给予药物治疗：抗过敏药、激素、解热药、抗病毒药。

（4）观察病情：病人发生寒战后，测量生命体征，每半小时测量一次体温。

（5）将余血、输血器及病人新鲜血标本送检，查明发热原因。

（二）过敏反应

1. 原因　血液中含致敏物质，患者是过敏体质。

2. 症状　轻者出现皮肤瘙痒、荨麻疹、轻度血管性水肿。重者出现呼吸困难，甚至过敏性休克。

3. 处理　轻者减慢输血速度，重者停止输血，呼吸困难者给予吸氧，严重喉头水肿者行气管切开，循环衰竭给予抗休克治疗。保持静脉通畅，遵医嘱给药。保留余血送检。

4. 预防　献血前4小时，食清淡食物、饮糖水，禁忌高脂肪、高蛋白食物，勿选用有过敏史的献血员。

5. 护理

（1）停止输血，保留静脉通畅。

（2）遵医嘱给予抗过敏药物。

（3）将余血、输血器及病人新鲜标本送检。

（三）溶血反应

1. 原因　输入血型不合的血液，输入 Rh 因子不合的血液，输入变质血，输血的同时加入高渗或低渗溶液，或不合适的药物。

2. 症状　四肢麻木，腰背剧痛，不明原因出血、渗血，少尿、无尿。

3. 处理　停止输血，通知医生，保留余血，维持静脉输液通道，静脉滴注碳酸氢钠，双侧腰部封闭或热水袋热敷，严密观察生命体征，抗休克治疗。

4. 预防　做好血型鉴定和交叉配血试验，输血前仔细查对，杜绝差错。严格血液保存，不使用变质血液。

5. 护理

（1）立即停止输血，保留静脉通路，通知医生。

（2）保留余血送检、重做血型鉴定和交叉配血试验。

（3）保护肾脏、碱化尿液、观察病情。

（4）按急性肾衰竭进行护理。

（四）与大量输血有关的反应

1. 肺水肿（心脏负荷过重）　同静脉输液反应。

2. 出血倾向

（1）临床表现：皮肤、黏膜出现瘀点或瘀斑，穿刺部位可见大块瘀斑或手术伤口渗血、牙龈出血等。

（2）原因：输入大量库存血，库存血的血小板基本已被破坏，凝血因子不足。

（3）护理要点：①预防：如大量输库存血，应间隔输入新鲜血、血小板浓缩悬液或凝血因子。②密切观察患者出血倾向，注意皮肤、黏膜及伤口有无出血；同时观察患者生命体征、意识等变化。

3. 枸橼酸钠中毒反应

（1）原因：与大量输血后血钙下降有关。

（2）症状：手足搐搦、出血倾向、血压下降、心率缓慢甚至心搏骤停。

（3）护理：当输入 1000ml 库存血后，应遵医嘱静脉补充钙离子。

锦 囊 妙 计

1. 每输入 1000ml 库存血后，应遵医嘱给予 10% 葡萄糖酸钙 10ml。

2. 发生链霉素过敏时，遵医嘱静脉缓慢推注 10% 葡萄糖酸钙 10ml。

3. 高钾血症时可静脉注射 10% 葡萄糖酸钙 10ml 以拮抗高钾对心肌的抑制。

4. 维生素 D 缺乏性手足抽搐症可在镇静的同时给予钙剂。

5. 硫酸镁中毒出现膝反射消失时可静脉缓慢注射 10% 葡萄糖酸钙 10ml。

6. 小儿腹泻引起低钙抽搐可缓慢推注 10% 葡萄糖酸钙 10ml。

高频考点解析

1. 血制品的种类、作用及输血前的准备。

2. 输血的目的、输血反应及护理。

【 模拟试题测试，提升应试能力 】

一、名词解释

1. 静脉输液　　2. 胶体溶液　　3. 晶体溶液　　4. 直接静脉输血法　　5. 间接交叉相容配血试验　　6. 输液微粒　　7. 点滴系数　　8. 血浆　　9. 自体输血　　10. 成分输血

二、填空题

1. 常见输液反应 _____ 、 _____ 、 _____ 、 _____ 。

2. 输液过程中溶液不滴的原因包括 _____ 、 _____ 、 _____ 、 _____ 、 _____ 。

3. 浓缩白蛋白可 _____ 、 _____ 、 _____ 。

4. 静脉输液时滴速应根据患者的 _____ 、 _____ 及 _____ 调节。一般成人 _____ 滴/分；儿童 _____ 滴/分。

5. 中分子右旋糖酐能 _____ 、 _____ ；低分子右旋糖酐有 _____ 、 _____ 的作用。

6. 小儿静脉输液常用的头皮静脉有额上静脉、 _____ 静脉、 _____ 静脉、耳后静脉和 _____ 静脉等。

7. 冰冻血浆应 _____ 保存，有效期 _____ ，用时放在 _____ 融化。

8. 输血的目的为 _____ 、 _____ 、 _____ 、 _____ 。

9. 输血前"三查"，查血的 _____ 、 _____ 、 _____ 。

10. 溶血反应的原因为 _____ 、 _____ 、 _____ 。

三、是非题

1. 晶体分子小，在血管内存留时间短，对维持细胞内外水分的相对平衡有重要作用。（　　）

2. 肠外营养溶液能供给热能，补充维生素和矿物质，维持正氮平衡，促进机体康复。（　　）

3. 常用的静脉输液法主要有周围静脉输液法和颈外静脉插管输液法。（　　）

4. 临床常用静脉输液封管液只有肝素溶液。（　　）

5. 静脉输液过程中应依据患者病情、年龄和药物性质调节滴速。（　　）

6. 静脉输液时进针角度应与皮肤成 10°～15°角。（　　）

7. 输液过程中输入的溶液或药物制品不纯或未严格执行无菌技术操作时容易使患者产生静脉炎。（　　）

8. 输液微粒是指输入液体中的非代谢性（不溶性）颗粒杂质，其直径在 1～5μm。（　　）

9. 新鲜血主要可以给患者补充凝血因子和血小板。（　　）

10. 血浆中最主要的成分为血浆蛋白，不含血细胞，无凝集原。（　　）

11. 输血过程中应先快后慢，再根据病情、年龄、血液制品种类调整输注速度。（　　）

12. 输血过程中出现溶血反应应立即停止输血。（　　）

四、简答题

1. 简述静脉输液的目的。

2. 试述输血"三查八对"的内容。

3. 静脉输液时发生空气栓塞，应置患者于何种体位？为什么？

4. 输液过程中，发现患者药液不滴，应如何分析原因并给予处理？

5. 如何防止输血时发生过敏反应？

6. 简述输血的注意事项。

7. 患者输液时发生静脉炎有哪些处理措施？

8. 输血时，如何预防溶血反应的发生？

五、案例分析题

1. 患者，男性，45 岁。因工伤急诊入院。初步诊断为：左下肢股骨开放性骨折，失血性休克。查体：血压 67.5/45mmHg，心率 120 次/分，脉搏细速，神志清楚，表情淡漠，四肢湿冷。医嘱：立即输血 200ml。当输入 15ml 血液时，患者出现畏寒、胸闷、腰背酸痛、四肢麻木。可能发生了什么情况？应立即采取哪些护理措施？

2. 患者，女性，28 岁。因大量呕血急诊入院。初步诊断为：胃溃疡，失血性休克。护理体格检查：血压 67.5/45mmHg，心率 130 次/分，脉搏细弱，面色苍白，出冷汗，表情淡漠。遵医嘱需立即输血 400ml。

问题：

（1）该患者输血的目的是什么？

（2）当输血 300ml 时，患者出现皮肤瘙痒，眼睑、口唇水肿，呼吸困难等症状，该患者可能发生了什么情况？

（3）护士应如何处理？

六、单项选择题

（一）专业实务

A$_2$ 型题

1. 某患者，需静脉输入冰冻血浆，以补充血浆蛋白、维持血容量。护士操作方法正确的是

　A. 加入生理盐水稀释后使用　　B. 加入等量 3.8% 枸橼酸钠后使用

　C. 置热源上加温融化后使用　　D. 放在 37℃温水中融化后使用

　E. 加入 100ml 蒸馏水溶解后使用

2. 某护士，遵医嘱准备为 3 床患者行输血治疗，其在输血前的准备工作中，错误的是

　A. 血液取出后应加温后输入，以防止患者不适

　B. 血液从血库取出后勿剧烈震荡

　C. 需做血型鉴定和交叉配血试验

　D. 由两人进行"三查八对"

　E. 输血前先静脉滴注 0.9% 氯化钠溶液

3. 某患者静脉输液时，出现液体滴入不畅，局部肿胀，检查无回血。此时护士应

  A. 更换针头重新穿刺   B. 局部热敷   C. 提高输液瓶

  D. 改变针头位置   E. 加压输液

4. 某患者，采用留置针静脉输液，输液第3天留置针所在静脉出现静脉炎症状。护士采用的护理措施错误的是

  A. 患肢制动   B. 如意金黄散加醋外敷   C. 超短波理疗

  D. 患肢用50%硫酸镁湿敷   E. 将患肢下垂并用硫酸镁热敷

5. 患儿，男性，7岁。诊断：白血病。护士为其直接输血200ml，血液中需加3.8%枸橼酸钠

  A. 15ml   B. 25ml   C. 5ml   D. 20ml   E. 10ml

6. 患者，女性，25岁。诊断：再生障碍性贫血，医嘱：输注浓缩红细胞。护士巡视时发现输血速度变慢，穿刺点局部无肿胀、无压痛，挤捏输血器无阻力，局部皮温正常。护士首先应

  A. 拔针后另行穿刺   B. 用生理盐水冲管

  C. 热敷患者穿刺局部   D. 使用恒温器加热血液

  E. 更换输血器后继续输血

7. 患者，男性，50岁。急性肺炎，输液时自行把输液速度调快，导致急性肺水肿，护士给患者四肢轮流结扎时，正确的方法是

  A. 每隔1～5分钟放松四肢止血带

  B. 每隔5～10分钟轮流放松一侧肢体的止血带

  C. 每隔10～15分钟轮流放松一侧肢体的止血带

  D. 每隔5～10分钟放松四肢止血带

  E. 每隔1～5分钟轮流放松一侧肢体的止血带

8. 患者，女性，46岁。输液过程中突然呼吸困难，感到胸闷、气促，咳嗽、咳粉红色泡沫痰，肺部闻及湿啰音。护士给患者进行四肢轮流结扎，其主要目的是

  A. 改善缺氧症状   B. 减少静脉回心血量

  C. 减少肺泡内毛细血管漏出液的产生

  D. 改善末梢血液循环   E. 使患者舒适

9. 某ICU患者，需连续输液。护士为其更换输液器的时间是

  A. 每天更换1次   B. 4天更换1次

  C. 2天更换1次   D. 每周更换1次

  E. 3天更换1次

10. 患儿，女性，3岁。因肺炎给予红霉素静脉滴注，用药3天后注射部位出现沿静脉走行方向条索状红线，伴红、肿、热、痛等症状。出现上述反应的主要原

因是

　　A. 输液速度快　　　　　B. 输液总量大

　　C. 输入药液刺激性强　　D. 静脉内置刺激性管

　　E. 无菌操作不严格

11.　某患者，输液时发生空气栓塞，护士立即为其安置头低足高位，其目的是为了避免气栓阻塞在

　　A. 肺静脉入口　　　　　B. 主动脉入口

　　C. 下腔静脉入口　　　　D. 上腔静脉入口

　　E. 肺动脉入口

12.　某病区护士，遵医嘱准备为一手术后患者进行输血治疗。为防止患者出现溶血反应，该护士采取了下列措施，其中不正确的是

　　A. 严格执行血液保存原则　　B. 输血前认真查对

　　C. 输血前给予抗过敏药物　　D. 做好交叉配血试验

　　E. 做好血型鉴定

13.　患者，男性，38 岁。因车祸致脾破裂大出血急诊送手术室手术。手术中给予输血治疗，输血即将结束时，患者感到全身皮肤瘙痒并出现荨麻疹。出现上述反应的原因可能是

　　A. 输入异型血　　　　　B. 血液温度过低

　　C. 输血速度过快　　　　D. 血液中含有致热物质

　　E. 血液中含有对患者致敏的物质

14.　某患者，输血时出现皮肤瘙痒、眼睑水肿、呼吸困难等症状。护士采取的护理措施中，错误的一项是

　　A. 皮下注射 0.1% 盐酸肾上腺素 0.5～1ml

　　B. 给予吸氧

　　C. 碱化尿液

　　D. 保留余血送检

　　E. 轻者减慢输血速度，重者立即停止输血

15.　患儿，女性，3 个月。支气管炎，需输液治疗。护士选用头皮静脉输液，其操作不正确的是

　　A. 患儿可仰卧或侧卧　　　B. 护士右手持针沿静脉向心方向平行刺入

　　C. 操作者站于患儿头侧　　D. 需两人核对

　　E. 用 2% 碘酊消毒皮肤

16.　患者，女性，42 岁。因肺炎给予红霉素静脉滴注，用药 2 天后注射部位出现沿静脉走行方向条索状红线，伴红、肿、热、痛等症状。护理措施错误的一项是

A. 局部超短波理疗　　　　B. 遵医嘱给予抗生素治疗

C. 50% 硫酸镁热敷　　　　D. 患肢适当抬高

E. 患肢适当活动

17. 患者，女性，77 岁。输液过程中发生了急性肺水肿，护士给予患者高流量吸氧，并在湿化瓶内放入 20%～30% 乙醇，其目的是

A. 减少回心血量　　　　　B. 提高吸入氧的浓度

C. 预防肺部感染　　　　　D. 降低肺泡内泡沫的表面张力

E. 扩张肺部毛细血管

18. 患者，女性，40 岁。急性阑尾炎术后，需输液 2000ml。为了不影响患者睡眠，要求 10 小时输完，其输液速度应为

A. 70 滴 / 分　B. 90 滴 / 分　C. 50 滴 / 分　D. 80 滴 / 分　E. 60 滴 / 分

19. 患者，男性，36 岁。在输液时因液体输入过快发生肺水肿。下列护理措施中不正确的是

A. 低流量吸氧

B. 选用血管扩张剂和强心剂

C. 采用端坐位，两腿下垂，减少回心血量

D. 立即通知医生

E. 立即停止输液

20. 患者，女性，39 岁。异位妊娠大出血，急诊入院，入院时血压 80/50mmHg。护士为其输液，应首先输入的溶液是

A. 羟乙基淀粉 40　　　　　B. 4% 碳酸氢钠溶液

C. 10% 葡萄糖溶液　　　　D. 0.9% 氯化钠溶液

E. 复方氯化钠溶液

21. 患者，男性，26 岁。因车祸导致肝破裂急诊入院。患者面色苍白，四肢厥冷，血压 65/40mmHg，脉搏 150 次 / 分，急需大量输血。输血过程中错误的护理措施是

A. 输血开始 15 分钟内，速度宜慢

B. 严格查对制度

C. 输入的血液内不得随意加入药液

D. 输血完毕不需再输入 0.9% 氯化钠溶液

E. 输入两袋以上血液时，两袋血之间需输入少量 0.9% 氯化钠溶液

22. 患者，男性，68 岁。输液时出现发绀、胸闷、呼吸困难，咳粉红色泡沫样血痰。护士应立即协助其采取

A. 头高足低位　　　　　B. 头低足高位　　　　　C. 端坐位

D. 半坐卧位　　　　　　E. 中凹卧位

23. 患者，男性，24 岁。因一氧化碳中毒住院，医嘱给予输血治疗。选择最佳血液种类为

    A. 血小板混悬液   B. 白细胞混悬液   C. 浓缩红细胞

    D. 全血   E. 血浆

24. 患者，女性，35 岁。突然出现头晕、头疼，伴恶心、呕吐，以高血压、脑出血收住院。现血压 190/110mmHg，需立即给予脱水剂治疗，首选液体为

    A. 10% 葡萄糖   B. 5% 碳酸氢钠

    C. 20% 甘露醇   D. 复方氯化钠溶液

    E. 0.9% 氯化钠溶液

25. 患者，女性，56 岁。输血过程中自诉头胀、四肢麻木、胸闷、腰背部剧痛，测量脉搏细弱且快，血压下降。护士处理错误的是

    A. 双侧腰部封闭，或用热水袋热敷

    B. 碱化尿液

    C. 停止输血

    D. 遵医嘱用升压药

    E. 尿闭者增加入水量

26. 患者，男性，72 岁。患慢性支气管炎、肺心病来医院门诊输液治疗，30 分钟内输入 300ml 液体，突然出现呼吸困难、气促，咳嗽、咳泡沫血性痰，肺部闻及湿啰音。下列急救措施中不妥的是

    A. 高流量吸氧

    B. 立即停止输液

    C. 遵医嘱给予强心剂和利尿剂

    D. 四肢轮流结扎

    E. 置左侧卧位和头低足高位

27. 患者，女性，58 岁。因严重腹泻来院就诊，遵医嘱静脉输液治疗。护士静脉穿刺的角度应为

    A. 35°~38°   B. 5°~10°   C. 40°~45°   D. 紧贴皮肤   E. 15°~30°

28. 患儿，男性，5 岁。因急性扁桃体炎输液治疗，护士为其调节输液滴速应每分钟不超过

    A. 50 滴   B. 30 滴   C. 40 滴   D. 60 滴   E. 20 滴

29. 患者，男性，35 岁。因病情需要监测中心静脉压及进行颈外静脉插管输液，穿刺部位位于下颌角与锁骨上缘中点连线的

    A. 中 1/2   B. 下 1/4   C. 上 1/3   D. 上 1/4   E. 下 1/3

30. 患者，男性，55 岁。因车祸致失血性休克，采用静脉输液治疗的目的是

    A. 输入药物，治疗疾病   B. 补充营养，供给热量

C. 补充水分及电解质　　　　D. 改善心脏功能

E. 增加循环血量，改善微循环

31. 患者，男性，43岁。因脾破裂出现失血性休克，急需大量输血。下列护理措施正确的是

A. 库存血如有明显的血凝块，应将血凝块取出后再用

B. 为防止大量输血引起的不良反应，应在200ml血袋内加入10%葡萄糖酸钙10ml

C. 输血前应输入少量0.9%氯化钠溶液，输血后则不必

D. 如两袋血是同一供血者的血液，中间不必输入0.9%氯化钠溶液

E. 加压输血时应安排专人在旁看护

32. 患者，男性，19岁。在门诊静脉输液治疗，在输液过程中，护士巡视发现墨菲滴管内液面过低。正确的处理是

A. 分离输液器和针头，排出多余液体

B. 拔出针头，重新穿刺

C. 立即更换输液器

D. 立即更换输液瓶

E. 夹紧墨菲滴管下端，挤压墨菲滴管使药液流至所需高度

33. 患者，女性，26岁。因患急性胃肠炎输液治疗，液体输入30分钟后出现畏寒，测体温39.5℃。应采取的护理措施下列哪项除外

A. 报告医生　　　　　　B. 停止输液　　　　　　C. 物理降温

D. 协助患者端坐位　　　　E. 遵医嘱给抗过敏药物

34. 患者，男性，49岁。输血时发生溶血反应，经核查原因是由于Rh因子所致的溶血反应。最有可能的情况是

A. Rh阴性者再次输入Rh阳性血液

B. Rh阴性者初次输入Rh阳性血液

C. Rh阳性者输入Rh阴性血液

D. AB型血Rh阳性输入Rh阴性血液

E. O型血Rh阴性初次输入Rh阳性血液

35. 患者，女性，67岁。因长期输液，采用静脉留置针法，留置针保留的时间不得超过

A. 10天　　　B. 5天　　　C. 15天　　　D. 3天　　　E. 7天

A_3/A_4型题

（36、37题共用题干）

患者，男性，49岁。因发热、咳嗽入院。遵医嘱用0.9%氯化钠溶液1000ml加青霉素800万U静脉滴注。

36. 该患者输液的主要目的是

A. 供给热量　　　　　　B. 补充水分和电解质　　　C. 补充血容量

D. 利尿消肿　　　　　　E. 控制感染

37. 该患者输液过程中，护理措施错误的是

A. 溶液不滴应立即拔针，更换针头重新穿刺

B. 耐心听取患者主诉

C. 观察滴速是否合适

D. 加强巡视，及时更换输液瓶

E. 注意输液管有无扭曲

（38、39 题共用题干）

患者，男性，39 岁。因上呼吸道感染入院，遵医嘱给予补液抗感染治疗。护士在巡视时发现溶液不滴，注射部位无肿胀，挤压无回血，有阻力。

38. 该患者可能发生了何种情况

A. 压力过低　　　　　　B. 针头斜面紧贴血管壁　　　C. 针头堵塞

D. 静脉痉挛　　　　　　E. 针头滑出血管外

39. 护士正确的处理方法是

A. 变换肢体位置　　　　B. 另选静脉更换针头重新穿刺

C. 抬高输液瓶　　　　　D. 用力挤压输液管直至输液通畅

E. 输液局部湿热敷

（40、41 题共用题干）

患者，男性，40 岁。因急性再生障碍性贫血入院治疗。实验室检查：RBC 2.0×10^{12}/L，Hb 6.0g/L，WBC 2.9×10^9/L，PLT 50×10^9/L。

40. 该患者最适宜静脉输注的是

A. 库血　　　　　　　　B. 新鲜血

C. 5% 血清蛋白液　　　 D. 浓缩白细胞悬液

E. 新鲜冰冻血浆

41. 输血前准备工作中，错误的一项是

A. 需由两人进行"三查七对"

B. 血液从冰箱取出后不能加温

C. 需做血型鉴定和交叉配血试验

D. 血液从血库取出后，勿剧烈震荡

E. 输血前先静脉滴注 0.9% 氯化钠溶液

（42～45 题共用题干）

患者，男性，40 岁。有胃溃疡史多年，因饮食不当发生上消化道出血入院。入院时，查体：血压 80/50mmHg，脉搏 110 次 / 分、脉搏细弱，表情淡漠，尿少。

护士遵医嘱给予输血 400ml。

42. 该患者进行输血的主要目的是

A. 供给各种凝血因子　　　　B. 增加白蛋白

C. 补充血容量，提高血压　　D. 增加血红蛋白

E. 增加抵抗力

43. 该患者应选用哪种血液制品

A. 洗涤红细胞　　　　B. 浓缩血小板悬液　　　　C. 全血

D. 血清蛋白　　　　E. 血浆

44. 患者输血过程中，血液滴入速度较慢，护士检查患者输血肢体冰冷。此时护士应

A. 提高输液瓶位置　　　　B. 另选血管重新穿刺

C. 热敷注射部位　　　　D. 更换针头重新穿刺

E. 调整针头位置或适当变换肢体位置

45. 在输血即将结束时，患者出现皮肤瘙痒、眼睑水肿、呼吸困难。该患者可能发生了

A. 肺水肿　　B. 出血倾向　　C. 发热反应　　D. 过敏反应　　E. 溶血反应

（46～49 题共用题干）

患者，男性，63 岁。因慢性阻塞性肺气肿住院治疗。今晨 8：00 开始静脉输入 5% 葡萄糖溶液 500ml 及 0.9% 氯化钠溶液 500ml，滴速 70 滴 / 分。9：00 护士巡视病房，发现患者咳嗽、呼吸急促、大汗淋漓，咳粉红色泡沫痰。

46. 根据上述临床表现，患者可能发生了

A. 空气栓塞　　　　B. 发热反应　　　　C. 过敏反应

D. 循环系统负荷过重反应　　E. 细菌污染反应

47. 护士首先应采取的措施是

A. 立即停止输液　　　　B. 给患者吸氧

C. 协助患者坐起，两腿下垂　　D. 安慰患者

E. 立即通知医生

48. 为减轻患者呼吸困难的症状，护士可采用乙醇湿化加压给氧，选用乙醇浓度为

A. 30%～40%　　　　B. 50%～70%　　　　C. 10%～20%

D. 40%～50%　　　　E. 20%～30%

49. 为缓解症状，可协助患者采取的体位是

A. 端坐位，两腿下垂　　　　B. 抬高床头 15～30cm

C. 仰卧，头偏向一侧　　　　D. 左侧卧位，头高足低

E. 抬高床头 20°～30°

（二）实践能力

A₂ 型题

50. 某患者，补液 1000ml，60 滴 / 分，从 8：20 开始滴注，输液滴系数为 15，估计何时可滴完

A. 13：30　　　　　　　　B. 14：10　　　　　　　　C. 12：30

D. 11：30　　　　　　　　E. 12：10

51. 某患者，静脉输液治疗时，墨菲滴管内液面自行下降，原因可能是

A. 压力过大　　　　　　　　B. 滴管漏气或有裂缝

C. 输液速度过快　　　　　　D. 室温低

E. 患者肢体位置不当

52. 患者，男性，44 岁。因急性肠炎入院，遵医嘱进行输液治疗。在输液过程中患者突然主诉胸部异常不适，伴有呼吸困难，心前区可闻及响亮持续的"水泡声"。护士应考虑患者可能发生了

A. 过敏反应　　B. 空气栓塞　　C. 右心衰竭　　D. 肺水肿　　E. 发热反应

53. 患者，女性，34 岁。因车祸致右股骨干骨折急诊入院。患者失血较多，遵医嘱输血治疗。在输血过程中，患者出现手足抽搐、血压下降、皮下淤血等。该患者可能发生了

A. 休克　　　　　　　　B. 枸橼酸钠中毒反应　　　　　　C. 发热反应

D. 过敏反应　　　　　　E. 溶血反应

54. 护士巡视病房，发现某患者静脉输液的溶液不滴，挤压输液管有回血，移动针头位置后溶液继续下滴。此种情况可能是

A. 针头阻塞　　　　　　B. 针头斜面紧贴血管壁　　　　　　C. 静脉痉挛

D. 针头滑出血管外　　　E. 输液压力过低

55. 患者，女性，45 岁。静脉输注红霉素 3 天后出现注射侧肢体疼痛、灼热、红肿。该患者可能发生了

A. 发热反应　　B. 空气栓塞　　C. 过敏反应　　D. 静脉炎　　E. 肺水肿

56. 患者，男性，23 岁。肝部分切除术后，需输血治疗。患者输血时出现腰背剧痛、四肢麻木、头部胀痛等症状。其原因可能是

A. 红细胞凝集成团，阻塞肾小管

B. 红细胞凝集成团，阻塞肾血管

C. 红细胞大量溶解后变成结晶，阻塞肾小管

D. 红细胞溶解后，大量血红蛋白进入血浆，阻塞肾小管

E. 红细胞凝集成团，阻塞部分小血管

57. 患者，男性，10 岁。患急性白血病，为纠正患儿贫血最适合输入的是

A. 血细胞　　　　　　　　B. 新鲜冰冻血　　　　　　　　C. 新鲜血

D. 库血   E. 水解蛋白

58. 患者,男性,58岁。因脑挫裂伤入院。入院后为防止颅内压增高,遵医嘱给予甘露醇250ml静脉滴注,要求30分钟滴完。输液滴系数为15,护士调节滴速正确的是

A. 130滴/分   B. 125滴/分   C. 145滴/分

D. 140滴/分   E. 135滴/分

59. 患儿,女性,10个月。诊断为急性肺炎收住院,医嘱给予抗生素静脉滴注。护士选择适宜的输液部位是

A. 头皮静脉   B. 足背静脉   C. 颈外静脉

D. 手背静脉   E. 贵要静脉

60. 患者,男性,28岁。右下肢骨折入院,心肺功能正常。输液时应调节滴数为

A. 20~30滴/分   B. 30~40滴/分

C. 80~100滴/分   D. 60~80滴/分

E. 40~60滴/分

61. 患者,女性,24岁。因手术大量输血,现出现手足抽搐、血压下降。可遵医嘱静脉缓慢注射

A. 地塞米松5mg   B. 盐酸肾上腺素2ml

C. 0.9%氯化钠10ml   D. 4%碳酸氢钠10ml

E. 10%氯化钙10ml

62. 患者,男性,40岁。需输注血液800ml(共4袋),每两袋血之间应滴注

A. 3.8%枸橼酸钠溶液   B. 复方氯化钠溶液

C. 5%葡萄糖生理盐水   D. 0.9%氯化钠溶液

E. 5%葡萄糖溶液

63. 患者,男性,49岁。在静脉输液过程中发现局部肿胀、疼痛、有回血。可能的原因是

A. 针头刺入过深,药物注入组织间隙

B. 针头斜面一半在血管外

C. 针头穿透血管壁

D. 针头堵塞

E. 针头斜面紧贴血管壁

A_3/A_4 型题

(64~66题共用题干)

患者,女性,70岁。遵医嘱静脉滴注5%葡萄糖生理盐水100ml加头孢拉定3.0g。

64. 护士选择静脉输液的穿刺部位，不正确的是
A. 避开关节部位　　　　　　B. 选择粗、直、弹性好的静脉
C. 避开有静脉瓣的部位　　　D. 避开有皮肤炎症部位
E. 由近心端向远心端选择静脉

65. 静脉穿刺时，患者自诉穿刺部位疼痛，推注稍有阻力，局部无明显肿胀，无回血。应考虑为
A. 针头斜面一半在血管外　　B. 针刺入过深，穿破对侧血管壁
C. 静脉痉挛　　　　　　　　D. 针头堵塞
E. 针头斜面紧贴血管内壁

66. 若上述液体要求40分钟内滴完，护士选用输液器的滴系数为20，应调节输液滴速为
A. 70滴/分　　B. 40滴/分　　C. 60滴/分　　D. 50滴/分　　E. 30滴/分

（67～69题共用题干）

患者，女性，28岁。阑尾炎术后第5天，体温36.5℃，伤口无渗血、渗液。今早9：00继续静脉滴注青霉素。30分钟后，患者突然寒战，继之高热，体温40℃，并伴有头痛、恶心、呕吐等。

67. 根据上述临床表现，该患者可能发生了
A. 静脉炎　　　　　　　　　B. 过敏反应
C. 循环系统负荷过重的反应　D. 发热反应
E. 空气栓塞

68. 护士给予下列处理措施，其中错误的是
A. 物理降温　　　　　　　　B. 给予抗过敏药物或激素治疗
C. 减慢输液速度　　　　　　D. 立即停止输液
E. 保留输液器具和溶液，从而进行检测以查找原因

69. 针对该患者高热的表现，护士采取的下列护理措施不妥的是
A. 鼓励患者多喝水　　　　　B. 监测患者体温
C. 嘱患者卧床休息　　　　　D. 按医嘱给予退热药
E. 将冰袋置于患者头顶、足底、腋窝等处

（70～73题共用题干）

患者，男性，68岁。因病情需要行加压静脉输液。输液过程中护士到治疗室取患者的下一组液体，重返病室时发现患者呼吸困难、有严重发绀，患者自述胸闷、胸骨后疼痛、眩晕等。

70. 根据上述情况，护士判断该患者可能发生了
A. 心绞痛　　　　　　　　　B. 过敏反应　　　　　　C. 心肌梗死
D. 空气栓塞　　　　　　　　E. 心脏负荷过重

71. 护士应立即协助患者

A. 取半卧位　　　　　　　　B. 取右侧卧位

C. 取仰卧位，头偏向一侧　　D. 取左侧卧位，头低足高

E. 取端坐卧位

72. 取上述卧位的目的包括

A. 使吸气时，增加胸内压力　B. 增加回心血量

C. 减轻心脏负担　　　　　　D. 使膈肌下降，增加肺活量

E. 减少静脉回流

73. 为预防发生上述反应，最有效的措施是

A. 预防性服用抗过敏药物　　B. 预防性服用舒张血管的药物

C. 正确调节滴速　　　　　　D. 严格控制输液量

E. 加压输液时护士应在患者床旁守候

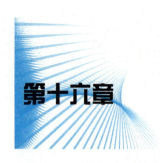

第十六章

标本采集

【学习内容提炼，涵盖重点考点】

第一节　标本采集的原则

一、标本的概念

标本是为了检查机体生理状况和病理改变而采集的人体少许的血液、体液（胸腔积液、腹水等）、分泌物、排泄物（粪、尿）（痰、鼻分泌物）、呕吐物及组织等样品。

二、标本采集的目的

1. 协助疾病诊断。
2. 制订治疗措施。
3. 推测病程进展。
4. 观察病情变化。

三、做好采集前准备

1. 采集标本前，应明确检验项目、目的以及采集的方法和量，并了解注意事项。
2. 根据检验目的，选择适当的标本容器，并在容器外贴上标签，标明科别、病室、床号、姓名、住院号、检验目的、送检日期等。
3. 采集标本前应仔细查对医嘱，核对检验申请单，核对患者，以防发生差错。
4. 做好解释，向患者说明检验目的及注意事项，以消除顾虑，取得患者配合。

四、标本采集的原则

1. 遵照医嘱。
2. 充分准备

（1）思想准备：明确检验项目、目的、采集标本量、采集方法及注意事项。

（2）患者准备：向患者解释。

（3）物品准备：容器、标签等。

（4）护士准备：洗手、戴口罩。

3. 严格查对。

4. 正确采集时间、量、方法。

5. 及时送检。

第二节　各种标本采集法

一、静脉血标本采集方法

（一）静脉血标本的种类

1. 全血标本　测定血液中某些物质的含量，如血糖、血氨、血尿素氮等。

2. 血清标本　测定血清酶、脂类、电解质、肝功能等。

3. 血培养标本　查找血液中的病原菌。

（二）操作要点

1. 注射器采血法

（1）血培养标本：一般血培养采血 5ml。亚急性细菌性心内膜炎患者，应采血 10～15ml，以提高细菌培养阳性率。

（2）全血标本：立即取下针头，将血液沿管壁缓慢注入盛有抗凝剂的试管内，轻轻摇动，防止血液凝固。

（3）血清标本：立即取下针头，将血液沿管壁缓慢注入干燥试管内，勿将泡沫注入，并避免震荡，以防红细胞破裂溶血而直接影响检验结果的准确性。

2. 真空采血器采血法

（1）先穿刺，见回血后，将真空采血针的另一端针头刺入真空采血管。

（2）采血毕（血流变慢时），松止血带，嘱患者松拳，拔出针头，使采血针内血液被采血管剩余负压吸入管内。

（三）注意事项

1. 血标本做生化检验，应在患者空腹时采集，并事先通知患者。

2. 同时抽取几项检验血标本，应注意注入容器的顺序，且动作应迅速准确（①注射器采血法：血培养瓶→抗凝管→干燥试管。②真空采血器采血法：干燥试管→抗凝管）。

3. 严禁在输液、输血的针头处或同侧肢体抽取血标本，以免影响检验结果。

二、尿标本采集方法

（一）常规尿标本

1. 目的　检查尿液的颜色、透明度、细胞及管型，测定比重，并做尿蛋白及尿糖定性。

2. 操作要点

（1）取患者晨起第一次尿约 100ml 留于清洁玻璃瓶内。因晨尿浓度较高，未受饮食影响，故检验较准确。

（2）尿潴留或昏迷的患者可通过导尿术留取标本，女患者在月经期不宜留取尿标本。

（3）不可将粪便混入尿标本，以免粪便中的微生物使尿液变质。

（二）尿培养标本

1. 目的　采集未被污染的尿液作细菌培养。采集方法包括导尿术和留取中段尿法。

2. 操作要点

（1）采集时间宜在抗生素使用前或停药后 5 天采集，留取中段尿法。

（2）按导尿术清洁、消毒外阴，不必铺洞巾。

（3）嘱患者自行排尿，弃去前段。

（4）用试管夹夹住无菌试管，接取中段尿，约 5ml。

（三）12 小时或 24 小时尿标本

1. 目的　用于尿的各种定量检查，如钠、钾、氯、17 羟类固醇、17 酮类固醇、肌酐、肌酸、尿糖、尿蛋白定量及尿浓缩查结核杆菌等。

2. 操作要点

（1）将标本容器贴标签并注明起止时间。

（2）24 小时尿标本：嘱患者于晨 7：00 排空膀胱（弃去尿液）后开始留尿，至次日晨 7：00 留取最后一次尿，将 24 小时全部尿液送检。

（3）12 小时尿标本：嘱患者自晚 7：00 至次晨 7：00 留尿送检。

（4）留尿过程中将盛尿容器置阴凉处。

（5）根据检验要求加入防腐剂。常用防腐剂的作用及用法见表 16-1。

表 16-1　常用防腐剂的作用及用法

名称	作用	用法	举例
甲醛	固定尿中有机成分，防腐	24 小时尿液中加 40% 甲醛 1～2ml	爱迪计数
浓盐酸	防止尿中激素被氧化，防腐	24 小时尿液中加 5～10ml	17 酮类固醇 17 羟类固醇

续表

名称	作用	用法	举例
甲苯	保持尿液的化学成分不变，防腐	每100ml尿中加0.5%～1%甲苯2ml，应在第一次尿液倒入后再加	尿蛋白定量；尿糖定量；尿钠、钾、氯、肌酐、肌酸定量

锦 囊 妙 计

利用谐音记忆防腐剂的用法："数醛"、"酸类"、"苯蛋（笨蛋）"。

（四）注意事项

1. 昏迷或尿潴留患者可通过导尿术留取尿标本。

2. 如会阴部分泌物过多，应先清洁，再留取标本。

3. 留置导尿的患者留取常规尿标本，可打开集尿袋下方引流口的橡胶塞进行采集。

三、粪便标本采集方法

（一）常规标本

1. 目的　检查粪便的性状、颜色及寄生虫等。

2. 操作要点

（1）嘱患者将粪便排于清洁便盆中，用捡便匙在粪便中央部分取或取黏液、脓血等异常部分，量约5g（蚕豆大小），放入检便盆内。

（2）患者腹泻，应将水样便盛于容器内。

（二）培养标本

1. 目的　检查粪便中的致病菌。

2. 操作要点

（1）用无菌棉签在粪便中央部分挑取或在黏液、脓血等异常部分挑取，量2～5g，放入无菌培养瓶内，盖紧瓶塞，立即送检。

（2）如患者无便意时，用长棉签蘸无菌生理盐水，由肛门插入6～7cm，顺着一个方向轻轻旋转并退出棉签，置于无菌培养管中送检。

（三）寄生虫及虫卵标本

1. 目的　检查寄生虫成虫、幼虫及虫卵。

2. 操作要点

（1）查寄生虫卵，在不同部位留取带血及黏液的粪便5～10g于蜡纸盒内送检。

（2）患者服用驱虫药或作血吸虫孵化检查，应留取全部粪便。

（3）查蛲虫：嘱患者在晚上睡觉前或早晨未起床前，将透明胶带贴在肛门周围；取下透明胶带，将粘有虫卵的一面贴在载玻片上，或相互对合。

（4）查阿米巴原虫：应在采集标本前将便盆加温，留取标本后连同便盆一起立即送检。因阿米巴原虫在低温下可失去活力而难以查到。

（四）粪便潜血标本

1. 目的　检查粪便内的微量血液。

2. 操作要点

（1）嘱患者在检查前3天禁食肉类、动物血、肝脏、含铁剂药物及绿色蔬菜，以避免出现假阳性。

（2）第4天按常规标本法留取粪便，及时送检。

四、痰标本采集方法

（一）常规标本

1. 目的　用于检查痰液的一般性状，检查细菌、虫卵或癌细胞等。

2. 操作要点

（1）嘱患者晨起在未进食前，先用清水漱口。

（2）深呼吸后用力咳出气管深处的第一口痰液，留于清洁容器内送检。

（3）如查找癌细胞，应立即送检，也可用95%乙醇或10%甲醛固定后送检。

（4）采集标本过程中，应嘱患者不可将漱口液、唾液、鼻涕等混入标本。

（二）痰培养标本

1. 目的　检查痰液中的致病菌。

2. 操作要点

（1）应于清晨采集，因此时痰量较多、痰内细菌也较多。

（2）嘱患者早晨起来，在未进食前，先用复方硼砂溶液漱口，再用清水漱口。

（3）深吸气后用力咳嗽，将痰吐入无菌培养盒内，加盖立即送检。

（三）24小时痰标本

1. 目的　检查24小时的痰量，观察痰液的性状，协助诊断。

2. 操作要点

（1）患者早晨起来，在未进食前，漱口后，从7：00开始，至次日晨7：00止，将全部痰液留于集痰器中。

（2）集痰器内应加少量清水。

（四）咽拭子标本采集方法

1. 目的　从咽部或扁桃体采集分泌物作细菌培养或病毒分离，以协助临床诊断、治疗和护理。

2. 操作要点

（1）嘱患者张口发"啊"音，以暴露咽喉部。

（2）用无菌长棉签蘸无菌生理盐水，快速擦拭两侧腭弓、咽及扁桃体上的分泌物。

（3）用酒精灯消毒培养管口及塞子，将长棉签放入培养管，盖紧塞子，送检。

3. 注意事项

（1）应避免在进食后 2 小时内采集，采集时动作轻稳，以防止呕吐。

（2）采集真菌培养标本，应在口腔溃疡面上采集分泌物。

高频考点解析

血标本容器选择：血培养标本→培养瓶；全血标本→抗凝管；血清标本→干燥试管。

注入容器顺序：（注射器法）先无菌，少暴露，不污染；再抗凝，轻摇匀，防凝固；后干燥，忌泡沫，勿震荡。（真空采血器法）先干燥，后抗凝。

定性检查采集常规尿，定量检查采集 12 小时或 24 小时尿。

【模拟试题测试，提升应试能力】

一、名词解释

1. 标本　　2. 尿培养标本　　3. 隐血标本

二、填空题

1. 咽拭子标本的采集，应用无菌长棉签敏捷、轻柔地擦拭 ＿＿＿＿ 两侧和 ＿＿＿＿、＿＿＿＿ 的分泌物。

2. 标本采集应该遵照 ＿＿＿＿，在充分准备的前提下，经过严格的 ＿＿＿＿，运用正确的 ＿＿＿＿ 和及时 ＿＿＿＿，才能保证标本的质量。

3. 痰标本采集的种类有 ＿＿＿＿、＿＿＿＿、＿＿＿＿。

4. 已使用过抗生素治疗的患者，应在 ＿＿＿＿ 采集血培养标本。

5. 血培养标本成人每次采集 ＿＿＿＿ml，婴儿和儿童 ＿＿＿＿ml。

6. 无法排便者将肛拭子前端用 ＿＿＿＿ 或 ＿＿＿＿ 湿润，插入肛门 ＿＿＿＿cm，幼儿 ＿＿＿＿cm 处，轻轻在直肠内旋转，沾取直肠内黏液后取出，置于容器内。

7. 晨尿，留取晨起后第一次尿液的 ＿＿＿＿ 放入清洁容器送检。

8. 血气分析标本采集时，成人常选择 ＿＿＿＿ 或 ＿＿＿＿，新生儿宜选择 ＿＿＿＿。

9. 留取导管标本应与采集血培养标本 ＿＿＿＿，采集时间宜在 ＿＿＿＿ 内完成。

10. 检查阿米巴原虫，应在采集前将容器用 _____，便后连同容器 _____。

三、是非题

1. 成人每次只采一瓶血培养标本。（　　　）

2. 每套血培养标本采血量为 5～10ml。（　　　）

3. 婴幼儿一般不做厌氧瓶，所以只需采一瓶血培养标本。（　　　）

4. 血培养标本抽好后可以放入冰箱或温箱内。（　　　）

5. 尿液培养标本最好直接导尿留取。（　　　）

6. 利用留置导尿管收集尿标本需按无菌操作用注射器穿刺导尿管末端吸取尿液。（　　　）

7. 留取痰标本前不宜漱口。（　　　）

8. 留取痰标本应在医生或护士直视下采集标本。（　　　）

9. 脑脊液标本第一管用于常规检查。（　　　）

10. 脑脊液标本暂时不送可以放置在冰箱内保存。（　　　）

四、简答题

1. 采集血标本前应评估的内容是什么？

2. 采集静脉血标本有哪些注意事项？

3. 采集动脉血标本有哪些注意事项？

4. 试问一患者留 24 小时尿作尿糖定量分析，如何留取尿标本？

5. 24 小时尿标本应如何防腐？

6. 能自行留痰者应如何留取痰常规标本？

7. 查找寄生虫及虫卵时，如何采集大便标本？

8. 如何检查粪便中的致病菌？

五、论述题

1. 患者，男性，56 岁。因反复咳嗽、咳痰伴发热，医生需根据痰培养结果针对性地选用抗生素，应如何为王先生采集痰培养标本？

2. 患者，女性，37 岁。近两个月来出现厌食、低热，上腹时有胀满感，为明确诊断，需做肝功能检查。应如何正确采集血标本？如何防止标本溶血？

六、单项选择题

（一）专业实务

A$_2$ 型题

1. 患者，男性，50 岁。近一周感乏力、食欲缺乏、巩膜黄染。医嘱：查碱性磷酸酶。采血时间正确的是

A. 睡前　　　　　　B. 饭后 2 小时　　　　　　C. 晨起空腹时

D. 饭前　　　　　　E. 即刻

2. 患者，男性，62 岁。初步诊断：糖尿病。护士为其采集血标本测血糖含量

时正确的操作是

    A. 用干燥试管   B. 血液注入后轻轻摇动

    C. 采集量一般为 10ml   D. 从输液针头处采血

    E. 采血后将针头靠近管壁缓慢注入

  3. 患者，男性，20 岁。高热 5 天，疑为败血症。医嘱：血培养。其目的是

    A. 找致病菌   B. 查心肌酶活性

    C. 测氨基转移酶活性   D. 查血中红细胞数量

    E. 查血中白细胞数量

  4. 患者，女性，35 岁。下肢急性蜂窝组织炎伴全身感染症状，需采血做血培养和抗生素敏感试验。最佳的采血时间是

    A. 发热间歇期   B. 抗生素使用后

    C. 发热初期、寒战时   D. 静脉滴注抗生素时

    E. 空腹时

  5. 患者，男性，33 岁。持续高热，疑为败血症。护士为其采集血培养标本时，错误的是

    A. 检查瓶塞是否干燥   B. 检查容器有无裂缝

    C. 选择干燥试管   D. 采集时严格执行无菌操作

    E. 检查培养基是否干燥

  6. 患者，男性，14 岁。晨起眼睑水肿，排尿不适，疑为急性肾小球肾炎，需做尿蛋白定量检验。留取标本时，应加入的防腐剂为

    A. 甲苯   B. 浓盐酸   C. 甲醛   D. 浓硫酸   E. 冰醋酸

  7. 患者，男性，45 岁。因尿路感染入院，需留取中段尿做尿培养。留取尿量应不少于

    A. 10ml   B. 20ml   C. 2ml   D. 15ml   E. 5ml

  8. 患者，女性，60 岁。因咳嗽、咳痰伴气促 1 个月入院。入院后医嘱：痰常规检查。采集痰标本时间宜为

    A. 睡前   B. 饭后   C. 随时采集   D. 饭前   E. 清晨

  9. 患儿，男性，3 岁。因高热、腹泻、进行性呼吸困难入院，疑为中毒性细菌性痢疾。护士为其留取粪便标本时应注意

    A. 留取部分成形粪便送检   B. 选择有黏液、脓血部分的粪便送检

    C. 在抗菌治疗后留取标本   D. 患者无大便时，用导泻剂后留取标本

    E. 多次采集标本，集中送检

  10. 患者，男性，30 岁。因急性肠炎入院。医嘱：粪便常规检查。采集该患者标本时应

    A. 留取脓血或黏液部分

B. 将粪便置于加温便盆内，连同便盆一起送检

C. 留取少许粪便

D. 留取不同部位的粪便

E. 留取全部粪便，及时送检

11. 患者，女性，36 岁。初步诊断为阿米巴痢疾收入院。医嘱：留取粪便做阿米巴原虫检查。护士应为患者准备的标本容器是

A. 干燥容器　　　　　　B. 加温的清洁容器　　　　C. 无菌容器

D. 装有培养基的容器　　E. 清洁容器

12. 患儿，男性，5 岁。扁桃体发炎，医嘱要求采集咽拭子标本。正确的做法是

A. 将棉签前端剪下置入试管中

B. 用力擦拭，留取足量分泌物

C. 送检试管不需加盖

D. 先用清水漱口

E. 用无菌长棉签蘸无菌生理盐水后采集分泌物

13. 患者，男性，28 岁。尿频、尿急、尿痛 8 天，以急性尿路感染在门诊应用抗生素治疗。进行尿细菌培养检查前，应告知患者停用抗生素

A. 5 天　　　B. 2 天　　　C. 4 天　　　D. 3 天　　　E. 1 天

14. 患者，男性，58 岁。为查找癌细胞需留痰标本，固定标本的溶液宜选用

A. 95% 乙醇　B. 40% 甲醛　C. 75% 乙醇　D. 5% 苯酚　E. 稀盐酸

15. 患者，男性，36 岁。咳嗽、咳痰半月余。医嘱：检查痰常规。该项检查的目的不包括

A. 观察痰性状　　　　　　B. 查找癌细胞

C. 查肉眼不易察觉的微量血液

D. 查找细菌　　　　　　　E. 查找虫卵

16. 患者，男性，60 岁。诊断：支气管扩张。医生需根据痰培养结果选择合适的抗生素治疗。护士在采集标本时，不正确的方法是

A. 采集后加盖立即送检　　B. 采集时严格执行无菌技术操作

C. 可以随时采集　　　　　D. 应用抗生素前采集

E. 标本应放在无菌培养盒内

17. 患者，男性，33 岁。慢性咽炎，医嘱予采集咽拭子标本。护士采集标本的时间不宜安排在

A. 下午 4：00　　　　　B. 上午 9：00　　　　　C. 睡前

D. 清晨　　　　　　　　E. 餐后 2 小时内

18. 患儿，男性，4 岁。初步诊断为急性扁桃体炎，需采集咽拭子标本做细菌

培养，采集标本的部位应选

 A. 咽部 B. 溃疡面 C. 腭垂 D. 扁桃体 E. 两侧腭弓

 19. 患者，女性，29 岁。白血病，化疗过程中因口腔溃疡需做咽拭子培养。采集标本的部位应选

 A. 咽部 B. 溃疡面 C. 腭垂 D. 扁桃体 E. 两侧腭弓

 20. 患者，女性，23 岁，学生。10 天前出现发热、腰痛就诊，诊断为亚急性细菌性心内膜炎收入院。体温 39.1℃，脉搏 140 次 / 分，血压 110/70mmHg，急性面容，全身皮肤有多处出血斑及出血点。护士为患者采集血培养标本时，采血量正确的是

 A. 7～9ml B. 10～15ml C. 1～3ml D. 4～6ml E. 16～18ml

A_3/A_4 型题

（21、22 题共用题干）

 患者，女性，49 岁。一周来体温持续在 39～40℃。查体：面色潮红，呼吸急促，口唇轻度发绀，意识清楚。

 21. 为明确诊断，需查心肌酶、红细胞沉降率（血沉）及做血培养。采集血沉标本选用的容器是

 A. 液体石蜡试管   B. 抗凝试管   C. 干燥试管

 D. 无菌试管   E. 血培养瓶

 22. 护士用注射器采集上述血标本后，注入容器的先后顺序为

 A. 干燥试管、抗凝试管、血培养瓶

 B. 干燥试管、血培养瓶、抗凝试管

 C. 抗凝试管、干燥试管、血培养瓶

 D. 血培养瓶、抗凝试管、干燥试管

 E. 血培养瓶、干燥试管、抗凝试管

（23～25 题共用题干）

 患者，女性，28 岁。慢性肾小球肾炎。护士根据医嘱为其留取尿标本。

 23. 该患者需作尿常规检查，留取标本的正确时间是

 A. 早晨第一次尿   B. 饭后 30 分钟   C. 饭前 30 分钟

 D. 随时收集尿液   E. 全天尿液

 24. 护士告知患者，留取上述标本的尿量为

 A. 150ml B. 250ml C. 50ml D. 200ml E. 100ml

 25. 该患者需做尿肌酐定量检查，采集标本的正确方法是

 A. 随时留尿 100ml   B. 留清晨第一次尿 100ml

 C. 留中段尿 100ml   D. 睡前留尿 100ml

 E. 留 24 小时尿

（二）实践能力

A₂ 型题

26. 患者，男性，48 岁。因最近肝区不适住院，疑为肝炎。医嘱：查肝功能。护士采集血标本时应注意

    A. 用抗凝试管   B. 用干燥试管

    C. 注入血液速度宜快   D. 餐后采血

    E. 采血后轻轻摇动试管防止血凝固

27. 患者，女性，39 岁。因呕血、黑便 5 天入院。入院后需做粪便潜血试验，护士应告知患者在检查前 3 天禁食

    A. 肉类   B. 西红柿   C. 牛奶   D. 土豆   E. 豆制品

28. 患者，男性，37 岁。乏力、心悸、头晕 2 个月就诊。患者面色苍白、皮肤干燥。医嘱：血常规检查。护士向患者解释该项检查的目的时，正确的是

    A. 检查肝脏功能是否有损害

    B. 检查是否有贫血及其程度

    C. 检查是否有出凝血功能障碍

    D. 检查是否有感染

    E. 检查肾脏功能是否有损害

29. 患者，女性，28 岁。近日晨起呕吐，月经停止，疑为妊娠前期。为确诊需采集尿标本，护士指导患者留取尿标本的正确时间是

    A. 晨起   B. 饭后 2 小时   C. 睡前

    D. 即刻   E. 饭前

30. 患者，女性，28 岁。疑为急性肾小球肾炎，需采集 24 小时尿标本。护士应告知患者正确的采集时间是

    A. 早 11：00 至次日 9：00   B. 早 9：00 至次日 9：00

    C. 早 7：00 至次日 7：00   D. 晚 11：00 至次日晚 11：00

    E. 晚 7：00 至次日晚 7：00

31. 患者，男性，38 岁。需留取粪便标本查蛲虫，护士应告知患者标本采集的正确时间是

    A. 早餐后立即采集   B. 餐后 2 小时内

    C. 午休后 2 小时   D. 上午 9：00

    E. 晚上睡觉前

32. 患儿，女性，2 岁。需留取粪便标本查寄生虫虫卵。护士指导患儿父母为其留取标本，指导正确的是

    A. 留取新鲜粪便最上部少许   B. 留取新鲜粪便，立即送检，注意保暖

    C. 留取全部粪便   D. 留取中央部分

E. 不同部位留取带血或黏液部分粪便

33. 患者，男性，25 岁。按医嘱服用驱虫药后，需留粪便标本查寄生虫。护士告知患者留取粪便的正确方法是

A. 取边缘部位粪便   B. 取带血或黏液部分粪便

C. 留取全部粪便   D. 取前段粪便少许

E. 取不同部位粪便

34. 患者，女性，34 岁。血吸虫感染，现需留取粪便标本做血吸虫孵化检查。护士告知患者留取标本的正确方法是

A. 留全部粪便并及时送检

B. 于进试验饮食 3～5 天后留便

C. 用竹签取脓血、黏液粪便置培养管内

D. 将便盆加热后留取全部粪便

E. 取少量异常粪便置蜡纸盒内送检

35. 患者，女性，38 岁。晨起眼睑、下肢水肿 1 周入院。医嘱：尿常规检查。护士告知患者需采集晨尿的原因是

A. 尿液未变质   B. 尿液澄清、不浑浊

C. 未受药物的影响   D. 尿液浓度较高

E. 未受活动影响

36. 患者，女性，45 岁。需收集 24 小时尿标本进行肌酐定量测定。护士采集标本时防止尿液变质的措施是

A. 容器的容量为 1000ml

B. 选择广口无盖的容器

C. 如混入粪便，可将尿滤过后留取

D. 根据检查项目加入防腐剂

E. 应置于光线充足的地方

37. 患者，女性，54 岁。需留取 24 小时尿标本进行 17 羟类固醇检验。护士向患者解释需在尿中加入浓盐酸的目的是

A. 保持尿液的化学成分不变   B. 保持尿液的碱性环境

C. 防止尿中激素被氧化   D. 固定尿中有机成分

E. 防止尿液变色

A_3/A_4 型题

（38～40 题共用题干）

患者，男性，57 岁。1 年前诊断为心绞痛，今日午后无明显诱因出现心前区疼痛，服硝酸甘油不能缓解，急诊入院。医嘱：查肌酸磷酸激酶（CPK）。

38. 该项目最适宜的采血时间是

A. 晚饭前　　　　　　　　B. 睡前　　　　　　　　C. 即刻

D. 次日晨起空腹　　　　　E. 服药后 2 小时

39. 护士采集血标本时，正确的措施是

A. 采血后更换针头再注入试管内

B. 采血后避免振荡，防止溶血

C. 取血 1ml

D. 快速将血液注入试管内

E. 可在静脉留置针处采血

40. 采血试管外标签应注明的内容不包括

A. 姓名　　　B. 床号　　　C. 科室　　　D. 送检目的　　E. 采血量

（41～43 题共用题干）

患者，女性，28 岁。1 周来晨起眼睑水肿，排尿不适、尿色发红，血压偏高，疑为急性肾小球肾炎，需留 12 小时尿做爱迪计数。

41. 留取尿液时，应告知患者正确的方法是

A. 晚 7：00 开始留尿，至晨 7：00 弃去最后一次尿

B. 晨 7：00 排空膀胱，弃去尿液，开始留尿，至晚 7：00 留取最后一次尿

C. 任意留取连续的 12 小时尿即可

D. 晚 7：00 排空膀胱，弃去尿液，开始留尿，至晨 7：00 留取最后一次尿

E. 晨 7：00 开始留尿，至晚 7：00 弃去最后一次尿

42. 为了防止尿液久放变质，护士应告知患者需在尿液中加入

A. 浓盐酸　　　　　　　B. 0.5%～1% 甲苯　　　　　C. 10% 甲醛

D. 40% 甲醛　　　　　　E. 1%～2% 甲苯

43. 为进一步明确肾功能情况，需采血查尿素氮，正确的做法是

A. 用抗凝试管

B. 采集量一般为 10ml

C. 采集后将针头靠近管壁缓慢注入

D. 从输液针头处取血

E. 血液注入试管后不能摇动，以免溶血

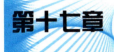

第十七章

病情观察及危重患者的抢救和护理

【学习内容提炼，涵盖重点考点】

第一节　病情观察和危重患者的支持护理

一、病情观察

（一）概念

观察患者是对患者病情进行周密的调查研究，以便协助医生确诊，给予及时的治疗及制订合适的护理措施。

（二）意义

1. 有助于及时发现危重患者病情变化的征象。
2. 为诊断、治疗和护理提供科学依据。
3. 有助于判断疾病的发展和转归。
4. 及时了解治疗效果和用药反应。

（三）护理人员应具备的条件及职责

1. 广博的医学知识　加强学习。
2. 训练有素的观察能力　高度职业敏感性。
3. 严谨的工作作风　经常巡视。
4. 去伪存真、详加分析、反复印证的能力。
5. 做到"五勤"，即勤巡视、勤观察、勤询问、勤思考、勤记录。

二、病情观察的方法

1. 直接观察法　利用感觉器官观察病人的方法，包括视诊、听诊、触诊、叩诊、嗅诊。

2. 间接观察法　通过与医生、家属的交流及相关书面资料获得病情信息；借助仪器获得疾病信息。

三、病情观察的内容

（一）一般情况的观察

1. 发育与体型。

2. 饮食与营养。

3. 面容与表情　健康人表情自然、神态安怡。疾病时通常表现为痛苦、忧虑、疲惫或烦躁等。

（1）急性病容：表现为面色潮红，兴奋不安，鼻翼扇动，呼吸急促，口唇疮疹，表情痛苦，见于急性热病，如大叶性肺炎、疟疾等患者。

（2）慢性病容：表现为面色苍白或灰暗，面容憔悴，目光暗淡，见于慢性消耗性疾病如恶性肿瘤晚期、慢性肝病、结核病等患者。

（3）病危面容：表现为面肌消瘦，面容枯槁，面色苍白或铅灰，表情淡漠，双目无神，眼眶凹陷，鼻骨嶙峋，见于严重休克、大出血、脱水、急性腹膜炎等严重疾病的患者。

（4）二尖瓣面容：表现为双颊紫红，口唇发绀，见于风湿性心脏病患者。

（5）贫血面容：表现为面色苍白，唇舌及结膜色淡，表情疲惫乏力，见于各种类型贫血患者。

4. 姿势与体位。

5. 步态。

6. 皮肤与黏膜　主要应观察其颜色、温度、弹性及有无出血、水肿、皮疹、皮下结节、囊肿等情况。

7. 呕吐物　应注意观察呕吐的次数、发生方式以及呕吐物的性状、量、色、气味和伴随症状等。

8. 排泄物　应注意观察其性状、量、色、味、次数。

（二）生命体征的观察

1. 体温的变化　体温低于$35.0℃$，见于休克极度衰竭的患者；体温突然升高，多见于急性感染的患者等。

2. 脉搏的变化　出现脉率低于60次／分或高于140次／分，以及间歇脉、脉搏短绌、细脉等，均表示病情有变化。

3. 呼吸的变化　注意观察患者呼吸的频率、节律、深浅度、音响等的变化。

4. 血压的变化　注意监测患者的收缩压、舒张压、脉压的变化，特别是休克患者的血压。

（三）意识状态的观察

意识障碍是指个体对外界环境刺激缺乏正常反应的精神状态，根据其轻重程度可分为：嗜睡、意识模糊、昏睡、昏迷（可分为浅昏迷、深昏迷），见表 17-1。

表 17-1　浅深度昏迷的临床表现

项目	浅昏迷	深昏迷
意识及随意运动	意识部分丧失，无自主运动	完全丧失，全身肌肉处于松弛状态
对外界刺激的反应	对声、光刺激均无反应，但对疼痛刺激有防御性屈曲，压迫框上神经有痛苦表情	对外界各种刺激均无反应
深浅反射	各种反射均存在，如吞咽、咳嗽、角膜反射及瞳孔对光反射	深浅反射均消失，偶有深反射亢进级病理反射出现
生命体征	脉搏、呼吸、血压无明显改变	仅维持循环与呼吸的基本功能，呼吸不规则，血压可下降
大小便	失禁或潴留	失禁或潴留

（四）瞳孔

1. 瞳孔形状和大小

（1）正常瞳孔：在自然光线下，瞳孔直径为 2.5～5mm，圆形，两侧等大等圆，边缘整齐。

（2）瞳孔缩小：瞳孔直径小于 2mm 称为瞳孔缩小，小于 1mm 称为针尖样瞳孔。双侧瞳孔缩小，常见于有机磷农药、氯丙嗪、吗啡等中毒。单侧瞳孔缩小常提示同侧小脑幕裂孔疝早期。

（3）瞳孔散大：瞳孔直径大于 5mm 称为瞳孔散大。双侧瞳孔散大，常见于颅内压增高、颅脑损伤、颠茄类药物中毒及濒死状态；一侧瞳孔扩大、固定，常提示同侧颅内血肿或脑肿瘤等颅内病变所致的小脑幕裂孔疝的发生。

2. 对光反应　正常情况下，瞳孔对光反射灵敏。瞳孔对光反射消失，常见于危重或深昏迷患者。

（五）自理能力

自理能力是指患者进行自我照顾的能力。

（六）心理状态

危重患者常见的心理反应包括紧张、焦虑、悲伤、抑郁、恐惧、猜疑、绝望等。

（七）特殊检查或药物治疗的观察

1. 特殊检查后的观察　重点了解其注意事项，观察生命体征、倾听患者的主诉，防止并发症的发生。

2. 特殊治疗后的观察　如吸痰时观察患者的缺氧情况，吸氧后观察患者缺氧程度的改变，输血时观察有无输血反应，手术后应监测血压、观察伤口有无出血等。

3. 特殊药物用药后观察　应注意观察其疗效、副作用及毒性反应。

四、危重患者的支持性护理

1. 密切观察生命体征。

2. 保持呼吸道通畅

（1）清醒患者：指导并协助定时做深呼吸、变换体位或轻叩背部，以促进痰液的排出。

（2）昏迷患者：头偏向一侧，及时吸出呼吸道分泌物，保持呼吸道通畅，以防误吸而导致呼吸困难，甚至窒息。

3. 确保安全

（1）对谵妄、躁动不安、意识丧失的患者，应合理使用保护具，以确保其安全。

（2）牙关紧闭或抽搐的患者，可用压舌板裹上数层纱布，放于上下磨牙之间，以免舌咬伤。

（3）室内光线宜暗，工作人员动作要轻，避免因外界刺激而引起抽搐。

4. 加强临床护理

（1）眼的保护：眼睑不能自行闭合的患者，可涂金霉素眼膏或覆盖凡士林纱布，以免角膜干燥，预防角膜溃疡和结膜炎。

（2）口腔护理：保持口腔清洁，每天口腔护理2～3次。

（3）皮肤护理：长期卧床患者，定时协助患者翻身、擦洗、按摩，保持皮肤清洁干燥，预防发生压疮。

（4）肢体活动：长期卧床患者，如病情允许，应指导并协助患者做肢体被动运动或主动运动，每天2～3次，同时进行按摩，促进血液循环，增加肌张力，防止出现肌肉萎缩、关节强直、静脉血栓等并发症。

（5）补充营养及水分：帮助自理缺陷的患者进食；不能经口进食者，可给予鼻饲或静脉营养；对体液不足的患者，应补充足够的水分。

（6）维持排泄功能：对尿潴留、尿失禁患者，应先采取诱导方法，必要时应用导尿术，以减轻患者痛苦；对于留置导尿管的患者，应保持尿管通畅，预防泌尿系统感染；便秘者酌情导泻；大便失禁者，做好皮肤护理。

（7）保持引流管通畅：应妥善放置各引流管，防止扭曲、受压、脱落，确保引流通畅。

（8）心理护理。

第二节　抢救室的管理与抢救设备

一、抢救室的管理

（一）抢救工作的组织管理

1. 立即指定抢救负责人，组成抢救小组。
2. 制订抢救方案。
3. 制订抢救护理计划。
4. 做好查对工作和抢救记录。
5. 安排护士每次参加医生组织的查房、会诊、病例讨论。
6. 抢救室内应备有完善的抢救器械和药品。
7. 抢救用物的日常管理。
8. 做好交接班工作。

（二）抢救室的管理

要求有专人负责，环境宽敞、整洁、安静、光线充足。一切急救药品、器械等应保持齐全，严格执行"五定"制度，完好率达100%（"五定"制度：定数量、定点安置、定专人管理、定期消毒灭菌、定期检查维修）。

二、抢救室的设备

（一）抢救床

抢救床最好是能升降的活动床，应另备木板一块，以便在需要时做胸外心脏按压。

（二）抢救车

1. 急救药品
（1）中枢兴奋药：尼可刹米、洛贝林等。
（2）升压药：盐酸肾上腺素、间羟胺、多巴胺等。
（3）抗高血压药：硝普钠、硫酸镁注射液等。
（4）抗心力衰竭药：毛花苷丙、毒毛花苷K等。
（5）抗心律失常药：利多卡因、维拉帕米等。
（6）血管扩张药：硝酸甘油、硝普钠、氨茶碱等。
（7）止血药：卡巴克络、酚磺乙胺等。
（8）镇痛镇静药：哌替啶、苯巴比妥钠、吗啡等。
（9）其他药物等。

2. 各种无菌急救包　气管插管包、气管切开包、静脉切开包、开胸包、导尿包、各种穿刺包、吸痰包、缝合包等。

3. 其他用物。

（三）急救器械

急救器械包括氧气筒及给氧装置或中心供氧系统、加压给氧设备、电动吸引器或中心负压吸引装置、电除颤仪、心脏起搏器、心电监护仪、简易呼吸器、呼吸机、电动洗胃机等。

第三节　氧气疗法

一、缺氧程度的判断和吸氧适应证

（一）缺氧程度的判断

根据病史、临床表现、血气分析结果等判断缺氧程度（表 17-1）。

表 17-1　缺氧程度的判断

程度	呼吸困难	发绀	神志	血气分析	
				PaO_2（kPa）	$PaCO_2$（kPa）
轻度	不明显	轻度	清楚	6.6～9.3	>6.6
中度	明显	明显	正常 / 烦躁不安	4.6～6.6	>9.3
重度	严重，三凹征明显	显著	昏迷或半昏迷	<4.6	>12.0

（二）吸氧适应证

1. 动脉血氧分压（PaO_2）的正常值为 10.6～13.3kPa，当患者的动脉血氧分压低于 6.6kPa 时，则应当给予吸氧。

2. 吸氧适应证

（1）呼吸系统疾病：如哮喘、支气管肺炎、气胸、肺气肿、肺不张等。

（2）心功能不全：如心力衰竭，使肺部充血而导致呼吸困难。

（3）各种中毒引起的呼吸困难。

（4）昏迷患者。

（5）其他：如某些外科手术前后患者，大出血休克的患者以及分娩时产程过长或胎心音异常者等。

二、氧气筒和氧气表装置

（一）氧气筒

氧气筒为无缝钢筒，可耐受高压达 14.7MPa（150kg/cm^2），容纳氧气 6000L。

1. 总开关 将总开关沿逆时针方向旋转 1/4 周即可放出足够的氧气。

2. 气门 氧气输出的途径。

（二）氧气表

氧气表由压力表、减压器、流量表、湿化瓶及安全阀组成。

（三）装表法

1. 吹尘 防止灰尘吹入氧气表内。

2. 装氧气表。

3. 连接湿化瓶。

4. 检查 开总开关，开流量开关，检查氧气流出是否通畅、有无漏气，关上流量开关备用。

三、吸氧法

（一）常用方法

常用方法为鼻导管给氧法（单侧鼻导管法、双侧鼻导管法）、鼻塞法、面罩法、头罩法、氧气枕法等。

1. 鼻导管法

（1）单侧鼻导管法：节省氧气，但因刺激鼻腔黏膜，长时间应用，患者会感觉不适。①环境：确保安全。②长度：约为鼻尖到耳垂的 2/3，核对解释。③方法：先调氧流量，后插鼻导管。④停用氧气：拔出鼻导管，关总开关，放余氧，关流量开关。

（2）双侧鼻导管给氧法：适用于长期吸氧的患者。双侧鼻导管插入双鼻孔内约 1cm，将导管固定稳妥。

2. 鼻塞法 适用于长期吸氧的患者。将鼻塞塞入一侧鼻孔鼻前庭内给氧，两侧鼻孔可交替使用。

3. 面罩法 可影响患者的饮水、进食、服药、谈话等。用于张口呼吸及病情较重、氧分压明显下降者。面罩置于患者的口鼻部供氧，氧流量一般需 6～8L/min。

4. 漏斗法 使用简单，无刺激，但耗氧量大，适用于婴幼儿或气管切开的患者。漏斗置于距患者口鼻 1～3cm 处。

5. 头罩法 简便、无刺激，长时间吸氧不会发生氧中毒，透明头罩便于观察，主要用于小儿吸氧。患者头部置于头罩里，罩面上有多个孔，可以保持罩内一定的氧浓度、温度和湿度。

6. 氧气枕法 适用于家庭氧疗、危重患者的抢救或转运途中。

7. 氧气管道装置（中心供氧装置） 医院氧气集中由供应站供给，设管道至病房、门诊、急诊。供应站有总开关控制，各用氧单位配氧气表，打开流量表即可使用。

（二）注意事项

1. 注意用氧安全　严格遵守操作规程，切实做好"四防"，即防震、防火、防热、防油。

2. 掌握用氧方法　带氧插管，带氧拔管。

3. 观察氧疗效果　根据动脉血气分析结果决定用氧浓度；根据血压、脉搏、呼吸、神志、皮肤颜色、温度等来判断氧疗效果。

4. 保持导管通畅　用氧过程中注意巡视，保证导管通畅。

5. 筒内氧气不可用尽　压力表上指针降至 490kPa（5kg/cm^2）时即不可再用，以防灰尘进入筒内再次充氧时引起爆炸。

6. 悬挂有、无氧标志　对未用或已用空的氧气筒，应分别悬挂"满"或"空"的标志。

四、氧气吸入的浓度及公式的换算方法

1. 氧气吸入的浓度

（1）氧浓度低于 25% 时，则和空气中的氧含量相似，无治疗价值。

（2）氧浓度高于 60% 时，持续时间超过 24 小时，则会发生氧中毒。表现为胸骨下不适、疼痛、灼热感；继而出现呼吸增快、恶心、呕吐、烦躁、断续的干咳。

（3）对于缺氧和二氧化碳滞留同时存在者，应给予低流量、低浓度持续吸氧。原因：慢性缺氧的患者，由于 $PaCO_2$ 长期处于高水平，呼吸中枢失去了对二氧化碳的敏感性，呼吸的调节主要依靠缺氧对周围化学感受器的刺激来维持，如果吸入高浓度氧，解除了缺氧对呼吸的刺激作用，使呼吸中枢抑制加重，甚至出现呼吸停止。

2. 氧浓度和氧流量的换算法　吸氧浓度（%）＝21＋4× 氧流量（L/min）。

高频考点解析

护士为患者进行氧疗时：应"先开后停"，即使用氧气时，先调节流量后应用；停用氧气时，先拔出鼻导管，再关闭氧气开关。

第四节　吸　痰　法

一、目的

将呼吸道分泌物或误吸的呕吐物吸出，以保持呼吸道通畅，预防吸入性肺炎、呼吸困难、发绀甚至窒息。适用于危重、年老、昏迷及麻醉后等患者。患者因咳嗽无力、咳嗽反射迟钝或会厌功能不全而导致痰液不能咳出或将呕吐物误吸。

二、方法

1. 电动吸引器吸痰法

（1）原理：负压原理。

（2）操作要点

1）负压调节：一般成人吸痰负压为 40.0～53.3kPa，小儿小于 40kPa。

2）方法：反折吸痰管末端，用无菌镊或止血钳夹住吸痰管前端，插入口腔咽部，放松吸痰管末端，将口腔咽部分泌物吸尽，同法吸尽双侧鼻腔分泌物。气管内有痰时，另换无菌吸痰管，从口腔或鼻腔经咽喉进入气管，然后吸引。吸痰时动作轻柔，左右旋转，向上提拉，吸净痰液。

3）时间：每次吸痰时间不超过 15 秒。

2. 注射器吸痰法。

3. 中心吸引器装置吸痰法。

三、注意事项

1. 密切观察病情，按需吸痰。

2. 昏迷患者：先将口开启再行吸痰；气管插管或气管切开患者：严格无菌操作。

3. 吸痰管粗细适宜。

4. 吸痰负压适宜。

5. 吸痰前后增加氧气的吸入，每次吸痰时间小于 15 秒。

6. 严格执行无菌操作，治疗盘内吸痰用物应每天更换 1～2 次（气管切开患者，吸痰用物每 4 小时更换 1 次），吸痰导管每次更换。

7. 痰液黏稠时，可协助变换体位，配合雾化吸入、叩背等振动气管，稀释痰液，使痰液松动易于吸出，退出吸痰管后须吸少量 0.9% 氯化钠溶液，冲洗吸痰管内腔以防止阻塞。

8. 储液瓶须及时倾倒，吸出液一般不超过瓶的 2/3 满。

第五节　洗　胃　法

一、目的

1. 解毒　清除胃内毒物或刺激物，以避免毒物吸收。6 小时内洗胃效果最好。

2. 减轻胃黏膜水肿。

3. 手术或某些检查前的准备。

二、方法

1. 操作前评估　有无洗胃禁忌证等。
2. 用物准备　洗胃溶液量 10 000～20 000ml，温度 25～38℃。
3. 操作要点

（1）口服催吐法：适用于清醒能配合的患者。患者自饮大量洗胃液，再刺激咽喉吐出，反复进行直至吐出液体澄清无味。

（2）漏斗胃管洗胃法：将漏斗胃管经鼻腔或口腔插入胃内，利用虹吸原理，将洗胃溶液灌入胃内，再吸引出来的方法。①体位：中毒较轻者取坐位或半坐卧位，中毒较重者取左侧卧位，昏迷患者取平卧位，头偏向一侧。②标记长度：鼻尖至耳垂再至剑突下的距离，成人 55～60cm。③证实胃管在胃内后，先将内容物吸出，必要时留取标本。④洗胃：每次灌入液体 300～500ml，直至洗出液澄清无味。

（3）电动吸引器洗胃法：利用负压吸引的原理，用电动吸引器连接胃管吸出胃内容物的洗胃方法。适用于抢救急性中毒患者。调节负压在 13.3kPa 左右。

（4）自动洗胃机洗胃法：是利用正压冲洗和负压吸引，迅速、有效地清除胃内毒物的方法。适用于食物或药物中毒的患者。洗胃时，先按"手吸"键，吸出胃内容物，必要时送检，再按"自动"键进行洗胃。

（5）注洗器洗胃法：适用于幽门梗阻和胃手术前准备的患者。洗胃时每次注入约 200ml 液体，再抽出弃去，反复冲洗至清洁为止。

三、注意事项

1. 急性中毒能合作的患者，应迅速采取口服催吐法，必要时进行洗胃，以减少毒物吸收。
2. 插管时动作轻快，切勿损伤食管黏膜或误入气管。
3. 根据毒物性质选择对抗剂（表 17-2），当毒物性质不明时可选用温开水或生理盐水。

表 17-2　各种药物中毒的灌洗溶液（解毒剂）及禁忌药物

中毒药物	灌洗溶液	禁忌药物
酸性物	牛奶、蛋清水、镁乳	强碱药物
碱性物	5% 乙酸、白醋、牛奶、蛋清水	强酸药物
敌敌畏	2%～4% 碳酸氢钠溶液、1% 氯化钠溶液、 1∶20 000～1∶15 000 高锰酸钾溶液	
1605、1059、乐果	2%～4% 碳酸氢钠溶液	高锰酸钾（1605、1059、乐果遇高锰酸钾可氧化成毒性更强的物质）

续表

中毒药物	灌洗溶液	禁忌药物
美曲膦酯（敌百虫）	1% 氯化钠溶液或清水、1：20 000～1：15 000 高锰酸钾	碱性药物（美曲膦酯遇碱性药物可分解出毒性更强的敌敌畏）
DDT、666	温开水或 0.9% 氯化钠溶液洗胃，50% 硫酸钠溶液导泻	油性泻药
巴比妥类（安眠药）	1：20 000～1：15 000 高锰酸钾洗胃，硫酸钠导泻	硫酸镁
异烟肼（雷米封）	1：20 000～1：15 000 高锰酸钾溶液洗胃，50% 硫酸钠溶液导泻	
灭鼠药（磷化锌）	1：20 000～1：15 000 高锰酸钾、0.1% 硫酸铜洗胃；0.5%～1% 硫酸铜溶液 10ml 饮用后催吐，每 5～10 分钟重复 1 次	鸡蛋、牛奶、脂肪及其他油类食物（以免加速磷的溶解，促进其吸收，加重中毒症状）
氰化物	3% 过氧化氢溶液饮用后催吐，1：20 000～1：15 000 高锰酸钾溶液洗胃	

4. 吞服强酸、强碱等腐蚀性物质，禁忌洗胃，以免造成胃穿孔。可遵医嘱给予药物或物理性对抗剂，如牛奶、豆浆。

5. 幽门梗阻患者洗胃，宜在饭后 4～6 小时或空腹进行。并记录胃内潴留量，便于了解梗阻情况。胃内潴留量＝洗出量－灌入量。

6. 消化性溃疡、食管梗阻、食管静脉曲张、胃癌等一般不作洗胃，昏迷患者洗胃宜谨慎。

7. 若患者洗胃过程中有腹痛、休克现象或洗出液呈血性，应立即停止洗胃，并采取相应急救措施。

第六节　人工呼吸器使用法

一、简易呼吸器（常用于各种原因导致的呼吸停止或呼吸衰竭的抢救）

（一）目的

1. 维持和增加机体通气量。

2. 纠正威胁生命的低氧血症。

（二）结构

简易呼吸器由呼吸囊、呼吸活瓣、面罩、衔接管组成。

（三）操作要点

1. 患者取去枕平卧位，取下活动义齿。

2. 解开衣领、领带、腰带，清除上呼吸道异物或呕吐物，使患者头后仰，托起下颌，打开气道，保持呼吸道通畅。

3. 将面罩紧扣患者的口鼻部，有规律地挤压气囊。一般速率为 16～20 次 / 分，送气量为 500～1000ml/ 次。

4. 观察。

二、人工呼吸机

人工呼吸机常用于抢救各种原因所致的呼吸停止或呼吸衰竭及手术麻醉中的呼吸管理。

（一）工作原理

利用机械动力建立肺泡与气道通口的压力差。

（二）呼吸机类型

人工呼吸机分定压型、定容型、混合型。

（三）操作要点

1. 检查机器性能，连接管道。

2. 选择通气参数。

3. 连机后注意观察呼吸机运行情况及患者两侧胸壁运动是否对称、呼吸音是否一致等。机器与患者呼吸一致，提示呼吸机工作正常。

4. 调整使用参数（表 17-3）。

（四）注意事项

1. 密切观察病情变化，了解通气量是否恰当　①通气量合适：吸气时胸廓隆起，呼吸音清晰，生命体征平稳；②通气量不足：皮肤潮红、多汗、烦躁、血压升高、脉搏加快、表浅静脉充盈消失；③通气过度：患者可出现昏迷、抽搐等碱中毒症状。

2. 观察呼吸机工作状态，防止漏气和管道脱落。

3. 保持呼吸道通畅，充分湿化吸入气体，促进痰液排出。

4. 定期监测血气分析及电解质变化。

5. 预防和控制感染。呼吸机管道等用含氯消毒剂浸泡消毒 1 次 / 日；病室空气用紫外线照射消毒 1～2 次 / 日；病室设备用含氯消毒剂擦拭消毒 2 次 / 日。

6. 做好生活护理，特别是口腔和皮肤的护理。

表 17-3　呼吸机主要参数的调节

项目	数值	项目	数值呼气末正压（PEEP）
呼吸频率（R）	10～16 次 / 分	呼气压力（EPAP）	0.147～1.96kPa（一般 <2.94kPa）
每分通气量（VE）	8～10L/min	呼气末正压（PEEP）	0.49～0.98kPa（渐增）
潮气量（Vr）	600～800ml	供氧浓度（FiO_2）	30%～40%（一般 <60%）
	（10～15ml/kg）		
吸呼时间比率（I/E）	1：2.0～1：1.5		

【模拟试题测试，提升应试能力】

一、名词解释

1. 基础生命支持　　2. 意识障碍　　3. 瞳孔散大　　4. 瞳孔缩小
5. 洗胃法　　6. 氧气疗法　　7. 吸痰法　　8. 危重患者　　9. 低张性缺氧
10. 氧中毒

二、填空题

1. 氧气表包括 _____、_____、_____、_____、_____五部分。

2. 使用氧气时应注意安全，做到四防，即 _____、_____、_____、_____。

3. 氧疗常见的副作用有：_____、_____、_____、_____。

4. 基础生命支持技术主要包括：_____、_____、_____、_____。

5. 简易呼吸器由 _____、_____、_____ 及 _____ 等部分组成。

6. 洗胃时一般患者采取 _____ 或 _____ 卧位，中毒较重患者采取 _____ 卧位。

7. 意识障碍按轻重程度不同可分为 _____、_____、_____、_____。

8. 电动吸引器洗胃和吸痰的压力分别为 _____ 和 _____。

9. 当中毒物质不明时，洗胃溶液可选用 _____ 或 _____，待毒物明确后，再采用 _____ 洗胃。

10. 为幽门梗阻患者洗胃，需记录 _____ 了解 _____ 情况，洗胃时间宜选择在饭后 _____ 或 _____ 进行。

11. 胸外心脏按压术，按压的正确部位是 _____，利用上身力量垂直下压，使胸骨下陷 _____。

12. 病情观察的内容包括 _____、_____、_____、_____、_____、_____、_____。

13. 慢性阻塞性肺病和心肌梗死患者分别给予 _____、_____ 氧疗。

三、是非题

1. 出现浅昏迷时患者的角膜反射、瞳孔对光反射、咳嗽反射、吞咽反射都消失。（　　）

2. 正常瞳孔呈圆形，两侧等大等圆，边缘整齐，直径为 2.5~4mm，对光反射灵敏。（　　）

3. 有机磷杀虫药中毒时瞳孔呈针尖样缩小。（　　）

4. 吸痰过程中每次吸痰时间不超过 15 秒，以免缺氧。（　　）

5. 强酸强碱洗胃时溶液温度应该控制在 25~38℃。（　　）

6. 口服美曲膦酯中毒时洗胃液最好选用 $NaHCO_3$。（   ）

7. 为了不延误抢救时机，平时应当对抢救物品执行定数量品种、定点安置、定人保管、定期消毒灭菌和定期使用。（   ）

8. 在用氧过程中要注意用氧安全，平时应做好"四防"，即防火、防热、防震、防尘。（   ）

9. 幽门梗阻患者洗胃时，宜在饭后 4～6 小时或空腹进行。（   ）

10. 吸痰过程中应将吸痰管左右旋转，边吸边上提。（   ）

四、简答题

1. 病情观察应重点从哪些方面进行？

2. 患者心跳呼吸骤停的判断标准有哪些？

3. 手法开放气道的方法有哪几种？

4. 胸外心脏按压的有效指标有哪些？

5. 简述氧中毒的症状和预防措施。

6. 氧疗的副作用有哪些？

7. 简述吸痰的目的和适应证。

8. 简述洗胃的目的。

9. 简述洗胃的禁忌证。

10. 简述简易人工呼吸器的使用方法。

11. 人工呼吸器的使用有哪些注意事项？

五、案例分析题

1. 危重患者常有哪些心理问题的表现？护士应如何做好心理护理？

2. 患者，男性，70 岁。诊断为蛛网膜下隙出血，体温 39℃，脉搏 104 次 / 分，呼吸 24 次 / 分，血压 180/120mmHg，神志模糊，时有躁动，左侧肢体感觉、运动丧失，有痰鸣音，骶尾部皮肤潮红，大小便失禁。请问该患者应如何护理？

3. 患者，男性，46 岁。自感胸闷不适，出现明显的呼吸困难，口唇发绀，查 PaO_2 为 40mmHg。

问题：

（1）患者的缺氧程度如何？

（2）如何才能缓解患者的缺氧症状？

六、选择题

（一）专业实务

A_2 型题

1. 患者，男性，76 岁。肺部感染，痰液黏稠。护士为其吸痰，吸痰用物应

A. 每 4 小时更换 1 次   B. 每次更换

C. 每周更换 1 次   D. 每两天更换 1 次

E. 每天更换 1～2 次

2. 护士在为某患者行护理体检时，发现患者双侧瞳孔缩小。提示该患者可能

A. 吗啡中毒　　　　　　　　B. 颅脑损伤　　　　　　　　C. 颅内压增高

D. 阿托品药物反应　　　　　E. 颠茄类药物中毒

3. 患儿，9 岁。因误服毒物被送医院就诊，护士为其洗胃时，医生叮嘱不能用高锰酸钾洗胃。提示该患儿可能误服

A. 敌敌畏　　　　　　　　　B. 乐果

C. 巴比妥类药物　　　　　　D. 磷化锌

E. 美曲膦酯

4. 患者，男性，65 岁。因幽门梗阻需行洗胃。护士为其洗胃的最佳方法为

A. 电动机洗胃法　　　　　　B. 漏斗胃管洗胃法

C. 注洗器洗胃法　　　　　　D. 口服催吐法

E. 自动洗胃机洗胃法

5. 护士在为某患者查体时，发现患者意识完全丧失，对各种刺激均无反应，全身肌肉松弛，深浅反射均消失。提示该患者处于

A. 嗜睡　　B. 浅昏迷　　C. 意识模糊　　D. 昏睡　　E. 深昏迷

6. 某患者因误服毒物被送医院就诊，医生开出医嘱用 2%～4% 碳酸氢钠溶液为其洗胃。该患者可能误服的毒物是

A. 磷化锌　　B. DDT　　C. 美曲膦酯　　D. 敌敌畏　　E. 氰化物

7. 患者，女性，55 岁。因心力衰竭住院，面色苍白、表情淡漠、双目无神、眼眶凹陷。该患者的面容特征称为

A. 贫血面容　　　　　　　　B. 急性病容　　　　　　　　C. 病危面容

D. 二尖瓣面容　　　　　　　E. 慢性病容

8. 患者，女性，32 岁。因服大量安眠药后被家人送急诊室抢救。护士为其洗胃时，洗胃液适宜的温度为

A. 12～18℃　　B. 45～52℃　　C. 39～41℃　　D. 25～38℃　　E. 20～25℃

9. 某患者，现呼吸困难明显，发绀明显，烦躁不安，血气分析显示氧分压 5.6kPa，二氧化碳分压 10.3kPa。该患者处于

A. 正常　　B. 轻度缺氧　　C. 氧中毒　　D. 重度缺氧　　E. 中度缺氧

10. 某护士为患者实施氧气吸入疗法。在安装氧气表时，护士先放出少量氧气后才安装氧气表，其目的是

A. 确保用氧安全

B. 检查氧气流出是否通畅

C. 观察氧气筒内是否还有氧气

D. 防止灰尘吹入氧气表内

E. 检查有无漏气

11. 某患者，处于昏迷状态。护士观察其昏迷程度时，最可靠的指标是

A. 瞳孔对光反应　　　　　　　B. 皮肤颜色　　　　　　　C. 皮肤温度

D. 肌张力　　　　　　　　　　E. 对疼痛刺激的反应

12. 患者，女性，68 岁。因肝硬化腹水住院。护士为患者行晨间护理时，发现其思维及语言不连贯，对人物定向力出现障碍，躁动不安，并有幻觉出现。提示该患者处于

A. 浅昏迷　　　B. 深昏迷　　　C. 意识模糊　　D. 嗜睡　　　E. 昏睡

13. 患者，女性，45 岁。血气分析结果提示中度缺氧。现患者需前往放射科行 CT 扫描，在运送患者过程中，护士宜采用的吸氧方式为

A. 氧气枕法　　B. 漏斗法　　　C. 面罩法　　　D. 鼻塞法　　E. 头罩法

14. 患者，男性，56 岁。因广泛前壁心肌梗死入院。现患者病情较重，张口呼吸，护士用面罩法为其吸氧。适宜的氧流量是

A. 1～2L/min　　　　　　　　B. 2～4L/min　　　　　　C. 6～8L/min

D. 4～6L/min　　　　　　　　E. 8～10L/min

15. 患者，女性，30 岁。服敌敌畏自杀，被家人送急诊室抢救。能反映患者病情变化的最主要观察指征是

A. 表情　　　　　　　　　　　B. 瞳孔　　　　　　　　　C. 面容

D. 皮肤与黏膜　　　　　　　　E. 呕吐物

16. 患者，男性，50 岁。因心肌梗死入院。护士按医嘱为其吸氧，下列哪种情况容易引起氧中毒

A. 氧浓度高于 50%，持续时间超过 12 小时

B. 氧浓度高于 60%，持续时间超过 12 小时

C. 氧浓度高于 50%，持续时间超过 24 小时

D. 氧浓度高于 60%，持续时间超过 24 小时

E. 氧浓度高于 40%，持续时间超过 24 小时

17. 患者，男性，38 岁。因脑外伤住院，现处于熟睡状态，压迫眶上神经、摇动身体能被唤醒，但醒后答非所问，停止刺激后又马上进入熟睡状态。提示该患者处于

A. 嗜睡　　　　B. 深昏迷　　　C. 意识模糊　　D. 昏睡　　　E. 浅昏迷

18. 某患者，吸氧流量为 4L/min，其吸氧浓度为

A. 25%　　　B. 41%　　　C. 37%　　　D. 33%　　　E. 29%

19. 患者，女性，76 岁。因心肌梗死入院。持续氧疗第 3 天，患者出现胸骨下疼痛、灼热感，并伴有恶心、呕吐、烦躁、断续的干咳。提示该患者可能出现了

A. 氧中毒　　　　　　　　　　B. 肺不张

C. 呼吸道分泌物干燥　　　　D. 病情加重

E. 呼吸抑制

20. 患者，男性，70 岁。因 COPD 合并感染入院。患者呼吸困难、发绀、烦躁不安，血气分析结果：PaO_2 5.4kPa，$PaCO_2$ 10.3kPa。该患者适宜的给氧浓度是

A. 23%　　B. 45%　　C. 50%　　D. 29%　　E. 41%

21. 患者，男性，55 岁。呼吸困难，张口呼吸。按医嘱给予氧疗，适宜的给氧方法是

A. 鼻导管法　B. 鼻塞法　　C. 氧气枕法　D. 面罩法　　E. 头罩法

22. 某患者，被家人发现服毒后送急诊室抢救。家人不知其服用了何种毒物，护士为其洗胃时，可首先选用

A. 2%～4% 碳酸氢钠溶液

B. 5% 乙酸溶液

C. 1：20 000～1：15 000 高锰酸钾

D. 1% 盐水铜

E. 0.9% 氯化钠溶液

23. 患者，男性，50 岁。因外伤入院，在鼻导管吸氧过程中，家属私自将氧流量调至 9L/min，15 分钟后患者出现烦躁不安、面色苍白、进行性呼吸困难等表现。该患者最可能发生了

A. 氧中毒　　B. 肺不张　　C. 肺气肿　　D. 肺水肿　　E. 心力衰竭

24. 患儿，女性，10 岁。半小时前误服农药，被家人送至急诊室抢救。现患者意识清醒，能准确回答问题。护士应首选的处理方法是

A. 自动洗胃机洗胃　　　　B. 电动吸引器洗胃

C. 漏斗胃管洗胃　　　　　D. 注洗器洗胃

E. 口服催吐法

25. 某患者，因误服盐酸来院就诊。正确的处理措施是

A. 用生理盐水洗胃　　　　B. 喂服牛奶、蛋清水

C. 用口服催吐法洗胃　　　D. 尽快洗胃

E. 采用拮抗剂洗胃

26. 患者，女性，29 岁。服安眠药自杀，现需洗胃。护士在选用洗胃溶液时，应禁用

A. 硫酸钠　　B. 高锰酸钾　C. 硫酸镁　　D. 氯化钠　　E. 蛋清水

27. 患者，男性，64 岁。诊断：肺气肿。吸氧浓度为 33%，应调节氧流量为

A. 1L/min　B. 3L/min　C. 2L/min　D. 5L/min　E. 4L/min

28. 患者，女性，54 岁。因呼吸衰竭入院，无自主呼吸。护士用简易呼吸器施行抢救。挤压呼吸气囊的频率和每次挤压的气体量应为

A. 12～16 次 / 分，300～500ml

B. 12～16 次 / 分，500～1000ml

C. 16～20 次 / 分，500～1000ml

D. 16～20 次 / 分，300～500ml

E. 10～12 次 / 分，500～1000ml

29. 患者，女性，42 岁。与家人争吵后服敌敌畏自杀。护士为其洗胃时，每次灌入溶液量为

A. 300～500ml   B. 200～300ml   C. 100～200ml

D. 400～600ml   E. 500～700ml

30. 患者，男性，53 岁。诊断：幽门梗阻。护士为其洗胃的适宜时间是

A. 空腹时   B. 饭后半小时   C. 饭前 2 小时

D. 饭后 2 小时   E. 饭前半小时

31. 护士用氧气筒为患者氧疗。氧气筒放置的位置应远离病室的暖气装置

A. 5m 以上   B. 3m 以上   C. 2m 以上   D. 4m 以上   E. 1m 以上

32. 某患者，呼吸衰竭，用人工呼吸机辅助呼吸。下列哪项提示患者通气过度

A. 昏迷、抽搐   B. 生命体征平稳   C. 血压升高

D. 呼吸音清晰、皮肤潮红   E. 表浅静脉充盈消失

33. 患者，男性，23 岁。误食含有灭鼠药的饼干中毒。护士为其洗胃时，可选用

A. 3% 过氧化氢溶液   B. 1% 盐水

C. 2%～4% 碳酸氢钠溶液   D. 0.1% 硫酸铜溶液

E. 5% 乙酸溶液

A$_3$/A$_4$ 型题

（34、35 题共用题干）

患者，女性，54 岁。住院期间突然呼吸停止，紧急行气管插管，并辅以定容型呼吸机辅助通气。

34. 护士调节吸呼时间比率（1/E），适宜的是

A. 1：1.5～1：1.0   B. 1：2.5～1：2.0

C. 1：2.0～1：1.5   D. 1：1.5～2：1.0

E. 1：2.0～2：1.5

35. 下列哪项提示患者通气量不足

A. 烦躁、血压升高、脉搏加快

B. 生命体征正常

C. 吸气时胸廓隆起

D. 肺部听诊呼吸音清晰

E. 出现抽搐、昏迷

（36～38 题共用题干）

患者，女性，67 岁。因呼吸衰竭入院，入院后行气管切开，连接呼吸机辅助呼吸。

36. 呼吸机的湿化器、管道等应定期消毒。常用的消毒方法是

A. 环氧乙烷灭菌　　　　B. 压力蒸汽灭菌　　　　C. 煮沸消毒

D. 消毒液浸泡　　　　　E. 甲醛熏蒸

37. 护士为该患者吸痰时，下述不妥的是

A. 负压为 40.0～53.3kPa

B. 吸痰前后增加氧气吸入

C. 严格无菌操作，吸痰用物每日更换 1～2 次，吸痰导管每次更换

D. 吸痰时吸痰管左右旋转，边抽吸边向上提拉

E. 每次吸痰时间不超过 15 秒

38. 该患者适宜的吸氧浓度为

A. 20%～30%　　　　　B. 40%～50%　　　　　C. 30%～40%

D. 60%～70%　　　　　E. 50%～60%

（二）实践能力

A_2 型题

39. 某患者，因误服农药需要洗胃。护士用电动吸引器为其洗胃，调节适宜的负压为

A. 23.3kPa　　B. 13.3kPa　　C. 9.3kPa　　D. 16.6kPa　　E. 6.6kPa

40. 患者，女性，29 岁。口服地西泮 100 片，被家人发现后急送医院急救。护士处理错误的是

A. 硫酸镁溶液导泻　　　　B. 立即催吐

C. 立即高锰酸钾溶液洗胃　　D. 0.9% 氯化钠溶液洗胃

E. 监测生命体征

41. 患者，女性，56 岁。因脑血管意外入院。患者处于昏迷状态，眼睑不能自行闭合，眼部护理首选的措施是

A. 按摩双眼睑　　　　　B. 热敷眼部

C. 涂金霉素眼膏　　　　D. 滴眼药水

E. 干纱布遮盖

42. 患者，男性，55 岁。因脑血管意外入住 ICU。关于该患者的护理措施，下述不妥的是

A. 定时协助患者更换体位

B. 每天口腔护理 2～3 次

C. 用凡士林纱布覆盖不能自行闭合的眼睛

D. 为患者作肢体被动运动，每天 2～3 次

E. 定期为患者吸痰，以促进痰液的排出

43. 患者，男性，46 岁。因急性脑出血入院。护士在巡视病室时发现：患者一侧瞳孔散大，呼吸不规则。患者有可能出现的并发症是

A. 动眼神经损害　　　　B. 消化道出血　　　　C. 脑疝

D. 癫痫发作　　　　　　E. 呼吸衰竭

44. 患者，男性，65 岁。急性心肌梗死入院，按医嘱给予氧疗。预防患者发生氧中毒的有效措施是

A. 避免患者长时间高浓度吸氧

B. 充分的氧气湿化　　　C. 鼓励患者做深呼吸

D. 经常改变患者体位　　E. 指导患者有效咳嗽

45. 患儿，男性，5 岁。因误服药物被家人送至急诊室抢救。护士为其洗胃时，先抽出少量胃液，再进行洗胃的主要目的是

A. 防止灌入气管　　　　B. 防止胃管堵塞

C. 防止急性胃扩张　　　D. 送检毒物测其性质

E. 减少毒物的吸收

46. 患者，男性，40 岁。车祸致脑外伤入院。现患者自主呼吸微弱，呼吸机辅助呼吸。护士实施的护理措施不妥的是

A. 注意观察患者两侧胸壁运动是否对称、呼吸音是否一致

B. 定期抽血检查血气分析及电解质变化

C. 潮气量为 600～800ml

D. 呼吸机各管道每周消毒 1 次

E. 充分湿化吸入气体，促进痰液排出

47. 患者，男性，64 岁。肝癌晚期入院，烦躁不安、躁动。护士为保证患者安全，最适宜的护理措施是

A. 用牙垫放于上下齿之间　　B. 护理动作要轻

C. 室内光线宜暗　　　　　　D. 加床档，用约束带保护患者

E. 减少外界的刺激

48. 患者，男性，48 岁。巴比妥类药物中毒，昏迷。入院后护士为其洗胃，正确的是

A. 洗胃时取去枕仰卧位，头偏向一侧

B. 首先饮用 3% 过氧化氢溶液后催吐

C. 每次灌入液体 200ml

D. 洗胃时可选择硫酸镁溶液

E. 洗胃液温度 39～41℃

49. 患者，男性，25 岁。服毒自杀被家人发现后送医院急救，神志清醒，中毒物质不明。护士用电动吸引器为其洗胃，不妥的是

A. 洗胃时可取坐位或半坐卧位

B. 洗胃液温度控制在 38～40℃

C. 调节负压在 13.3kPa 左右

D. 先用生理盐水洗胃

E. 洗胃过程中流出灌洗液为血性，立即停止洗胃

50. 患者，女性，47 岁。呼吸衰竭入院。患者无自主呼吸，护士用简易呼吸器对其进行抢救。正确的操作是

A. 注意观察患者，如有自主呼吸，应在吸气时挤压气囊

B. 护士站在患者头侧，使患者头部尽量前倾，开放气道

C. 有规律地挤压、放松呼吸气囊，8～12 次 / 分

D. 每次挤压不少于 400ml 气体

E. 协助患者取去枕仰卧位，固定活动义齿

51. 患儿，男性，9 岁。误服有灭鼠药的饼干，急诊予以洗胃。洗胃过程中，护士发现有血性液体流出，应立即采取的措施是

A. 灌入蛋清水以保护胃黏膜

B. 灌入止血剂止血

C. 立即停止操作并通知医生

D. 降低吸引压力

E. 更换洗胃液重新灌洗

52. 患儿，女性，7 岁。肺部感染入院，现咳嗽、咳痰困难，面色发绀，肺部湿啰音明显。护士为该患儿吸痰，负压调节不宜超过

A. 20.0kPa　　B. 30.0kPa　　C. 53.3kPa　　D. 40.0kPa　　E. 60.0kPa

A_3/A_4 型题

（53～56 题共用题干）

患者，女性，68 岁。慢性阻塞性肺疾病，呼吸困难严重、发绀显著，血气分析结果显示：动脉血氧分压 4.3kPa，二氧化碳分压 12.4kPa。

53. 该患者的缺氧程度为

A. 重度缺氧　　B. 轻度缺氧　　C. 中度缺氧　　D. 无缺氧　　E. 极重度缺氧

54. 为该患者氧疗时，适宜的方法是

A. 高浓度、高流量、持续给氧

B. 高浓度、高流量、间断给氧

C. 低浓度、低流量、持续给氧

D. 低浓度、低流量、间断给氧

E. 低浓度与高流量交替持续给氧

55. 护士为该患者吸氧，操作正确的是

A. 氧气筒放置在光线充足处

B. 检查氧气筒处于有氧状态，余氧＜0.5MPa

C. 调节氧流量后插入鼻导管

D. 插管前先用液体石蜡清洁鼻腔

E. 鼻导管插入长度为鼻尖到耳垂的1/2

56. 吸氧过程中需要调节氧流量时，下述操作正确的是

A. 先拔出吸氧管，再调氧流量

B. 先关流量表，再调氧流量

C. 先分离吸氧管与氧气连接管，再调氧流量

D. 先关总开关，再调氧流量

E. 先拔出氧气连接管，再调氧流量

（57、58 题共用题干）

患者，男性，66 岁。因脑血管意外入院，现患者处于昏迷状态。

57. 患者现意识丧失，对声光刺激无反应，疼痛刺激有痛苦表情，瞳孔对光反射存在。提示该患者处于

A. 深昏迷　　B. 昏睡　　　C. 意识模糊　D. 浅昏迷　　E. 嗜睡

58. 对于该患者的护理，下列措施不妥的是

A. 眼睑不能自行闭合时，用无菌纱布覆盖

B. 合理使用保护具，以确保患者安全

C. 头偏向一侧，及时吸出呼吸道分泌物

D. 定时协助患者翻身、擦洗、按摩

E. 做肢体被动运动，每天 2～3 次

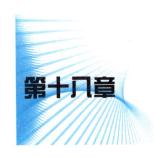

第十八章

临终患者的护理

第一节 概　述

一、临终和临终关怀

（一）临终的概念

1. 凡是生命都要经过从出生到死亡的自然过程。

2. 死亡是人生旅途的终点，也是生命过程的最后阶段。

3. 科学技术的发展也无法避免死亡。

（二）临终关怀的概念

临终关怀是指由社会各层次人员组成的团队向临终病人及家属提供包括生理、心理和社会等方面的全面性支持和照料，又称善终服务、安息护理等。

（三）临终关怀的兴起与发展

1. 现代的临终关怀创始于20世纪60年代，创始人为桑得斯博士（D.C.Saunders）。1967年桑得斯博士在英国创办了世界上第一所"圣克里斯多弗临终关怀院"。

2. 1988年7月中国在天津成立第一个临终关怀中心，同年十月上海诞生了中国第一家临终关怀医院——南汇护理院。

（四）临终关怀的内容

临终关怀包括临终病人及家属的需求、临终病人的全面照护、临终病人家属的照护、死亡教育、临终关怀的模式等。

二、死亡的概念

1. 死亡　是指个体生命活动和新陈代谢的永久停止。临床上，当患者呼吸、心搏停止，瞳孔散大而固定，所有反射均消失，心电波平直时，即可宣布死亡。

2. 脑死亡　随着医学科技的发展，当前医学界提出以"脑死亡"作为判断死亡的标准。

3. 脑死亡的判断标准

（1）不可逆的深度昏迷。

（2）自发呼吸停止。

（3）脑干反射消失。

（4）脑电波消失。

三、死亡过程的分期

1. 濒死期　又称临终状态，是生命活动的最后阶段。脑干以上功能处于抑制状态，呼吸急促困难，出现潮式呼吸，脉搏不规则且快而弱，血压降低或测不到。

2. 临床死亡期　又称躯体死亡期或个体死亡期。延髓处于深度抑制，临床表现为心跳、呼吸停止，各种反射消失、瞳孔散大。

3. 生物学死亡期　是死亡过程的最后阶段，整个神经系统以及各器官的新陈代谢相继停止，出现不可逆的变化。相继出现尸体现象。

（1）尸冷：是最先发生的尸体现象，体表温度经过 24 小时同环境温度接近。测量尸温常以直肠温度为标准。

（2）尸斑：出现在尸体的最低部位，在死亡 2～4 小时后出现。如果患者死亡时为侧卧，应将其转为仰卧，以防脸部颜色改变。

（3）尸僵：死后 1～3 小时开始出现，多从小块肌肉开始，先下颌至躯干的发展顺序最为多见。

（4）尸体腐败：一般死亡 24 小时后发生（气温高时发生较早），常见的表现有尸臭、尸绿等。

第二节　临终患者的护理

一、临终患者的躯体状况和心理反应

（一）临终患者的躯体状况

1. 循环与呼吸　多有循环和呼吸功能减退。

2. 饮食与排泄　常表现为恶心、呕吐、食欲缺乏、口干、腹胀、脱水，便秘或腹泻，可出现大小便失禁、尿潴留等。

3. 皮肤与骨骼　常表现为皮肤苍白、湿冷、四肢冰凉、发绀、肌张力降低、肢体软弱无力、不能自主活动等。

4. 面容及感知觉　常表现为希氏面容，面肌瘦削、面部呈铅灰色、嘴微张、下颌下垂、眼眶凹陷、双眼半睁呆滞、瞳孔固定。视力逐渐减退、模糊至丧失，语言逐渐混乱、发音困难，听觉是临终患者最后消失的感觉。

5. 神经系统　意识改变，表现为嗜睡、昏睡、昏迷等。

6. 临近死亡的体征。

（二）临终患者的心理反应

1. 否认期　当患者得知自己病重即将面临死亡时，抱着侥幸的心理，希望是误诊，有些人甚至会持续否认至死亡。是一种防卫机制。

2. 愤怒期　当否认难以维持，患者常表现为生气与激怒，充满怨恨与嫉妒的心理，变得难以接近或不合作，常迁怒于周围的人，向医护人员、家属、朋友等发泄愤怒。

3. 协议期　愤怒的心理消失后，患者开始接受自己患了不治之症的事实，变得非常和善、宽容，对自己的病情抱有希望，能积极配合治疗。

4. 忧郁期　随着病情的进展，患者清楚地看到自己正接近死亡，任何努力都无济于事，表现为情绪低落、消沉、退缩、悲伤、沉默、哭泣等，产生很强的失落感，甚至有轻生的念头。

5. 接受期　患者对死亡有所准备，恐惧、焦虑、悲哀也许都已消失，显得很平静安详，身心均已极度衰弱，对周围事物丧失兴趣，有的患者进入嗜睡状态。

二、临终患者的护理措施

（一）躯体支持性护理

1. 控制疼痛　帮助患者选择最有效的止痛方法，必要时使用药物止痛。

2. 改善循环与呼吸功能　密切观察体温、脉搏、呼吸及血压的变化。必要时给氧和吸痰。

3. 促进食欲，增进营养　提供易消化的饮食，保证患者营养的供给。

4. 促进舒适

（1）做好口腔护理：每天做口腔护理2～3次。

（2）加强皮肤护理：被服整洁、干燥，特别是大小便失禁者；应妥善使用保护器具；保持会阴部皮肤清洁、干燥；预防压疮的发生。

（3）保持头发清洁、发型美观。

5. 减轻感、知觉改变的影响

（1）提供单独病室，环境安静，光照适宜，以增加安全感。

（2）保持眼部清洁。

（3）语言亲切、柔和。

6. 保障安全，必要时使用保护具。

（二）心理护理

1. 否认期的护理　护士应以真诚的态度，保持与患者坦诚沟通。不要轻易揭露患者的防卫机制，维持患者适当的希望。

2. 愤怒期的护理　允许患者发怒、抱怨，给患者机会宣泄心中的忧虑和恐惧；认真倾听患者的心理感受；必要时辅以药物，稳定情绪；给予家属心理支持。

3. 协议期的护理　鼓励患者说出内心的感受，尽可能满足其提出的各种合理要求，指导患者配合治疗；创造条件，实现患者的愿望。

4. 忧郁期的护理　护士应经常陪伴患者，给予更多的同情和照顾，允许患者表达其失落、悲哀的情绪；尽可能满足患者的合理要求，让家属陪伴；加强安全保护。

5. 接受期的护理　应提供安静、舒适的环境，保持与患者的沟通，并给予适当的支持。

第三节　尸　体　护　理

一、目的

1. 使尸体整洁，姿势良好，易于辨认。
2. 给家属以安慰。

二、操作要点

1. 确认患者死亡后，由医生开具死亡诊断书，护士应尽快进行尸体护理。
2. 环境　安排单独的房间或用屏风遮挡。请家属暂离病室。
3. 撤去一切治疗用物。
4. 将床放平，使尸体仰卧，头下垫一枕，以防面部淤血变色。
5. 装上义齿，眼睑不能闭合者，用湿毛巾敷或于上眼睑下垫少许棉花。口不能闭合者，轻揉下颌或用绷带托住。
6. 用棉花填塞口、鼻、耳、阴道、肛门等身体孔道，以免液体外溢，注意棉花勿外露。有伤口者更换敷料，如有引流管应拔除，缝合伤口。
7. 第一张尸体识别卡系在死者右手腕部，第二张尸体识别卡系在包裹尸体的尸单上，第三张尸体卡交太平间工作人员。
8. 死者患传染病，应按传染患者终末消毒处理。
9. 清点遗物交给家属，若家属不在，应由两人共同清点，将贵重物品列出清单，交护士长保存。

三、注意事项

1. 尸体护理应在死亡后尽快进行，以防尸体僵硬。
2. 尸体识别卡应正确放置。
3. 如为传染病患者，尸体护理应按隔离技术进行。用消毒液清洁尸体，各孔道用浸有 1% 氯胺溶液的棉球进行填塞，包裹尸体用一次性尸单或尸袍，并装入不透水的袋子中，外面作传染标志。
4. 态度严肃认真，表示对死者的尊重，满足死者家属的合理要求。

【模拟试题测试，提升应试能力】

一、名词解释
1. 临终关怀　　2. 濒死　　3. 脑死亡　　4. 安乐死　　5. 尸冷
二、填空题
1. 死亡可分为三期，即 _____、_____、_____。
2. 临终患者经历的五个心理反应阶段为 _____、_____、_____、_____、_____。
3. 临床死亡期的特征是 _____、_____、_____、_____。
4. 尸体护理时，三张尸体识别卡分别放置于 _____、_____、_____。
三、是非题
1. 听觉是人体最后消失的一种感知觉。（　　）
2. 临终患者经历的第三个心理反应阶段是协议期。（　　）
3. 医学界人士提出了新的比较客观的死亡标准是脑死亡。（　　）
4. 尸僵一般在死后 10 小时开始出现。（　　）
5. 尸体护理应在尸僵之前做。（　　）
6. 临终关怀的内容是对临终患者的全面照护。（　　）
7. 对于临终患者，濒死是生命活动的最后阶段。（　　）
8. 对临终患者的护理过程中，应尊重临终患者的权利和尊严。（　　）
9. 在进行尸体护理过程中可将棉花填塞于口、鼻、耳、肛门、阴道等孔道，防止体液外溢。（　　）
10. 死亡过程可分为濒死期、临床死亡期和生物学死亡期。（　　）
四、简答题
1. 临终关怀的护理原则包括哪些内容？
2. 试述尸体护理的目的。

3. 尸体护理有哪些注意事项？

4. 临终患者心理否认期的护理措施有哪些？

5. 临终患者忧郁期的护理措施有哪些？

五、案例分析题

1. 叙述临终关怀的意义。

2. 患者，男性，75 岁。结肠癌术后第二次入院。入院时患者神志清，消瘦，呈恶病质状态，极度衰弱，生活不能自理，大小便失禁，咳嗽无力，有痰鸣音，疼痛不明显，骶尾部发红，面积 2cm×2cm，拒绝进食。患者情绪尚稳定，合作，并对护士的照顾表示感谢，但对周围事物不关心，不愿意与他人交谈。

问题：

（1）患者的心理反应属于哪个阶段？

（2）随病情进展，患者逐渐嗜睡，T 37.1℃，P 60 次 / 分，R 12 次 / 分，BP 10.8/7kPa，请列举患者的护理诊断及护理措施。

六、选择题

（一）专业实务

A$_2$ 型题

1. 患者，男性，66 岁。车祸导致脑外伤。现患者处于深昏迷状态、脑干反射消失、脑电波消失、无自主呼吸。该患者处于

　　A. 生物学期　　　　　　　　B. 临床死亡期　　　　　　C. 濒死期

　　D. 脑死亡期　　　　　　　　E. 疾病晚期

2. 患者，女性，45 岁。子宫颈癌晚期，常自言自语："这不公平，为什么是我？！"这种心理反应的出现，提示该患者处于

　　A. 协议期　　B. 愤怒期　　C. 否认期　　D. 接受期　　E. 忧郁期

3. 某患者，死亡后出现尸僵。下列描述正确的是

　　A. 因气温高引起　　　　　　B. 通常在死亡后 6～8 小时发生

　　C. 多从大块肌肉开始　　　　D. 是最先发生的尸体现象

　　E. 先下颌至躯干的发展顺序最为多见

4. 患者，男性，78 岁。因心力衰竭住院，经医生检查，确定其进入临床死亡期。下列不符合该期表现的是

　　A. 各种反射消失　　　　　　B. 呼吸停止　　　　　　　C. 心搏停止

　　D. 瞳孔散大　　　　　　　　E. 脑干以上功能处于抑制状态

5. 患者，女性，43 岁。卵巢癌晚期。患者对自己所患疾病的进展非常清楚，因而情绪低落、消沉，常常独自哭泣，并曾试图轻生。该患者现处于哪一个心理反应阶段

　　A. 协议期　　B. 接受期　　C. 忧郁期　　D. 否认期　　E. 愤怒期

6. 某患者，刚得知自己患有晚期肺癌，处于否认期，该期的特点是

A. 到处求医，希望是误诊　　　B. 产生轻生念头

C. 常常对家人发脾气　　　　　D. 对周围事物丧失兴趣

E. 积极配合治疗

7. 患者，男性，68岁。肝癌晚期，处于濒死期。下列哪项符合该期表现

A. 各种反射消失　　　　　　　B. 瞳孔散大

C. 延髓处于深度抑制　　　　　D. 心搏停止

E. 潮式呼吸

8. 某临终患者，现处于协议期。下列哪项符合协议期的表现

A. 对死亡已有所准备，平静安详

B. 有侥幸心理

C. 不和善、不合作

D. 开始接受自己患不治之症的事实

E. 情绪低落、消沉

9. 患者，男性，72岁。现处于临终状态。关于该患者躯体状况的描述，下列不妥的是

A. 皮肤苍白、湿冷，四肢冰凉

B. 恶心、呕吐、食欲缺乏

C. 循环和呼吸功能减退

D. 眼眶凹陷、双眼半睁呆滞

E. 听觉消失

10. 患者，女性，79岁。多器官衰竭。现患者表现为意识模糊、肌张力消失、心音低钝、血压70/40mmHg、潮式呼吸。提示该患者处于

A. 生物学死亡期　　　　B. 临床死亡期　　　　C. 脑死亡期

D. 濒死期　　　　　　　E. 机体死亡期

A_3/A_4 型题

（11、12题共用题干）

患者，男性，57岁。肝癌晚期。患者得知自己病情后，积极配合医生治疗，与医生共同商讨治疗方案。

11. 该患者现处于心理反应的

A. 忧郁期　　B. 愤怒期　　C. 接受期　　D. 否认期　　E. 协议期

12. 在护理该患者时，护士应特别注意

A. 辅以药物，稳定患者情绪

B. 尽可能满足其提出的各种合理要求，指导患者配合治疗

C. 创造机会让患者宣泄心中的忧虑和恐惧

D. 安排亲朋好友会面

E. 经常陪伴患者，给予更多同情和照顾

（13~15 题共用题干）

患者，男性，50 岁。体检时 B 超发现肝脏有 8cm×7cm 包块，初步诊断：原发性肝癌。患者自我感觉身体状况良好，对检查结果不相信，并到其他医院反复检查。

13. 该患者此时的心理反应为

A. 协议期　　　B. 愤怒期　　　C. 否认期　　　D. 接受期　　　E. 忧郁期

14. 在该患者进行护理时，恰当的做法是

A. 安慰患者所患疾病为良性肿瘤，不必担心

B. 附和患者认为检查结果不可信

C. 告诉患者已确诊，无需再做检查

D. 辅以药物，稳定情绪

E. 与医生、家属统一口径，并协助患者做进一步检查

15. 患者经过进一步的检查，确诊为肝癌。其开始接受自己的病情，在与医生沟通时，得知自己所患疾病可进行手术治疗，开始对自己的病情抱有较大希望，并积极配合治疗。此时患者的心理反应为

A. 否认期　　　B. 接受期　　　C. 协议期　　　D. 忧郁期　　　E. 愤怒期

（二）实践能力

A$_2$ 型题

16. 患者，女性，38 岁。因卵巢癌住院，常常哭泣，并且焦虑不安。对该患者首选的护理措施是

A. 同意家属陪伴　　　　　B. 通知主管医生　　　　　C. 让家属探视

D. 给予镇静药　　　　　　E. 倾听其倾诉并给予安慰

17. 患者，女性，42 岁。得知自己患子宫颈癌后，四处求医，拒绝接受事实。对于该患者，下列措施较为合适的是

A. 经常陪伴患者，给予更多的同情和照顾

B. 辅以药物，稳定患者情绪

C. 不轻易揭穿患者的防卫机制，使其逐步适应

D. 加强生活护理

E. 注意安全，观察其有无自杀倾向

18. 某患者，得知自己患上淋巴瘤后，情绪易怒、拒绝治疗。此时，护士与其沟通应避免的行为是

A. 当其拒绝治疗时，对其进行评价

B. 听其倾诉，了解其的感受

C. 为其提供发泄的机会

D. 对其不合理行为表示理解

E. 及时满足其合理需求

19. 患者，男性，75 岁。因肝癌晚期住院。现患者处于临终阶段，给予该患者的护理措施，下列不妥的是

A. 给予保暖、按摩，以改善患者血液循环

B. 避免使用止痛剂，以防成瘾

C. 多陪伴、触摸患者，满足其心理需要

D. 护理患者时说话要清楚、缓慢，以免增加其焦虑

E. 加强皮肤护理

20. 患者，男性,48 岁。确诊为肺癌后，沉默、食欲下降、夜间入睡困难、易怒。对该患者的护理，最应重视的是

A. 鼓励患者自我表达，宣泄情绪

B. 继续加强与患者的沟通交流

C. 防自杀，防意外，防出走

D. 可利用治疗效果好的患者现身说法，正面宣教

E. 鼓励家属给予患者支持与安慰

21. 患者，男性，58 岁。肝癌晚期。关于患者的心理变化及其护理的描述，下列不正确的是

A. 处于愤怒期时，护理人员应积极与患者探讨治疗方案，指导其配合治疗

B. 初期为否认期，是一种暂时的自我防卫，可缓冲情绪上的冲击

C. 处于忧郁期时，应多加陪伴

D. 处于协议期时，应鼓励其说出内心的感受，尽可能满足其提出的各种要求

E. 进入接受期，表示患者已经接受即将死亡的事实

22. 某护士，为患者进行尸体护理时，发现死者有活动义齿。其正确的处理是

A. 取下义齿浸泡在冷水中　　　B. 将义齿装入死者口中

C. 取下义齿丢弃　　　　　　　D. 取下义齿，在死者口中填塞棉花

E. 取下交回死者家属

23. 某患者，因抢救无效死亡。护士为其进行尸体护理的依据是

A. 脑死亡　　　　　　B. 医生做出死亡诊断后　　　　C. 心电波平直

D. 呼吸、心搏停止　　E. 各种反射消失

24. 某临终患者，常对护士说："我得这病不怪任何人，请你们尽力帮我治疗，有什么新的治疗方法，都可以在我身上做试验。我相信奇迹会出现的。"该患者处在心理反应的

A. 忧郁期　　B. 愤怒期　　C. 接受期　　D. 否认期　　E. 协议期

25. 某患者，因患传染性疾病在医院病故。护士为其进行尸体护理时，不妥的是

A. 尸体装入不透水袋子中　　B. 用一次性尸单包裹尸体

C. 用消毒液清洁尸体　　　　D. 袋子外面作传染标志

E. 各孔道用不脱脂干棉球填塞

A₃/A₄ 型题

（26、27 题共用题干）

患者，男性，48 岁。车祸大出血至多器官衰竭，抢救无效死亡。护士准备为其做尸体护理。

26. 尸体护理时，护士将尸体放平，头下垫一软枕的目的是

A. 防止下颌骨脱位　　　　　B. 保持良好姿势

C. 接近自然状态　　　　　　D. 避免头面部淤血变色

E. 便于进行尸体护理操作

27. 关于护士对死者家属的护理，下述不妥的是

A. 有条件时，做好对死者家属的随访

B. 对患者遗物进行整理与移交

C. 尸体护理时，请家属在旁以示安慰

D. 说明患者的病情及抢救过程

E. 态度真诚，表达同情、理解

（28～30 题共用题干）

患者，女性，36 岁。因乳腺癌住院，现患者情绪低落，常常哭泣，焦虑不安。

28. 该患者此时心理反应为

A. 接受期　　B. 愤怒期　　C. 忧郁期　　D. 协议期　　E. 否认期

29. 对于该患者的护理，正确的是

A. 指导用药，减轻患者痛苦　　B. 热情鼓励，帮助其树立信心

C. 说服患者理智面对病情　　　D. 对患者的任何反应不表态、不作为

E. 安排患者与亲朋好友会面，让家属陪伴在身旁

30. 患者因肿瘤全身扩散离世。护士为其进行尸体护理时，不妥的是

A. 用 1% 氯胺棉球填塞各孔道

B. 更换伤口敷料

C. 尸体放平，头下垫一软枕

D. 将第一张尸体识别卡系在死者右手腕部

E. 对患者遗物进行清点并移交家属

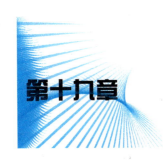

第十九章

医疗与护理文件的书写

【学习内容提炼，涵盖重点考点】

第一节　医疗与护理文件的书写和管理

医疗与护理文件包括病历的书写、医嘱的处理、体温单的填写、整体护理情况的记录及病室交班报告的书写等内容。

一、书写的意义

1. 提供患者的信息资料。
2. 提供教学与科研资料。
3. 提供评价依据。
4. 提供法律依据。

二、书写的要求

1. 及时　应实时记录，若因抢救危重患者，未能及时记录时，应*在抢救后6小时内补记。
2. 准确　记录内容应准确、真实，不可主观臆断。
3. 完整　眉栏、页码及各项记录填写完整，记录者应签全名。
4. 简要　记录内容简明扼要、语句通顺、重点突出，使用医学术语应确切。
5. 清晰　字体清楚、端正，不出格、不跨行，不可任意涂改或剪贴。若书写有错误时，应在相应文字上画双横线，就近书写正确文字，并签全名。

三、管理要求

1. 按规定放置。

2. 保持清洁、完整，防止污染、破损、拆散和丢失。

3. 患者和家属不得随意翻阅医疗护理文件的记录资料。

4. 科研、教学需查阅病历的，需经相关部门同意，阅后立即归还。

5. 妥善保存。★住院期间病历由病房保管，出院病历应送病案室保存，保存时间为 30 年。

第二节 护理文件的书写

一、体温单

体温单在患者住院期间排在病历首页位置，用于记录患者的生命体征及其他情况，也可以反映出患者的病情。

（一）眉栏填写

1. 眉栏用蓝墨水或碳素墨水笔填写。

2. 用红色水笔在 40～42℃横线之间相应时间栏内，纵行填写入院、手术、分娩、转入、转科、出院、死亡等，除手术不写具体时间外，其余均按 24 小时制用中文填写时间，如"×时×分"。

（二）体温曲线的绘制

1. 口温符号为蓝"●"，腋温符号为蓝"×"，肛温符号为蓝"○"，相邻两次符号用蓝线相连。

2. 降温半小时后所测得的温度，绘在降温前温度符号的同一纵格内，用红"○"表示，以红虚线与降温前的温度符号相连。

3. 体温不升者（≤35℃），于 35℃线处画蓝"●"，于蓝点处向下画"↓"表示，长度不超过两小格。亦可在 35℃以下相应时间栏内用黑（蓝）水笔纵向写上"体温不升"。

4. 有疑义的体温经核实后用蓝笔在其上方标上"ｖ"字。

5. 如因拒测、外出进行诊疗活动或请假等，未测量体温，应在 34～35℃之间用黑（蓝）水笔纵向写上"拒测"、"外出"、"请假"等，前后两次体温断开不连接。

（三）脉搏曲线的绘制

1. 脉搏符号用红"●"表示，相邻脉搏用红线连接。

2. 当体温与脉搏重叠时，先绘制体温符号，再将脉搏用红圈画于其外。

3. 脉搏短绌时，需同时绘制心率和脉率。心率用红"○"表示，相邻心率之间用红直线相连，在心率与脉搏曲线之间用红直线填满。

（四）呼吸曲线的绘制

呼吸次数用黑（蓝）水笔以阿拉伯数字记录，相邻两次呼吸次数应上下错开；也可绘制呼吸曲线，符号为蓝"●"；患者使用辅助呼吸时，用黑（蓝）水笔在35℃以下，相应的时间栏内纵向写上"辅助呼吸"或"停辅助呼吸"，亦可用黑色"®"表示。

（五）体温单底栏填写要点

1. 除皮试阳性结果用红水笔填写外，其余各项用黑（蓝）水笔填写，数据用阿拉伯数字记录，免写计量单位。

2. 大便次数的记录　每24小时填写前1日大便的次数。未解大便记"0"；大便失禁或假肛用"※"表示；灌肠用"E"表示，灌肠后大便1次用"1/E"表示，灌肠1次后无大便用"0/E"表示，灌肠前有1次大便，灌肠后有大便2次用"12/E"表示。

3. 出入液量　在相应栏内填写前1日24小时的总入量或总出量。

4. 尿量　填写前1日24小时的总尿量。

5. 体重　新入院患者当日应测体重并记录，住院期间每周至少记录1次。若因病情不能测量，可填写"卧床"。

二、医嘱单

医嘱是医生在医疗活动中下达的医疗指令，是医生根据患者的病情需要，为达到诊治目的而拟定的书面嘱咐，由医护人员共同执行。

医嘱单包括长期医嘱单和临时医嘱单，是护士执行医嘱的依据。

（一）医嘱的内容

医嘱包括：日期、时间、姓名、护理常规、护理级别、饮食、卧位、药物（注明用法、时间、剂量等）、隔离种类、各种检查、治疗、术前准备和医生及护士的签名。

（二）医嘱的种类

1. 长期医嘱　*有效时间在24小时以上，医生注明停止后失效。

2. 临时医嘱　*有效时间在24小时以内，应在短时间内执行，一般仅执行1次。即刻执行医嘱（即"St"医嘱），需在15分钟内执行。

3. 备用医嘱

（1）长期备用医嘱（prn）：有效时间在24小时以上，必要时执行，由医生注明停止时间后失效。

（2）临时备用医嘱（sos）：仅在医生开写时起12小时内有效，必要时执行1次，过期尚未执行则失效。

（三）医嘱的处理

1. 原则　*先急后缓，先临时后长期，立即执行的医嘱先执行后抄写。即一般先执行临时医嘱，再执行长期医嘱，需立即执行的医嘱应先执行再转抄到治疗单上。执行医嘱后，执行者签全名。

2. 方法

（1）临时医嘱：医生直接写在临时医嘱单上。护士先将其转抄到各种临时治疗单或治疗卡上，需立即执行的临时医嘱应安排护士马上执行，注明执行时间并签全名。

（2）长期医嘱：医生直接写在长期医嘱单上。护士先将其分别转抄到各种长期治疗单或治疗卡上，核对后签全名。

（3）长期备用医嘱：医生直接写在长期医嘱单上。需要时，护士每次执行后在临时医嘱单上记录，注明执行时间并签全名。

（4）临时备用医嘱：医生直接写在临时医嘱单上，12小时内有效。执行后注明执行时间并签全名。过期未执行自动失效，*由护士在该医嘱后用红笔注明"未用"两字。

（5）停止医嘱：医生在医嘱单某项医嘱停止栏内注明停止日期、时间，并签名后，该项医嘱即失效。护士应在各种医嘱执行单或治疗卡上注销该项医嘱，注明停止日期、时间，并签全名。

（6）重整医嘱：长期医嘱调整项目较多，或患者转科、手术、分娩时，需重整医嘱。医生重整医嘱后，护士应两人核对该患者所有医嘱执行单和各种治疗卡，核对无误后，签名。

3. 注意事项

（1）医嘱必须经医生签名后方为有效，*一般情况下不执行口头医嘱，在抢救或手术过程中医生提出口头医嘱时，护士必须向医生复诵一遍，双方确认无误后方可执行，抢救或手术后医生需及时补写医嘱，医护双方补签名，并注明执行时间。

（2）严格医嘱查对制度，做到执行核对，每班查对，每日总核对。

（3）凡需要下一班执行的临时医嘱要交班，并在护士交班记录本上注明。

三、护理记录单

1. 一般患者护理记录单。

2. 危重患者护理记录单。

（1）记录内容包括：生命体征、意识、瞳孔、出入液量、用药情况、病情变化、各种治疗、护理措施及其效果等。

（2）详细记录患者的病情动态、治疗和护理措施，并签全名。*上午7：00至下午7：00用黑（蓝）水笔记录，下午7：00至次晨7：00用红色水笔记录。亦可按要求24小时均采用黑（蓝）水笔记录，12小时或24小时出入液量统计时，用红色水笔在相应栏画上、下双线标识。

（3）24小时出入液量应于次晨总结，并填写在体温单相应栏内。

四、病室交班报告

1. 填写眉栏各项　用黑（蓝）水笔填写。

2. 书写顺序　*按出院、转出、死亡、新入院、转入、手术、分娩、病危、病重等顺序逐项填写，每项依床号顺序排列。

高频考点解析

1. 书写交班报告顺序　离开病区患者→新入院患者→重危患者→一般患者。

2. 护士阅读医嘱后，应先处理临时医嘱，然后再处理其他医嘱，做到先急后缓。

【模拟试题测试，提升应试能力】

一、名词解释

1. 医嘱　　2. 长期医嘱　　3. 临时医嘱　　4、临时备用医嘱　　5. 长期备用医嘱

二、填空题

1. 医嘱的种类有 ＿＿＿＿＿、＿＿＿＿＿、＿＿＿＿＿三种。

2. 备用医嘱可分为 ＿＿＿＿＿ 和 ＿＿＿＿＿两种。

3. 执行医嘱应先执行 ＿＿＿＿＿医嘱，后执行 ＿＿＿＿＿医嘱。

4. 各种护理文件按 ＿＿＿＿＿放置，＿＿＿＿＿ 或 ＿＿＿＿＿后必须归放原处。必须保持护理文件的 ＿＿＿＿＿、＿＿＿＿＿、＿＿＿＿＿，防止 ＿＿＿＿＿、＿＿＿＿＿、＿＿＿＿＿及 ＿＿＿＿＿。

5. 在抄写及处理医嘱时，注意力要集中，做到 ＿＿＿＿＿、＿＿＿＿＿、＿＿＿＿＿、＿＿＿＿＿。

三、是非题

1. 医嘱的的内容不包括患者的卧位。（　　　）

2. 医嘱必须经执业医生签名后方为有效。（　　　）

3. 医嘱处理的原则：先急后缓，先长期后临时。（　　　）

4. 临时备用医嘱医生开在临时医嘱单上，24 小时内有效。（　　　）

5. 医嘱应每班、每日核对，每周总查对，查对后注明时间并签全名。（　　　）

四、简答题

1. 介绍医嘱处理的原则。

2. 简述护理文件记录的要求。

3. 手术护理记录单记录的具体要求有哪些？

4. 记录护理文件有何意义？

5. 如何处理手术、分娩、转科医嘱？

6. 在处理各种医嘱时，应注意哪些事项？

7. 危重患者护理记录单的记录内容有哪些？

8. 简述护理文件的保管要求。

五、案例分析题

1. 为什么不可盲目执行医嘱?

2. 为什么护士执行医嘱要签全名?

3. 为什么护理文件记录必须规范并妥善保管?

4. 护理重症患者后,记录时应注意的事项有哪些?

5. 患者,男性,18 岁。于 2004 年 2 月 8 日上午 9:00 行胃大部分切除术。下午 4:00 送回病房,一般情况尚好,晚上 8:00 主诉切口疼痛难忍。医嘱:哌替啶 50mg im q6h prn,夜间 12:00 又诉切口疼痛,难以入眠。请问:此属何种医嘱,有何特点?您作为值班护士将如何处理?

6. 丁医生开出如下一份医嘱,请分出长期医嘱、临时医嘱及备用医嘱。

内科护理常规

三级护理

普食

链霉素   0.5g   im   qd

维生素 B_1 20mg   tid

肥皂水灌肠   st

地西泮   20mg   im   sos

六、单项选择题

(一)专业实务

A_2 型题

1. 患者,男性,76 岁。住院期间出现大便失禁,护士需将此内容用符号形式记录在体温单上。表示大便失禁的符号为

A. "○"   B. "●"   C. "※"   D. "E"   E. "×"

2. 某护士,在给病区一名病情危重的患者实施抢救后,补写护理记录。书写过程中发现有错别字,其正确的处理方法是

A. 用双线划在错字上,就近书写正确的文字,签全名

B. 把原记录涂黑,在旁边写上正确的字

C. 为了保持病历美观,重抄整页护理记录单

D. 用红笔注明"取消"字样并签全名

E. 采用刮、粘、涂等方法掩盖或去除原来的字迹

3. 某病区护士,配合医生为一名病情危重的患者实施抢救。护士执行口头医嘱时,不妥的是

A. 一般情况下不执行口头医嘱

B. 在抢救或手术过程中可执行

C. 双方确认医嘱无误后方可执行

D. 护士必须向医生复诵一遍医嘱

E. 抢救后，护士须及时补写医嘱，并签全名

4. 某护士，在书写体温单时，填写方法错误的是

A. 用黑（蓝）水笔在 40～42℃横线之间相应时间栏内，纵行填写入院时间

B. 底栏除皮试阳性用红笔填写"（＋）"外，其余均用黑（蓝）水笔填写

C. 有疑义的体温经核实后用蓝笔在其上方标上"v"字

D. 脉搏与体温重叠时，则先画体温，再将脉搏用红圈画于其外

E. 呼吸次数用蓝笔以阿拉伯数字记录，相邻两次呼吸次数应上下错开

5. 患者，男性，35 岁。诊断：甲型病毒性肝炎。医嘱：消化道隔离。此项医嘱属于

A. 临时医嘱　　　　　　　　B. 长期医嘱

C. 临时备用医嘱　　　　　　D. 长期备用医嘱

E. 即刻执行的医嘱

6. 患者，男性，37 岁。诊断：急性胰腺炎，意识模糊，入住 ICU 治疗。其特别护理记录单需记录的内容不包括

A. 护理措施　　　　　　B. 生命体征　　　　　　C. 出入液量

D. 意识、瞳孔　　　　　E. 患者社会关系

7. 患者，男性，50 岁。行胃大部分切除手术，于下午 2：00 送返病室，生命体征正常。医嘱：哌替啶 50mg im q6h prn。此医嘱属于

A. 临时医嘱　　　　　　　　B. 长期医嘱

C. 长期备用医嘱　　　　　　D. 临时备用医嘱

E. 即刻执行的医嘱

8. 患者，女性，40 岁。行背部手术后，主诉：感到疼痛。为减轻患者疼痛，下午 2：00 医生开出医嘱：阿法罗定（安那度）10mg im sos。此医嘱的失效时间为

A. 晚 8：00　　　　　　　　B. 晚 12：00

C. 次日下午 2：00　　　　　D. 次日凌晨 2：00

E. 医生注明的停止时间

9. 患者，男性，36 岁。今晨主诉昨晚夜间多梦易醒，下午医生开出医嘱：地西泮 5mg po sos。当晚患者睡眠良好，该项医嘱未执行。值班护士应于次日上午在该项医嘱栏内

A. 用红笔上"失效"　　　　B. 用蓝笔写上"失效"

C. 用红笔写上"未用"　　　D. 用蓝笔写上"未用"

E. 用红笔写上"作废"

10. 某患者，住院第 3 天，行胆囊切除术，术后医生为其开写"术后医嘱"，

以下哪项不妥

    A. 护士两人认真核对后执行

    B. 线下正中用黑（蓝）水笔写"手术后医嘱"

    C. 红线以上长期医嘱仍有效

    D. 开写术后医嘱者签全名

    E. 在最后一项医嘱下划一红线

  11. 患者，女性，38 岁。因车祸入院，现处于昏迷状态。上午 10：00 医生开出医嘱：吸痰 prn。此项医嘱的失效时间是

    A. 当日下午 6：00　　　　　　B. 当日晚 8：00

    C. 当日晚 10：00　　　　　　 D. 次日上午 10：00

    E. 医生在该医嘱停止栏注明停止的时间

  12. 患者，男性，59 岁。疑为十二指肠溃疡并发出血收入院。医生开出下列医嘱，其中属于长期医嘱的是

    A. 5% 葡萄糖溶液 500ml 西咪替丁 0.4mg iv drip St

    B. 血常规

    C. 粪便潜血试验

    D. 奥美拉唑（洛赛克）20mg po bid

    E. 胃镜检查

  13. 某护士，于下午 4：00 巡视病室后，书写交班报告，其首先应写的是

    A. 4 床，患者甲，上午 10：00 转呼吸科

    B. 18 床，患者乙，上午 9：00 入院

    C. 21 床，患者丙，上午 8：00 手术

    D. 41 床，患者戊，医嘱特级护理

    E. 25 床，患者丁，下午行胸腔穿刺术

A_3/A_4 型题

（14、15 题共用题干）

  患者，男性，45 岁。因急性有机磷农药中毒送至急诊科抢救。经洗胃、输液等紧急处理后，现患者病情稳定。

  14. 护士在抢救结束后要及时据实补记抢救记录和护理病历，时限为

    A. 2 小时内　B. 3 小时内　C. 6 小时内　D. 8 小时内　E. 9 小时内

  15. 患者需要复印病历，其中不能复印的病历资料是

    A. 化验单　　　　　　　B. 体温单　　　　　　　　C. 门诊病历

    D. 会诊记录　　　　　　E. 医学影像资料

（16、17 题共用题干）

  患者，男性，68 岁。因肝癌晚期入院，入院后第 1 天出现肝区疼痛，医嘱：

哌替啶 10mg im sos。

16. 该医嘱属于

A. 临时医嘱 　　　　　　　B. 长期医嘱

C. 长期备用医嘱 　　　　　　D. 临时备用医嘱

E. 立即执行医嘱

17. 对该医嘱的描述，正确的是

A. 一般只执行 1 次

B. 有效时间在 24 小时以上

C. 两次执行之间需有时间间隔

D. 有效时间在 12 小时以内

E. 在医生注明停止时间后失效

（18、19 题共用题干）

患者，男性，55 岁。诊断：胃癌，入院择期手术。手术当日 8：00 送患者至手术室在全麻下行胃癌根治术，下午 2：00 术后送返病室。

18. 患者返回病室后，医生开出下列术后医嘱，护士应首先执行的一项是

A. 一级护理

B. 0.9% 氯化钠溶液 100ml 头孢拉定 3g iv drip bid

C. 测血压 bid

D. 吸氧 St

E. 外科护理常规

19. 当日，护士书写交班报告时，应将患者作为下述哪类患者进行交班

A. 危重患者 　　　　　　B. 转入患者 　　　　　　C. 新入院患者

D. 转出患者 　　　　　　E. 手术患者

（20～23 题共用题干）

患者，男性，69 岁。有高血压病史 10 年，在家看足球时，突然出现剧烈头痛、呕吐，随即昏迷，家人将其送入医院。查体：两侧瞳孔对光反射消失，不等大。

20. 医生立即开出下列医嘱，其中属于临时医嘱的是

A. 吸氧 　　　　　　　　B. 测血压 qh

C. 安置头高足低位 　　　　D. 5% 葡萄糖生理盐水 500ml iv drip qd

E. 20% 甘露醇 250ml iv drip St

21. 医生决定立即送患者至手术室进行手术，术前医嘱：阿托品 0.5mg H St。护士接到该医嘱首先应做的是

A. 即刻给患者皮下注射阿托品 0.5mg

B. 将医嘱转抄至临时治疗单上

C. 将医嘱转抄至长期治疗单上

D. 在该项医嘱前用红笔打"√"

E. 将医嘱转抄至交班报告上，以便下一班次护士查阅

22. 手术后，医生给患者开出长期医嘱：测量血压 qh。护士接到医嘱后正确的处理方法是

A. 将医嘱转抄至注射单上

B. 将医嘱转抄至口服药单上

C. 将医嘱转抄至长期治疗单上，并建立"危重患者护理记录单"

D. 将医嘱转抄至临时治疗单上，并建立"危重患者护理记录单"

E. 将医嘱转抄至输液卡上，交执行护士执行

23. 护士给患者处理医嘱时，下列不妥的是

A. 一般先执行临时医嘱，后执行长期医嘱

B. 严格查对制度，做到执行核对，每班查对，每日总核对

C. 转抄医嘱后须两人核对无误后执行

D. 为确保执行医嘱准确，所有医嘱必须先转抄后执行

E. 一般不执行口头医嘱

（二）实践能力

A$_2$ 型题

24. 某实习护士，在普外科实习，其书写护理记录时，符合要求的是

A. 白天用黑色墨水笔书写，夜班用红色墨水笔书写

B. 日期和时间一律使用中文记录

C. 书写时尽量少用医学术语

D. 书写后交带教老师审阅、修改并签全名

E. 时间记录为上午使用 am，下午使用 pm

25. 患者，男性，43 岁。因肺部感染入院，入院后测体温 39.6℃。护士为患者行物理降温，30 分钟后复测体温 38.3℃。降温后体温的绘制符号是

A. 红实线红圈   B. 红虚线红圈   C. 蓝虚线蓝点

D. 蓝虚线蓝圈   E. 红虚线红点

26. 患者，男性，72 岁。护士观察病情时发现其脉搏短绌，在体温单上绘制所测得心率与脉搏的方法是

A. 心率红点，脉搏红圈，两者之间蓝直线相连

B. 心率红点，脉搏红圈，两者之间红直线相连

C. 心率红点，脉搏红圈，两者之间红虚线相连

D. 脉搏红点，心率红圈，两者之间蓝直线相连

E. 脉搏红点，心率红圈，两者之间红直线相连

27. 患者，男性，68 岁。因直肠癌入院，拟行直肠癌根治术。术前进行大量

不保留灌肠，灌肠后护士在患者体温单上的记录为"1 2/E"，表示患者

    A. 灌肠后排便 1 次，自行排便 2 次

    B. 灌肠后排便一天 2 次

    C. 灌肠后排便两天 1 次

    D. 两次灌肠后排便 1 次

    E. 自行排便 1 次，灌肠后排便 2 次

28. 患者，男性，45 岁。行肺叶切除术，术后送返病室。责任护士对其实施一级护理，为其书写特别护理记录单时，方法正确的是

    A. 眉栏填写用蓝钢笔

    B. 上午 7：00 至下午 7：00 用红钢笔填写

    C. 总结 24 小时出入液量时，在相应文字栏用蓝水笔画上、下双线标识

    D. 护理记录采用 PO 格式

    E. 总结 12 小时出入液量并记录于体温单上

29. 患者，男性，60 岁。今日行胃大部切除术。为减轻患者伤口疼痛，医生开出术后医嘱：哌替啶 50mg im q6h prn。执行该项医嘱时，护士做法不正确的是

    A. 执行医嘱时，需两人核对

    B. 执行前需了解上次的执行时间

    C. 在临时医嘱栏内记录执行时间

    D. 两次执行的间隔时间在 6 小时以上

    E. 24 小时未执行，护士在该医嘱栏用红笔写上"未用"

30. 患者，女性，64 岁。入院后择期行肝叶切除术，护士在处理其医嘱时，下列哪项不正确

    A. 需交班的医嘱要写在病区交班记录本上

    B. 医嘱须每日核对

    C. 凡需下一班执行的医嘱要交班

    D. 医嘱必须经医生签名后方有效

    E. 饮食单、透视单、会诊单、检验单等要立刻送至有关科室

A_3/A_4 型题

（31～33 题共用题干）

患者，女性，75 岁。近日因天气变化，急性哮喘发作急诊入院治疗。

31. 患者入院后，医生开出医嘱：吸氧 St。该医嘱属于

    A. 长期医嘱   B. 立即执行的医嘱

    C. 长期备用医嘱   D. 临时备用医嘱

    E. 定期执行医嘱

32. 护士在执行该医嘱时，必须在多长时间内完成

A. 15 分钟　　B. 30 分钟　　C. 4 小时　　D. 12 小时　　E. 24 小时

33. 评估患者的病情后，护士下班交班时，最需交接的内容是

A. 患者食欲下降　　　　　　B. 患者烦躁不安

C. 患者尿量增多　　　　　　D. 患者睡眠不佳

E. 患者呼气时有哮鸣音

（34～37 题共用题干）

患者，女性，56 岁。2 小时前因上腹部剧烈疼痛，伴恶心、呕吐 1 次，30 分钟后突然晕厥、出冷汗伴濒死感，于下午 2：30 急诊入院。入院时查体：体温 38.5℃，脉搏 102 次 / 分，呼吸 22 次 / 分，血压 70/50mmHg。

34. 护士为该患者填写入院时间时，正确的记录方法是

A. 在体温单 35℃横线以下，相应时间栏内用蓝笔纵行书写

B. 在体温单 35℃横线以下，相应时间栏内用红笔纵行书写

C. 在体温单 40～42℃横线之间，相应时间栏内用红笔纵行书写

D. 在体温单 40～42℃横线之间，相应时间栏内用蓝笔纵行书写

E. 在体温单底栏书写

35. 护士把所测得的生命体征填写在体温单上，正确的绘制方法是

A. 体温的记录符号为蓝 "×"

B. 脉搏的记录符号为红 "○"

C. 呼吸的记录符号为红 "○"

D. 物理降温后的体温以蓝 "×" 表示

E. 血压用红笔填写在体温单的底栏

36. 入院后 1 小时，护士给患者复查体温，体温 39.6℃。护士立即报告医生，并遵医嘱给予物理降温，30 分钟后复测体温为 38.7℃。复测后体温记录正确的是

A. 在降温前体温的相应纵栏内以红 "○" 表示，并用红虚线与降温前体温相连

B. 在降温前体温的相应纵栏内以蓝 "○" 表示，并用蓝虚线与降温前体温相连

C. 在降温前体温的相应纵栏内以蓝 "×" 表示，并用蓝虚线与降温前体温相连

D. 在降温前体温的相应纵栏内以红 "×" 表示，并用红虚线与降温前体温相连

E. 在降温前体温的相应纵栏内以红 "○" 表示，并用红直线与降温前体温相连

37. 患者实验室检查结果为：白细胞 $11.9×10^9$/L，红细胞沉降率 26mm/h，心电图 V_1～V_5 导联 ST 段抬高。诊断：急性广泛性前壁心肌梗死。护士需为患者立即执行的医嘱是

A. 禁食　　　　　　　　　　B. 记录 24 小时出入液量

C. 哌替啶 50mg im St　　　　D. 一级护理

E. 10% 葡萄糖 500ml 10% 氯化钾溶液 15ml 胰岛素 8U iv drip qd